任应秋医学丛书

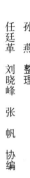

金匮要略语译

任应秋 著

孙 燕 整理

任廷革 刘晓峰 张 帆 协编

U0308815

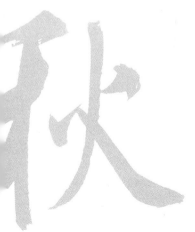

中国中医药出版社
·北京·

图书在版编目（CIP）数据

金匮要略语译 / 任应秋著；孙燕整理 . —北京：中国中医药出版社，
2019.5

（任应秋医学丛书）

ISBN 978 - 7 - 5132 - 5045 - 0

Ⅰ . ①…金　Ⅱ . ①任…　②孙…　Ⅲ . ①《金匮要略方论》- 译
文　Ⅳ . ① R222.32

中国版本图书馆 CIP 数据核字（2019）第 025473 号

中国中医药出版社出版

北京经济技术开发区科创十三街 31 号院二区 8 号楼

邮政编码　100176

传真　010-64405750

赵县文教彩印厂印刷

各地新华书店经销

开本 850×1168　1/32　印张 16.5　字数 378 千字

2019 年 5 月第 1 版　2019 年 5 月第 1 次印刷

书号　ISBN 978 - 7 - 5132 - 5045 - 0

定价　78.00 元

网址　www.cptcm.com

社 长 热 线　010-64405720

购 书 热 线　010-89535836

维 权 打 假　010-64405753

微信服务号　zgzyycbs

微商城网址　https://kdt.im/LIdUGr

官 方 微 博　http://e.weibo.com/cptcm

天猫旗舰店网址　https://zgzyycbs.tmall.com

如有印装质量问题请与本社出版部联系（010-64405510）

内
容
提
要

　　《金匮要略方论》是中医学面向临床的一部经典
著作，内容丰富，文义含蓄深奥，初学者往往感觉不
容易习读。为此，任应秋先生在 20 世纪 50 年代编著
了《金匮要略语译》一书，于 1959 年由上海科技出
版社出版。任应秋先生根据明赵开美所刻《仲景全书》
中的《金匮要略方论》，用现代语明白浅显地逐条进
行翻译，并选择了较切要的各家注释，作为帮助理解
的依据。又于每篇之首，冠以概括的介绍，于每篇之
末，附以小结和主要内容的表解。既使读者对各病症
的辨治有所体会，又便于系统地掌握全篇之纲要。对
于蕴藏着古代实践经验的杂疗、食忌诸篇，并酌予译
注，以供探讨。此次整理，仅对引用的原文进行核对，
未进行大改。适合中医院校师生及中医爱好者阅读。

　　任应秋（1914—1984）是著名的中医学家和中医教育家，一生论著等身，其学术研究涉及医史、文献、方药、医古文、中医基础理论、中医各家学说等诸多领域，特别是在《黄帝内经》《伤寒论》《金匮要略》等经典著作的研究方面，不论是研究方法，还是研究成果，对业界的影响都是历史性的。2015 年 1 月，《任应秋医学全集》在中国中医药出版社出版，2017 年此书获得第四届中国出版政府奖。《任应秋医学全集》全面展示了任应秋先生的学术思想、治学的方法和成果，但因价格较高、部头较大，普通读者不易购买阅读，为了弘扬优秀的中医文化，传承中医，满足广大普通读者的需求，现将任应秋先生的著作重新进行整理分类，陆续出版单行本。单行本之前均加了简单的整理说明，内容基本保持原貌，总名为《任应秋医学丛书》。

整理者

2019 年 1 月

张仲景在《伤寒论》的自序中说"为伤寒杂病论合十六卷",现在把《伤寒论》作为独立的一部分,杂病又另作为一部分,即《金匮要略》,这是不符合仲景的原来面貌的。仲景整套的著作为什么会发生这样的分化呢?

本书最早名称是《金匮玉函要略方论》,林亿等在校书时所作的序文中说得很明白:"张仲景为《伤寒杂病论》,合十六卷,今世但传《伤寒论》十卷,杂病未见其书,或于诸家方中载其一二矣。翰林学士王洙在馆阁日,于蠹简中得仲景《金匮玉函要略方》三卷,上则辨伤寒,中则论杂病,下则载其方,并疗妇人,乃录而传之士流,才数家耳。……国家诏儒臣校正医书,臣奇先校定《伤寒论》,次校定《金匮玉函经》。今又校成此书,仍以逐方次于证候之下,使仓促之际,便于检用也。又采散在诸家之方,附于逐篇之末,以广其法。以其伤寒文多节略，故断自杂病以下，终于饮食禁忌，凡二十五篇，除重复合二百六十二方，勒成上中下三卷，依旧名曰《金匮方论》。"可见仲景的《伤寒杂病论》原书，早在宋朝便已经散失不完整了。所谓的《金匮玉函经》，是《伤寒论》的另一版本；现行的《金匮要略》这个本子，首先是由王洙发现，再经孙奇、林亿等人的校订，才流传下来的。

这里有个问题，张仲景著的是《伤寒杂病论》，王洙在馆阁发现的本子就是伤寒杂病合在一起的，似乎就是原书了。为什么叫《金匮玉函要略方论》而不叫《伤寒杂病论》呢？原来古人把极有价值的书册都称作"金匮"，或者叫作"玉函"。首见于《史记·太史公自序》，其曰："迁为太史令，绌史记石室金匮之书。"又《汉书·高帝纪第一下》中云："与功臣剖符作誓，丹书铁契，金匮石室，藏之宗庙。"如淳注释说："金匮，犹金縢也。"（武王害病，周公著一篇祝文来给武王祈祷，此祝文当时就藏在一个金质做的匮里面，所以叫作"金縢"）师古解释道："以金为匮，以石为室，重缄封之，保慎之义。"《王子年拾遗记》中说："周灵王时，浮提之国，献神通善书二人，佐老子撰《道德经》，写以玉牒，编以金绳，贮以玉函。"葛洪著《神仙传》中说："卫叔卿入太华山，谓其子度世曰，汝归当取吾斋室西北隅，大柱下玉函，函中有神素书，取而按方合服之，一年可乘云而行。"这些都是例子。

那么，尊称仲景书为"金匮玉函"究竟起于什么时候呢？大约始于晋唐时期。理由是：第一，《晋书·葛洪传》说"洪著金匮药方百卷"，《隋书·艺文志》还录有葛洪的《玉函煎方》五卷，葛洪在《肘后备急方》自序中说"凡为百卷，名曰玉函"，是这时的医药方书开始以"金匮"或"玉函"为名；第二，《周礼·天官》中有"疾医"职，贾公彦疏说"张仲景金匮云，神农能尝百药，则炎帝者也"，这是尊称仲景书为"金匮"的较早文献。由此可知，《伤寒杂病论》是仲景原书的名称，"金匮""玉函"是后人欣赏仲景书的誉称，一般简称《伤寒论》为《玉函》，也就是宋朝孙奇、林亿所校订的《金匮玉函经》，称《杂病论》为《金匮》，也就是本书的原名《金匮玉函要略方论》，实际《金匮玉函经》应该包括《伤寒杂病论》整套文献而言。

书的原委清楚了，进一步来谈谈此书的性质，主要是和《伤寒论》比较，看有哪些相同，有哪些不同，如何来认识这本书。我的看法是，《伤寒论》就是"疾病论"，正如日人中西惟忠氏所说："伤寒也者，为邪所伤害也，谓'邪'而为'寒'，盖古义也，故'寒'也者，'邪'之名也，而邪之伤害人，最多端矣。"（《伤寒之研究》卷一）同时我在《伤寒论语译》里面也提到《孟子·告子章句上》篇中有"吾退而寒之者至矣"的话，证明"寒"作"邪"解，确为古义之一。"伤寒"就是"害病"的意思，既不可以把"伤寒"当作某一个独立的疾病来理解，而解释为"外感病"或"热性病"仍是片面的。如巢氏《诸病源候论》中便叙述了伤寒67种病证之多，因而我理解，所谓"伤寒论"就是"疾病论"，是泛指一切疾病辨证施治的总则，或者叫作大纲。正因为是"总则"、是"大纲"，所以无论什么疾病，都可以运用《伤寒论》的方法来辨证论治。至于《金匮》的杂病论，正是《伤寒论》的各论，所以王洙在馆阁中发现的书是："上则辨伤寒，中则论杂病，下则载其方，并疗妇人"，相当于现在编书的体例：上篇总论，中篇各论，下篇附方。

再从具体的内容来看，《伤寒论》和《金匮要略》有许多相同的条文，自不必说了，就在各个疾病里，亦贯通了总论（《伤寒论》）辨证施治的精神，试举例来说明。

《伤寒论》第91条云："伤寒医下之，续得下利，清谷不止，身疼痛者，急当救里；后身疼痛，清便自调者，急当救表。救里宜四逆汤，救表宜桂枝汤。"这条文告诉我们，凡是里虚而有表证的，总得先"温里"后"解表"，这是辨治表里虚实、轻重缓急的原则之一，任何疾病只要符合这种情况都适用。而《金匮要略》第14条亦说："问曰，病有急当救里救表者，何谓也？师曰：病，医下之，续得下利清谷不止，身体疼痛者，急当救里；后身疼痛，清便自调者，急当救表也。"与《伤寒论》条文两相比较，文字组织的形式尽管两不相同，但精神实质可说都没有二样。

《伤寒论》第117条说："烧针令其汗，针处被寒，核起而赤者，必发奔豚，气从少腹上冲心者，灸其核上各一壮，与桂枝加桂汤，更加桂二两也。"这里指出"烧针"用得不恰当，由于烧针的"火邪"或"惊怖"可以导致奔豚病的发生。而《金匮要略》第110条说："师曰：病有奔豚，有吐脓，有惊怖，有火邪，此四部病，皆从惊发得之。师曰：奔豚病，从少腹起，上冲咽喉，发作欲死，复还止，皆从惊恐得之。"这是在总论（《伤寒论》）的基础上有所发挥了，"惊恐"既能引发奔豚病，而吐脓、惊怖、火邪等疾病，也可以因惊恐发动。

《伤寒论》第136条说："伤寒十余日，热结在里，复往来寒热者，与大柴胡汤。"这是表里两实证，所以用"大柴胡汤"来通里达表，但是仅有"热结在里"一句话，没有具体的症状可以征验。而《金匮要略》的第135条说："按之心下满痛者，此为实也，当下之，宜大柴胡汤。"便把《伤寒论》那句"热结在里"的具体内容完全补充出来了，因为"心下满痛"是大柴胡证，而"腹中满痛"是大承气证，里实则一，但部位悬殊。

这类的例子很多，不能一一细举。从这些例子来分析，充分说明《伤寒论》与《金匮要略》的关系。从形式上讲，一个是"总论"，一个是"各论"；从内容实质上讲，总论的辨证施治方法，基本贯注于各论的各篇，各论各篇的内容，完全体现出总论辨证施治的方法。

《金匮要略》的性质既明确了，应该进一步分析其具体内容。《金匮要略》的内容涉及的面广，所载之病也很复杂。例如"痉湿暍病脉证治"篇，"痉"病好像就是"痉"病的一个证，其实并不如此。所谓"刚痉""柔痉"，无非是项背间肌肉筋脉因血燥伤津，失去荣养而引起的麻痹、痉挛症状；而疮家之"痉"，又好像是破伤风；至于第30条的"痉为病，胸满，口噤，卧不着席，脚挛急，必齘齿"，这又好像是脑脊髓系统的病症了。又如"中风历节病脉证并治"篇，涉及现在的脑病、脊髓病、末梢神经病、运动神经系统病、新陈代谢病等，由于这些病都往往有疼痛、不遂等表现，所以都集合在一起了。这样看来，是否古人对某些疾病不很明确呢？

却又不然，因为古人观察疾病，以若干症状为一证候，治疗方法主要是以"证候"为基础，不兢兢于症状，更不侧重在器质上的病变，所以不能完全以现代的生理系统来衡量古人的病症。要了解古代病症，仍得以《伤寒论》辨证方法为准。

《金匮要略》全书大的病证（限于篇名提出的），共有46个，计为痉病、湿病、暍病、百合病、狐惑病、阴阳毒、疟疾、中风、历节、血痹、虚劳、肺痿、肺痈、咳嗽上气、奔豚、胸痹、腹满、寒疝、宿食、五脏风寒、积聚、痰饮、消渴、小便不利、淋病、水气、黄疸、惊悸、衄血、吐血、下血、瘀血、呕病、吐病、哕病、疮痈、肠痈、浸淫疮、跌蹶、手指臂肿、转筋、狐疝、蚘虫、妊娠病、产后病、妇人杂病等。这些病症都贯穿了阴阳、表里、寒热、虚实的辨证精神，很不容易用现代生理系统来分类。例如"惊悸"，笼统地说是一个病，实际"惊"为阳病，多属热，所以《素问·至真要大论》中云："少阳之胜，热客于胃……善惊。""悸"则不一定是"热"，相反，以虚证为多见，所以《金匮要略》第278条云："弱则为悸。"

何云鹤先生主张用生理系统为中医的病症进行分类（新中医药杂志7卷11期）。如："中风……神经系统脑部疾患；痉……神经系统脑脊髓部分疾患，也包括破伤风；瘫痪（见第69条）……神经系统脑部疾患；血痹……末梢神经疾患；肺痿……呼吸系统肺部疾患；肺痈……呼吸系统肺部疾患；咳嗽上气……呼吸系统肺及支气管疾患；痰饮……呼吸系统支气管、胸膜和消化系统胃部疾患；心痛……消化系统胃部和循环系统心脏疾患；胸痹……消化系统胃部疾患；胃反、呕吐哕……消化系统胃部疾患；奔豚……消化系统胃肠部疾患；腹满、寒疝、宿食……消化系统肠部疾患；黄疸……消化系统肝胆部疾患；五脏风寒积聚……除肺中风中寒，大部分指消化系统疾患；肠痈……消化系统肠部疾患；蚘虫……消化系统肠部疾患；狐疝……消化系统肠部疾患；吐衄下血……消化系统和呼吸系统疾患；狐惑……喉及肛门疾患；水气……泌尿系统肾脏和循环系统心脏，消化系统肝脏疾患；淋……泌尿系统尿道及膀胱疾患；虚劳……贫血结核病；失精（第85条）……生殖系统疾患；历节……运动器官疾患；湿……运动器官病；消渴……内分泌系统病；脚气……营养缺乏病；中暍……物理病；百合……精神病；疟……传染病；阴阳毒……发斑疹传染病；饮食禁忌……饮食中毒。"

这样对《金匮要略》各篇分类的流弊是很大的。首先分类原则没有明确，究从篇名各病分类呢？还是从全书条文中所述疾病进行分类？何氏好像主要是从篇名分类，但失精、瘫痫等病，又是从条文中提出来的，这样就搞乱了分类的基本交点。同时胸痹、心痛、气短是一个病，胸痹是病名，心痛、短气是胸痹的具体表现，不能将其分割了。其次，假使要从全书所述疾病来分类，所提出的疾病，要比篇名多几倍，便不应简率。如三篇妇人病根本没有提到，跌蹶、手指臂肿、转筋等，篇名有的都漏列了，更令人难于理解。又如宿食病，应该包括胃和肠，甚至有时还偏在胃，如第147条说："宿食在上脘，当吐之，宜瓜蒂散。"若单指为肠疾病是不合适的。又如中医的湿病，决不仅是一个运动器官的问题。如第33

条说："湿家，其人但头汗出，背强，欲得被覆向火，若下之早则哕，或胸满，小便不利，舌上如胎者，以丹田有热，胸上有寒，渴欲饮而不能饮，则口燥烦也。"第34条说："湿家下之，额上汗出，微喘，小便利者，死，若下利不止者，亦死。"这样严重的寒湿证，谁能等闲视之？又与运动器官有什么关系呢？最后的两篇文献，都是关于饮食禁忌的，也绝不仅仅是"中毒"问题，细阅条文，便自明白。所以读本书各篇，不贯以辨证的精神，一定要走到"割裂条文"的歧路上去。

但亦无可否认，《金匮要略》的条文可能比《伤寒论》的残缺还要严重，尤其是五脏风寒、奔豚、惊悸等篇的残缺更为明显。完璧虽非故，片羽弥足珍，受到学养限制的我，识见只能如此，也只能抱残守缺了。

任应秋

1959 年

本书的主要目的，是通过现代语言，把这部经典著作的全部词句含义浅显地表达出来，便于学习，所以命名为"金匮要略语译"。

1. 本书以明代赵开美刻《仲景全书》中的《金匮要略方论》为蓝本。

2. 全书 25 篇，609 条，按照次第编号，前后引用时亦径指编码数字，以便于检索。第二十三、第二十四、第二十五等三篇，方药与条文并没有明晰的划分，因而统按照条文计算，故如上数。

3. 每个条文的末尾，若有括弧，括弧里的文字，都是原书的注文。

4. 所引各注家，均直指出他的名字，省略了他的著作名称。所引的主要注家，如成无己的《注解伤寒论》、张从正（子和）的《儒门事亲》、徐彬（忠可）的《金匮要略论注》、程林（云来）的《金匮要略直解》、沈明宗（目南）的《金匮要略编注》、魏荔彤（念庭）的《金匮要略方论本义》、尤怡（在泾）的《金匮心典》、张璐（石顽）的《张璐医学全书》、汪琥（苓友）的《伤寒论辨证广注》、钱潢（天来）的《伤寒溯源集》、张志聪（隐庵）的《金匮要略注》、曹颖甫（家达）的《金匮发微》、陆渊雷（彭年）的《金匮要略今释》，惟《御纂医宗金鉴》是多人编辑的，便径用书名不用人名。

5. 为了"语译"的内容都要有依据，所以每条都引有古今名家的注解，其注解之取去，以能通过临床实践之验证为准则。

6.《金匮要略》与《伤寒论》原是不可分割而互相发明的两本书，因此本书各条中凡与《伤寒论》有关的条文（包括相互发明和互见等），均注明《伤寒论》的条文号码，便于读者参阅。

7. 本书对某些条文的词句做了较特别的解释，如第280条"从春至夏衄者，太阳；从秋至冬衄者，阳明"，第281条"汗出必额上陷，脉紧急"，第362条的"腹中疠"，与第371条的"腹中疠痛"，两个疠字，读音不同，意思也不同，等等，都是古今注家所不曾谈过的。

8. 各篇终了都有简单的小结，并用"表解"的方式归纳和分析全篇的主要内容，便于读者对各篇的都有一个轮廓的概念，把全篇内容系统起来。

9. 书末的"总复习提要"，意在引导读者读完本书后进行一次全面的复习，以使读者能提纲挈领地抓住各篇的主要内容。

本书初稿成于1956年，1958年重订出版。编写的动机，原为帮助西医同志学习中医学而做的，虽经重订，讹谬仍多，希望读者多提出宝贵意见。

目录

脏腑经络先后病脉证第一

《素问·阴阳应象大论》云："帝曰：余闻上古圣人，论理人形，列别脏腑，端络经脉，会通六合，各从其经。"可见脏腑、经络是概括人体而言，并不是谈个别脏器和经脉。《灵枢·病本》云："先病而后逆者，治其本。先逆而后病者，治其本。先寒而后生病者，治其本。先病而后生寒者，治其本。先热而后生病者，治其本。先泄而后生他病者，治其本，必且调之，乃治其他病。先病而后中满者，治其标。先病后泄者，治其本。先中满而后烦心者，治其本。有客气，有同气。大小便不利，治其标；大小便利，治其本。病发而有余，本而标之，先治其本，后治其标。病发而不足，标而本之，先治其标，后治其本。"所谓"标"，即是病变表现，所谓"本"，即是病源（病因、病位、病机）。在临床时，究竟先治"病源"后治"病变"呢？还是先治"病变"后治"病源"呢？这是个关键问题，所以论治时最要掌握先后缓急。

✿ 原文内容

原文 1

问曰：上工治未病，何也？师曰：夫治未病者，见肝之病，知肝传脾，当先实脾，四季脾王，不受邪，即勿补之；中工不晓相传，见肝之病，不解实脾，惟治肝也。

1

夫肝之病，补用酸，助用焦苦，益用甘味之药调之。酸入肝，焦苦入心，甘入脾。脾能伤肾，肾气微弱，则水不行；水不行，则心火气盛，则伤肺；肺被伤，则金气不行；金气不行，则肝气盛。故实脾，则肝自愈，此治肝补脾之要妙也。肝虚则用此法，实则不在用之。

经曰：虚虚实实，补不足，损有余，是其义也，余脏准此。

【语译】

问：于学识、经验都很丰富的医生，往往在病变还没有急遽发作之前，便能及时进行治疗，他是怎样观察的呢？

答：假使是"肝经"有了病变的征象，便得及时地想到多半会影响到"脾经"，如这时脾经不很健壮，须马上设法使脾健壮起来，以免受到影响。如果一年四季中，脾经都是健壮的，便不会受到影响，亦无须培补之。可是，一般学识经验较差的医生，便不懂得这个道理，见着肝病便治肝，绝不会想到要去健脾。

肝病之后，怎样治疗呢？应该用酸味药来补肝经，用苦味药来清心经，用甘味药来补脾经。这样，肝气得舒，心火不浮，脾阳自健壮了。要知道，脾经健壮便能节制肾经，使肾水不妄动；肾水不妄动心火便不衰，心火不衰就能够节制肺经，使肺金不妄动；肺金不妄动便不会侵袭肝经，而肝得到安宁，病变自然就会好转。这就是治肝要从脾着手的主要道理。但是，若肝脾两虚的病，才可用这"补肝实脾"的方法，若为肝实证，便不适用了。

经书上说得好：虚证不要再使之更虚，实证不要再使之更实，总是不足的虚证才用补法，有余的实证才能用损法。这点最紧要，把这道理会通了，治疗其他疾病是同样可以适用的。

【注解】

《难经·十三难》云："经言知一为下工，知二为中工，知三为上工。上工者，十全九；中工者，十全八；下工者，十全六。"虞注云："工者，万学万全，乃曰工也。"丁注云："上工者谓全知色、脉、皮肤三法，相生相胜本始，故治病十全其九；中工知二，谓不能全收，故治病十全得八；下工知一，谓不解明于全法，一心治已病，故十全得六也。"

《灵枢·逆顺》中云："上工，刺其未生者也，其次刺其未盛者也，其次刺其已衰者也。下工，刺其方袭者也，与其形之盛者也，与其病之与脉相逆者也。故曰，方其盛也，勿敢毁伤；刺其已衰，事必大昌。故曰，上工治未病，不治已病。"可见"上工"就是有水平的医生，"未病"是指病还没有发作或大发作的意思。

《素问·玉机真脏论》中云："肝受气于心，传之于脾，气舍于肾，至肺而死。"可见肝病传脾，是古人对疾病传变规律的认识之一。

《灵枢·五味》中云："谷味酸，先走肝；谷味苦，先走心；谷味甘，先走脾。"不仅与此正合，且与《素问》"肝受气于心，传之于脾"的理论，两相印证。

"伤"，徐忠可、程林都作"制"字解，较为确切。徐、程是根据《三因极一病证方论》来解释的，《三因极一病证方论》中的"伤"字都作"制"字。

《素问·玉机真脏论》说"肾受气于肝，传之于心"，这里说"肾气微弱，则心火气盛"；《素问·玉机真脏论》说"心受气于脾，传之于肺"，这里说"心火气盛，则伤肺"；《素问·玉机真脏论》

说"肺受气于肾,传之于肝",这里说"金气不行,则肝气盛"。两相比较,可见这一认识是以《素问·玉机真脏论》为依据的。

《医宗金鉴》中云:"中工不晓虚实,虚者泻之,是为虚虚,实者补之,是为实实,非其义也。上工知其虚实,补其不足,损其有余,是其义也。"《难经·八十一难》云:"经言,无实实虚虚,损不足而益有余。"正与此义相合。

原文2

夫人禀五常,因风气而生长,风气虽能生万物,亦能害万物,如水能浮舟,亦能覆舟。若五脏元真通畅,人即安和。客气邪风,中人多死。千般疢难,不越三条:一者,经络受邪,入脏腑,为内所因也;二者,四肢九窍,血脉相传,壅塞不通,为外皮肤所中也;三者,房室、金刃、虫兽所伤。以此详之,病由都尽。

若人能养慎,不令邪风干忤经络;适中经络,未流传腑脏,即医治之。四肢才觉重滞,即导引、吐纳、针灸、膏摩,勿令九窍闭塞;更能无犯王法、禽兽灾伤,房室勿令竭乏,服食节其冷、热、苦、酸、辛、甘,不遗形体有衰,病则无由入其腠理。腠者,是三焦通会元真之处,为血气所注;理者,是皮肤脏腑之文理也。

【语译】人的生命,是与宇宙间的五种物质元素分不开的,一定要在大气中才能生存。自然界中的大气虽能长养万物,也能危害万物,这好比水一般,既能载舟亦能覆舟,问题是在于人体如何来适应它。若全身的组织、器官功能正常,便相安无事;若大气发生了异常变化,人体又不能适应,那便会发生各种病变而引发疾病。

这些疾病的发生不外乎以下三种情况：第一，体内的脏腑、经络已有了弱点，不能适应大气之异常变化，这是比较内在的原因；第二，四肢、九窍各部的血脉皮肤发病，这是比较外在的原因；第三，还有由于房室摧折、金刃刺创、虫兽咬伤等意外原因而引发疾病。这样就基本概括了一般疾病的情况。

如果能够谨慎地保养好身体，纵然是外界气候恶劣，病邪也不会侵犯到皮肤、经络。或皮肤、经络稍有不适，未影响到脏器时，便应及早治疗。如，四肢稍微有点不轻快的感觉，便斟酌用导引、吐纳、针刺、艾焫、药膏熨摩等方法来医治，那四肢九窍自然就通畅了。若更能循规蹈矩，不触犯国家法律，又处处谨慎小心，避免虫兽等伤害，不贪念女色，起居饮食有节，避免时暖、时寒、时饱、时饥，体质就不会衰弱，皮肤、脏器的调节机能也好，而不致发生疾病了。要知道外在的皮肤、肌腠，内在的脏腑、组织，都是人体很重要的器官，稍有不慎，就会使气血运行障碍，调节功能失常，因此不能不很好地保养。

【注解】五行运化之常道，便叫"五常"。《素问·六元正纪大论》中云："五常之气，太过不及，其发异也。"《素问》第二十卷，有"五常政大论"专篇，可参看。文子云："人者，天地之心，五行之端，是以禀天地五行之气而生。"正与这一论调相合。

徐忠可云："就有形言之，则有五脏；从无形言之，则为元真。""元真"即指各脏器的功能作用而言，是对脏器功能的抽象表达，所以《黄帝内经》（以下简称《内经》）又叫作"真脏"。《素问·阴阳别论》中云："所谓阴者，真脏也。"王冰注曰："五脏为阴，故曰阴者真脏也。"《灵枢·刺节真邪》中云："真气者，所受于天，与谷气并而充身也。"此论亦和"元真"类似，陆渊雷谓为"调节机能"。

徐忠可云："风与气，皆流行之物，人之脏腑应之，故通畅则安和，四时正气为主气，不正恶气为客气，养物之风为正风，害物之风为邪风，其生物有力，则害物亦有力，所以中人多死。"

中，读如"仲"，伤也。疢，音"趁"，病患也。疢难，犹言"灾患"。

据徐忠可解释，所谓"千般疢难，不越三条"，第一种为内因，第二种为外因，第三种为不内外因。

《一切经音义》云："凡人自摩自捏，申缩手足，除劳去烦，名为导引；若使别人握搦身体，或摩或捏，即名按摩也。"又《庄子·刻意》云："吹呴呼吸，吐故纳新，熊经鸟申，为寿而已。"又《道书》云："口吐浊气曰吐故，鼻纳清气曰纳新。"所谓的"内丹""外丹"与此近义。

膏摩，即摩膏，如《千金方》所载"丹参赤膏""五物甘草生摩膏"都属此类，即把药物熬成膏，熨摩患处。

尤在泾云："虽有房室而不令竭乏，则精神不敝。"徐忠可云："若房室，其伤在内。"这与原文"房室"之论略微有别。

程林云："腠理一作腠理。三焦出气，以温肌肉，元真之所凑会，血气之所灌渗也。理者，有粗理、有小理、有密理、有分理、有肉理，此皮肤之理也。腑之环迴周叠，脏之厚薄结直，此脏腑之理也。""腠理"即相当于肌肉或黏膜等组织。

《中藏经》云："三焦者，人之三元之气也，号曰中清之府，总领五脏六腑、营卫经络、内外左右上下之气也。三焦通，则内外左右上下皆通。其于周身灌体，和内调外，荣左养右，导上宣下，莫大于此也。""三焦"实为总司人身气化的器官。《灵枢·五癃津液别》中说："三焦出气，以温肌肉，充皮肤，为其津。"《难经·六十六难》中说："三焦之所行，气之所留止也。"这些论述，均足以说明"三焦"为气化之所从出也。

原文3

问曰：病人有气色见于面部，愿闻其说。师曰：鼻头色青，腹中痛，苦冷者死（一云腹中冷，苦痛者死）；鼻头色微黑者，有水气；色黄者，胸上有寒；色白者，亡血也；设微赤非时者死；其目正圆者痉，不治。又色青为痛，色黑为劳，色赤为风，色黄者便难，色鲜明者有留饮。

【语译】

问：从颜面显现的气色，可以诊察到病变的所在，这是什么道理呢？

答：若鼻头郁血发青色，便象征着腹部冷痛，而且常常是相当严重的；鼻头郁血而带微黑色，象征着循环障碍，有发生水肿的可能。如果面目发黄，这是由于脾家有寒湿之故；面色苍白，多半是贫血的现象；如贫血而两颧又时常发赤，属戴阳危证。如两目直视，伴有痉挛，这是严重的脑病表现，很难治疗了。就一般规律而言，面色发青多是痛证，面色发黑多是虚劳病，面色发赤多是风热证，面色发黄多是湿热证，同时亦往往有出现大便不通畅的情况，面色发亮常常是内有水饮的样子。

【注解】

《医宗金鉴》云："色者，青赤黄白黑也，气者，五色之光华也。"

陆渊雷云："此条是四诊中之望法，古人以鼻头为脾之部位，故望色莫重于鼻，其实望色当包括颜额面部，唇舌爪甲，不可专主鼻也。"

尤在泾云："青，肝之色，腹中痛者，土受木贼也，冷则阳亡，而寒水助邪，故死。肾者，主水，黑，水之色，脾负而肾气胜之，故有水气。色黄者，面黄也，其病在脾，脾病则生饮，故胸上有寒。寒，饮也。色白，亦面白也，亡血者，不华于色，故白。血亡，则阳不可更越，设微赤而非火令之时，其为虚阳上泛无疑，故死。目正圆者，阴之绝也，痉为风强病，阴绝阳强，故不治。痛则血凝泣（同涩）而不流，故色青。劳则伤肾，故色黑，经云，肾虚者，面如漆柴也。风为阳邪，故色赤，脾病则不运，故便难。色鲜明者有留饮，经云，水病患，目下有卧蚕，面目鲜泽也。"

"其目正圆"，即直视，为痉病症状之一。

原文 4

师曰：病人语声寂然喜惊呼者，骨节间病；语声喑喑然不彻者，心膈间病；语声啾啾然细而长者，头中病（一作痛）。

【语译】病人平时静默、语声澄寂，一阵阵地发出惊狂般的叫声，这多半是骨节间阵发性的疼痛之故。如声音经常微弱，甚至听不大清楚，这多半是心膈间不舒服的现象。如声调啾唧细长，这多半是头部疼痛，而不敢高声的缘故。

【注解】

徐忠可云："谓静嘿属阴，而厥阴肝木，在志为惊，在声为呼，今寂寂而喜惊呼，知属厥阴，唯厥阴则知病起下焦，而深入骨属筋节矣。"这有可能是阵发性疼痛的表现。

陆渊雷云："喑喑，声气低微也，盖因心膈间窒塞，不能鼓动气息，故使尔。"

徐忠可云："语声啾啾然细而长者，头中有病，则唯恐声音之上攻，故抑小其语声，而引长发细耳。"陆渊雷云："头中病，依或本作头中痛为是。"

原文5

师曰：息摇肩者，心中坚；息引胸中上气者，咳；息张口短气者，肺痿唾沫。

【语译】 对于呼吸的观察，要注意下列三种情况：呼吸时，肩胛不断地摇动，这是由于胸部窒闷而造成的；呼吸时，感觉有股气向上冲逆，这是造成咳嗽的主要原因；呼吸时，口腔需大大张开，感觉气的进出非常迫促，一般是肺痿病的表现，有的还伴有唾出大量涎沫。

【注解】 魏荔彤云："息摇肩，息而肩动也。心中坚，邪气坚痞于心中，格阻其正气之升降，故息而肩摇也。师名其为坚，而邪实正虚，犹当加意也。息引胸中上气者，咳。咳则气乱而逆，故息引胸中，其气逆上，此咳家之息，而虚实之邪又当别为谛审矣。息张口短气者，肺脏津枯气耗之可验者也，故知为肺痿，而兼有唾沫之外证，可征信焉。"

第一种病症表现，是胸部窒闷，有碍呼吸，肩部动摇，正是代偿作用的表现；第二种病症表现，是气体急迫冲开喉咙，造成咳嗽的一般现象；第三种病症表现，是肺脏痿废，气体交换不足，所以张口而气促。

原文6

师曰：吸而微数，其病在中焦，实也，当下之即愈，虚者不治。在上焦者，其吸促，在下焦者，其吸远，此皆难治。呼吸动摇振振者，不治。

【语译】辨别"吸气"时也要留心几种情况：如吸入气少而带数促的，当辨虚实两途，属中焦实证，容易治愈，属中焦虚证，便难治疗；上焦有病，而吸气迫促；下焦有病，而吸气深远，如系邪盛正衰，仍很难治疗；呼吸时，全身伴有振振动摇，是极度衰弱之象，很少有医治的办法。

【注解】

尤在泾云："息兼呼吸而言，吸则专言入气也。"

陆渊雷云："中焦有病，阻碍膈膜之下压，则吸不得深，而入气少，入气少，故济之以微数，数犹促也，如其中焦之病为实，则当下之而愈，其虚者，乃因膈膜无力鼓动之故，是以不治。病在上焦者，胸腔不能扩张，入气之少，更甚于中焦，故其吸促，促则甚于微数也。病在下焦者，不致障碍呼吸之路，故其吸深远如常人。从上文虚字说来，凡病属虚，而见呼吸障碍者，多难治，若呼吸时全身振振动摇，则虚弱已甚，故不治。此条所言，亦属理所或然，而不必尽然。以此为例，作临床诊察之一助则可，拘泥执著则不可。"

尤在泾云："中焦实，则气之入者不得下行，故吸微数，数犹促也，下之则实去气通而愈，若不系实而系虚，则为无根失守之气，顷将自散，故曰不治。其实在上焦者，气不得入而辄还，则吸促，促犹短也；实在下焦者，气欲归而不骤及，则吸远，远犹长也。上下二病，并关脏气，非若中焦之实，可从下而去者，故曰难治。呼吸动摇振振者，气盛而形衰，不能居矣，故亦不治。"

原文 7

师曰：寸口脉动者，因其旺时而动，假令肝旺色青，四时各随其色，肝色青而反色白，非其时色脉，皆当病。

【语译】两手寸口脉的搏动，是和四季气候的变化有密切关系的，假使时令当春，脉搏和面色都应肝，肝脉应"弦"，肝色主"青"，如面色不"青"而"白"，脉搏不"弦"而"毛"，这是脉、色不和季节相应之象，为有病变的征象。

【注解】陆渊雷云："古书凡寸口与关上、尺中对举者，指两手寸部也，单举寸口，或与人迎、趺阳对举者，即包括寸关尺三部而言。《内经》举四时之平脉，春弦、夏钧、秋毛、冬石，假令春时肝王，其脉当弦，其色当青，若得毛脉白色，是为克贼，故当病。"王，同"旺"。

原文 8

问曰：有未至而至，有至而不至，有至而不去，有至而太过，何谓也？师曰：冬至之后，甲子夜半少阳起，少阳之时阳始生，天得温。以未得甲子，天因温和，此为未至而至也；以得甲子，而天未温和，为至而不至也；以得甲子，而天大寒不解，此为至而不去也；以得甲子，而天温如盛夏五六月时，此为至而太过也。

【语译】

问：季节气候的变化是非常复杂的，有时节未到而气候已到，有时节已到而气候未到，有新的时节已到而过时的气候还迟迟不消退过去，有某时节的气候变得很过火，不和季节相适应，这样参差不齐的变化，是应该怎样认识和计算呢？

答：试以太初历法的"冬至"为推算起点，"冬至"后第一个甲子日的半夜，应该是"少阳"的气候开始了，所谓"少阳"就是阳气开始生长，寒冷的天气开始转暖，这就是季节与气候两相适应。假使"冬至"后的第一个甲子日还没有到，天气便转温和了，这是季节没到而气候早到；若甲子日已经到了，天气并没有转变温和，这是季节到而气候不到；若甲子日已经到了，前一个季节的大寒气候还不消退，这是季节来了而气候不退；若甲子日已经到了，遽然变成像五六月间的盛夏天气，这就是气候过分的变得亢阳了。

【注解】

陆渊雷云："上至字谓时之至，下至字谓气之至。汉之太初历法，先上推至某年之十一月甲子朔夜半冬至，其时日月五星皆在黄经二百七十度，所谓日月若合璧，五星如贯珠者，以为历元，为推步所从起。既以甲子日为冬至，则冬至后之甲子，正当雨水节，气候当温和，是为少阳起。然自冬至至明岁冬至，即地球绕日一周，约为三百六十五日五小时四十七分四十八秒，则冬至不能常当甲子日。此云冬至后甲子夜半少阳起，据历元而言也，且日月五星之行度，时时有小盈缩，所谓合璧、贯珠之甲子冬至，乃亘古无此时日，故太初历法，不久即废。《素问·六节藏象论》云：'五气更立，各有所胜，春胜长夏，长夏胜冬，冬胜夏，夏胜秋，秋胜春。求其至也，皆归始春。未至而至，此谓太过，则薄所不胜，而乘所胜也，命曰气淫。至而不至，此谓不及，则所胜妄行，而所生受病，所不胜薄之也，命曰气迫。'此即本条所蓝本，其意盖谓六气运行，各以六十日一交替，故一岁则六气一周，六气之太过与不及，影响人身，则生种种疾病，换言之，即疾病随节气为转移也。"

徐忠可云："此论天气之来，有过不及，不言及医，然而随时制宜之意在其中。四时之序，成功者退，将来者进，故概曰至，然参差不齐，故有先至、不至、不去、太过之间。即少阳王时言之，则以未当温和而温和者，为先至；已当温和而不温和者，为不至；或大寒不解，为不去；温热太甚，为太过。其于他时甲子日，亦概以此法推之。若人在气交之中，有因时而顺应者，有反时而衰王者，有即因非时异气而致病者，故须熟审时令之气机。"

原文9

师曰：病人脉浮者在前，其病在表；浮者在后，其病在里，腰痛、背强、不能行，必短气而极也。

【语译】先师曾说：同样的浮脉，由其出现在关前、关后之部位的不同，显然有属实、属虚的差别。一般来说，病人关前寸口脉现浮，属于表病，这并没有多大疑问，假使浮脉出现在关后的尺部，不仅往往是里证，如现腰痛背强、不能行走、气逆喘促等症，这还是里虚疲极的证候呢！

【注解】沈明宗云："此以关脉前后分表里，而辨内伤外感也。前者，关前寸口脉也，寸口属阳主表，而浮者在前，邪在于表，即风中于前之外感也。后者，关后尺脉也，尺脉属阴主里，而浮者在后，为病在里，即内伤精血之病也。两尺主肾，其脉贯脊，阴虚阳盛，则见脉浮，精血虚而受邪，痹著不行，不能上贯于脊，腰痛背强不能行，精虚不能摄气归源，气反上逆，故短气而急也。"

"短气而极"之"极"，据杨雄方言训作"疲"，义较妥。

原文 10

问曰：经云，厥阳独行，何谓也？师曰：此为有阳无阴，故称厥阳。

【语译】问：古医经里有"厥阳独行"一句话，究作怎样解释呢？答：病变到了孤阳外越、内无阴守的时候，这便是"厥阳"。

【注解】尤在泾云："厥阳独行者，孤阳之气，厥而上行，阳失阴则越，犹夫无妻则荡也。《千金方》云：'阴脉且解，血散不通；正阳遂厥，阴不往从。'此即厥阳独行之旨欤。"

"厥阳独行"一语，在《内经》《难经》中均无所据，所谓"经云"，或另有所指。

原文 11

问曰：寸脉沉大而滑，沉则为实，滑则为气，实气相搏，血气入脏即死，入腑即愈，此为卒厥，何谓也？师曰：唇口青，身冷，为入脏，即死；如身和，汗自出，为入腑，即愈。

【语译】

问：有一种气血、邪气两两俱实的"卒厥"证，当它发作的时候，两手寸口出现沉大而滑的脉搏。有人说这种卒厥证，如气血邪气到了五脏，往往病情严重，如邪气到了六腑，预后还好。这两种不同的机转，应怎样认识呢？

答：如果口唇现青紫色，且周身冰冷，这是邪气入脏，病情严重的现象；如周身温和，并不现冷，还不断地出点微汗，这是邪气入腑，预后良好的征象。

【注解】寸脉包括寸、关、尺三部，统叫作"寸口"。重按脉搏而鼓指有力，就是沉大脉象；滑脉，如珠走盘、不进不退，临床上常见于血实风壅的证候。

尤在泾云："实谓血实，气谓气实，实气相搏者，血与气并而俱实也。五脏者，藏而不泻，血气入之，卒不得还，神去机息，则唇青身冷而死。六腑者，传而不藏，血气入之，乍满乍泻，气还血行，则身和汗出而愈。经云：'血之与气，并走于上，则为大厥，厥则暴死，气复反则生，不反则死'是也。"尤氏所引，见《素问·调经论》。

"卒厥"，应为猝厥，即是暴发性的晕蹶假死。所以沈明宗说："邪气入脏，神明昏愦，卒倒无知，谓之卒厥。"

原文 12

问曰：脉脱入脏即死，入腑即愈，何谓也？师曰：非为一病，百病皆然。譬如浸淫疮，从口起流向四肢者可治，从四肢流来入口者不可治。病在外者可治，入里者即死。

【语译】

问：脉搏一旦沉伏不见了，据说还是要邪气入脏才能死人，假使是入腑，还是不严重的，这个道理有根据吗？

答：这是有根据的，不仅是某一种病证如此，其他任何一种病证都是如此。譬如一个患"浸淫疮"的人，如疮从头上、口面部蔓延到四肢去的，这种疮好治；如系从手足四肢开始，逐步蔓延到头上、口面部的，便不好医治了。这是什么道理呢？也就是说，凡百病证是从里达外（入腑）的好医治，从外入里（入脏）的便不好医治。

【注解】尤在泾云："脉脱者，邪气乍加，正气被遏，经隧不通，脉绝似脱，非真脱也，盖即暴厥之属。经曰：趺阳脉不出，脾不上下，身冷肤鞕。又曰：少阴脉不至，肾气微，少精血，为尸厥，即脉脱之谓也。厥病入脏者，深而难出，气竭不复则死；入腑者，浅而易通，气行脉出即愈。浸淫疮，疮之浸淫不已，《外台》所谓转广有汁，流绕周身者也。从口流向四肢者，病自内而之外，故可治；从四肢流来入口者，病自外而之里，故不可治。李玮西云：'病在外二句，概指诸病而言。'即上文百病皆然之意。入里者死，如痹气入腹，脚气冲心之类。"

所谓入脏、入腑，也就是病势向里、向表的术语。

原文 13

问曰：阳病十八，何谓也？师曰：头痛，项、腰、脊、臂、脚掣痛。阴病十八，何谓也？师曰：咳、上气喘、哕、咽、肠鸣胀满、心痛拘急。五脏病各有十八，合为九十病。人又有六微，微有十八病，合为一百八病，五劳、七伤、六极、妇人三十六病，不在其中。清邪居上，浊邪居下，大邪中表，小邪中里，槃饪之邪，从口入者，宿食也。五邪中人，各有法度，风中于前，寒中于暮，湿伤于下，雾伤于上，风令脉浮，寒令脉急，雾伤皮腠，湿流关节，食伤脾胃，极寒伤经，极热伤络。

【语译】

问：相传有十八种阳性病，究竟是哪十八种呢？

答：三阳经都各有不同的头痛、项痛、腰痛、脊痛、臂痛、脚痛等病症，这就是十八种"阳病"。

问：阴性病又是哪十八种呢？

答：三阴经也各有不同的咳病、气上逆喘息病、呃逆病、咽塞病、肚腹胀满和肠鸣病、心胸拘急痛楚病，这就是所谓十八种"阴病"。要知道病的变化是多端的，哪里仅限于这一点数字呢？例如五脏还有十八病，累积起来就是九十种病了。六腑也还各有十八种病，累积起来就是一百零八种了。至于一般所说的五劳病、七伤病、六极病，以及妇人的三十六种病，还不在这些数字里。可见病变无穷，无须用数目字来计算。可是，病变虽不必以数字，而各种病邪侵害人体，还是有一定规律的。例如：清轻之邪气，常侵犯人体的上部；浊重之邪气，常侵犯人体的下部；较大的病邪，往往由外表而入；较小的病邪，往往径入里层；至于饮食邪气却都是经口的，最容易引起消化不良。又如，风邪常侵害前半身，寒邪常侵害后半身，湿邪重浊易伤人下部，雾露清扬易伤人上部。又如，伤于风脉搏常现浮，伤于寒脉搏常现紧，寒雾最易伤人肤腠，湿邪最易流注关节，饮食最易伤人脾胃，寒邪太甚常伤人经脉，热邪太甚常伤人络脉，等等。这些规律，在临床上都是可以体会到的。

【注解】

程林云："阳病属表而在经络，故一头痛、二项、三腰、四脊、五臂、六脚掣痛，此病在三阳，三六一十八病。阴病属里而在脏腑，故一欬、二上气喘、三哕、四咽、五肠鸣胀满、六心痛拘急，此病在三阴，三六一十八病。"

哕，即是呃逆。咽，读如"噎"，即咽中哽塞。

沈明宗云："六微者，小邪中里，邪袭六腑。"微字本可作伤疡解，《诗·小雅》云："既微且尰"，就是这个意思。邪伤六腑，所以叫作"六微"，六腑又分作气分、血分、气血两伤三者，三六一十八，六个十八，便合而为一百八病。"

五劳，即志劳、思劳、心劳、忧劳、疲劳。六极，即气极、血极、筋极、骨极、精极、肌极。七伤，即阴痿、阴寒、里急、精连连、精少阴下湿、精清、小便苦数临事不卒。（出《诸病源候论》）妇人三十六病，《诸病源候论》谓，即十二瘕（谓所下之物，一如膏、二如青血、三如紫汁、四如赤皮、五如脓茄、六如豆汁、七如葵羹、八如凝血、九如清血血似水、十如米汁、十一如月浣、十二如经度不应期也）、九痛（阴中痛伤、阴中淋痛、小便即痛、寒冷痛、月水来腹痛、气满注痛、汁出阴如虫啮痛、胁下皮痛、腰痛）、七害（害食、害气、害冷、害劳、害房、害妊、害肿）、五伤（穷乳痛、中寒热痛、小腹急牢痛、脏不仁、子门不正引背痛）、三固（月水闭塞不通，其余二固，文阙不载，据《千金要方》则作"绝产乳""羸瘦不生肌肉"）。

尤在泾云："清邪，风露之邪，故居于上。浊邪，水土之邪，故居于下。大邪漫风，虽大而力散，故中于表。小邪户牖隙风，虽小而气锐，故中于里。䅯饪（䅯，即谷字的异体，熟食曰饪）、饮食之属，入于口而伤于胃者也。是故邪气有清浊大小之殊，人身亦有上下表里之别，莫不各随其类以相从，所谓各有法度也。故风为阳而中于前，寒为阴而中于后，湿气浊而伤于下，雾气清而伤于上，经脉阴而伤于寒，络脉阳而伤于热，合而言之，无非阳邪亲上，阴邪亲下，热气归阳，寒气归阴之理。"徐忠可云："五邪者，即风寒湿雾食也，风性轻扬，故令脉浮，寒性敛束，故令脉急，雾性清阳，故走皮腠，湿性阴浊，故流关节，饮食，脾胃主之，故伤止脾胃。"

原文 14

问曰：病有急当救里救表者，何谓也？师曰：病，医下之，续得下利清谷不止，身体疼痛者，急当救里；后身体疼痛，清便自调者，急当救表也。

【语译】

问：在临床时常见表里同病，有的急当治里，有的又要急于治表，究竟依据什么呢？

答：假使一个本来有表证的病人，经过误吃泻药后，下利便越来越厉害，并排泻些消化不良的粪便，这说明病人的脾胃之气衰败了，虽然"身痛"等表证尚存，仍当急于培补脾胃里气，等到泻利情况好转，脾胃里气健壮了，如果"身痛"等表证还没有消退时，便应急于进行解表。

【注解】张锡驹云："下之而正气内陷，续得里虚之证。下利清谷不止者，虽身疼痛，表证仍在，急当救里。救里之后，身疼痛而清便自调者，知不在里，仍在表也，急当救表。救里宜四逆汤以复其阳，救表宜桂枝汤，以解其肌，生阳复而肌腠解，表里和矣。"

此条内容与《伤寒论》91 条的内容基本是相同的，是说治病要分先后缓急。

"清谷"，是指消化不良的粪便。

原文 15

夫病痼疾，加以卒病，当先治其卒病，后乃治其痼疾也。

【语译】

临床时，还要分辨新病、旧病的情况，以确定治疗的先后。如果原有的旧病虽没好，但又遭受新感，这时便当抓紧治好还没有严重的新感病，再慢慢地来治疗旧病，这才较妥当。

【注解】"痼"，沉痼之意，犹言慢性病。"卒为新感"犹言急性病。

《医宗金鉴》中云："赵良曰，痼疾，病已沉痼，非旦夕可取效者。卒病，谓卒然而来新感之病，可取效于旦夕者，乘其所入未深，急去其邪，不使稽留而为患也。且痼疾之人，正气素虚，邪尤易传，设多瞻顾，致令两邪相合，为患不浅。"

原文 16

师曰：五脏病各有所得者愈，五脏病各有所恶，各随其所不喜者为病。病者素不应食，而反暴思之，必发热也。

【语译】人体内脏，对所居处、所服食等，各有所喜恶。如居处、服食相宜，那便生活得很好；假如不相宜，甚至是最厌恶的，便会引发病变。例如某一食物，是病人向来不喜欢吃的，现在却遽然想吃了，这预示着内脏有了变故，可能跟着就会发起烧来。

【注解】尤在泾云："所得所恶所不喜，该居处服食而言，如《脏气法时论》云：'肝色青，宜食甘，心色赤，宜食酸，肺色白，宜食苦，肾色黑，宜食辛，脾色黄，宜食咸。'又，'心病禁温食热衣，脾病禁温食饱食，湿地濡衣，肺病禁寒饮食寒衣，肾病禁焠𤏸热食，温炙衣。'《宣明五气》篇云：'心恶热，肺恶寒，肝恶风，脾恶湿，肾恶燥。'《灵枢·五味》篇云：'肝病禁辛，心病禁咸，脾病禁酸，肺病禁苦，肾病禁甘'之属，皆是也。五脏病有所得而愈者，谓得其所宜之气之味之处，足以安脏气而却病气也。各随其所不喜为病者，谓得其所禁所恶之气之味之处，足以忤脏气而助病邪也。病者素不应食，而反暴思之者，谓平素所不喜之物，而反暴思之，由病邪之气，变其脏气使然，食之则适以助病气而增发热也。"

原文 17

夫诸病在脏，欲攻之，当随其所得而攻之。如渴者，与猪苓汤，余皆仿此。

【语译】临床上见到里实证，如要用攻法，便须具体了解其关键所在，才能用攻法。例如，猪苓汤证的渴而小便不利、咳、呕、心烦，关键在"阴伤水蓄"，所以便用"猪苓汤"来育阴利水，便把所有症状都解决了。处理其他疾病，亦要照此类推。

【注解】《医宗金鉴》中云："脏者，里也。"尤在泾云："无形之邪，入结于脏，必有所据，水血痰食，皆邪薮也，如渴者，水与热得，而热结在水，故与猪苓汤利其水而热亦除；若有食者，食与热得，而热结在食，则宜承气汤下其食而热亦去，若无所得，则无形之邪，岂攻法所能去哉。"

❀ 原文小结

以上十七条的内容，颇与"绪论"相似，综合起来约有四端。

第一，指出自然界的气候是变化无常的，而人的生活是和气候变化密切相关的，须得搞好卫生，才能适应；假如不能适应，便会引发病变；病变虽是极其复杂多端，却还有规律可循的；可参见第2、8、13条。

　　第二，诊察疾病一定要掌握望色、闻声、切脉等几个主要环节，这几个环节与内在、外在环境紧密关联；无论色、声、脉，总以各因旺时而动，则为健康之象，若非其时之色脉，便是病变表现；可参见第3、4、5、6、7、9条。

　　第三，疾病之预后，于病变趋势向内、向外的关系很大，由内出外者多主吉，由外向内者多主凶，可参见第11、12条。

　　第四，治疗疾病，须对病体进行全面观察，首先注意到病变所在的脏器和其他各个器官的关系，不能孤立地只顾及病变的局部，这便叫作"治未病"；同时也还需要留意阴阳、表里、先后、喜恶等一系列的问题，阴阳偏胜、表里不辨、先后倒置、喜恶反常等，都是治疗上最大的禁忌；凡是疾病，越医治得早越好，迟了是很吃力的；可参见第1、2、10、14、15、16、17条。

原文表解

表1 疾病

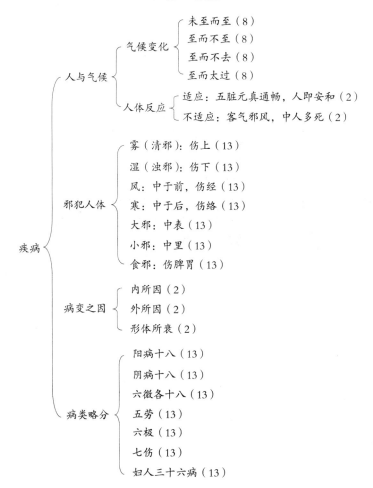

- 疾病
  - 人与气候
    - 气候变化
      - 未至而至（8）
      - 至而不至（8）
      - 至而不去（8）
      - 至而太过（8）
    - 人体反应
      - 适应：五脏元真通畅，人即安和（2）
      - 不适应：客气邪风，中人多死（2）
  - 邪犯人体
    - 雾（清邪）：伤上（13）
    - 湿（浊邪）：伤下（13）
    - 风：中于前，伤经（13）
    - 寒：中于后，伤络（13）
    - 大邪：中表（13）
    - 小邪：中里（13）
    - 食邪：伤脾胃（13）
  - 病变之因
    - 内所因（2）
    - 外所因（2）
    - 形体所衰（2）
  - 病类略分
    - 阳病十八（13）
    - 阴病十八（13）
    - 六微各十八（13）
    - 五劳（13）
    - 六极（13）
    - 七伤（13）
    - 妇人三十六病（13）

表2 诊断

诊断
- 纲领：因其旺时而动，非其时色脉，皆当病（7）
- 望诊
  - 察色
    - 青色：主痛（3）
    - 赤色：主风，微赤非时不治（3）
    - 黄色：胸上有寒，便难（3）
    - 白色：主亡血（3）
    - 黑色：主劳、水气（3）
  - 观形
    - 目正圆者痉，不治（3）
    - 鲜明者，有留饮（3）
- 闻诊
  - 声寂然喜惊呼：骨节间病（4）
  - 声喑喑然不彻：心膈间病（4）
  - 声啾啾然细而长：头中病（4）
  - 息摇肩：心中坚（5）
  - 息引上气：咳（5）
  - 息张口短气：肺痿（5）
  - 吸而微数：病在中焦（6）
  - 吸促：病在上焦（6）
  - 吸远：病在下焦（6）
  - 呼吸动摇振振：不治（6）
  - 短气而极：腰痛、背强、不能行（9）
- 切诊
  - 浮在前：病在表（9）
  - 浮在后：病在里（9）
  - 急：主寒（13）
  - 沉：主实（11）
  - 滑：主气（11）
- 预后
  - 入脏即死（11）
  - 入腑即愈（11）
  - 在外者可治（12）
  - 入里者即死（12）

表3　治疗

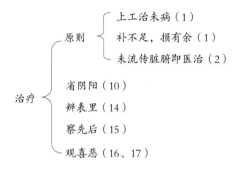

```
            ┌ 上工治未病（1）
      原则 ─┤ 补不足，损有余（1）
            └ 未流传脏腑即医治（2）
治疗 ─┤
      │ 省阴阳（10）
      │ 辨表里（14）
      │ 察先后（15）
      └ 观喜恶（16、17）
```

❀ 复习题

1. 结合本篇内容谈谈古人对疾病是如何认识的？

2. 结合临床经验实践，说明本篇所述望诊、闻诊内容是否有临床意义？

3. 以病入脏、入腑、向外、向里来判断预后之说，究应怎样体会？

4. "治未病"的精神，如何理解才较正确？

痉湿暍病脉证治第二

"脉证"二字下，俞桥本有"治"字，较妥，故加。痉、湿、暍，是三种不同的病证名称。

❀ 原文内容

原文 18

太阳病，发热无汗，反恶寒者，名曰刚痉。

【语译】患太阳病，不仅发热、恶寒、不汗出，甚而有项背筋脉强直等症状时，这便叫作"刚痉"。

【注解】

徐忠可云："痉，即痉，强直之谓也。痉病必有背项强直等证，故既曰痉，即省文不言。"

程林云："病者，以太阳病发汗太多，荣血已亡，风寒易中，故筋脉劲急，作刚柔二痉也。"

"反"作"又"字解。"太阳病"的意义，见《伤寒论语译》。

原文 19

太阳病，发热汗出，而不恶寒，名曰柔痉。

【语译】患太阳病，呈现项背筋脉强直等症状，而伴有发热、汗出，并不恶寒者，这叫作"柔痉"。

【注解】《医宗金鉴》中云："太阳病，发热无汗恶寒，为实邪，名曰刚痓者，强而有力也，发热汗出不恶寒为虚邪，名曰柔痓者，强而无力也。"

其实"刚""柔"二字，是指一个"无汗、恶寒"，一个"汗出、不恶寒"，与阴阳虚实等名称同一意义，所以《活人书》云："刚痓属阳痓，柔痓属阴痓。""刚痓"是表实证，"柔痓"是表虚证。

原文20

太阳病，发热，脉沉而细者，名曰痓，为难治。

【语译】"痓病"的发作，一般都有太阳病的"发热"等症状，假使脉搏沉细，说明正气相当虚弱，治疗起来是比较困难的。

【注解】

徐忠可云："古人以强直为痓，外证与伤寒相似，但其脉沉迟弦细，而项背反张强硬如发痫状为异耳。"

尤在泾云："太阳脉本浮，今反沉者，风得湿而伏，故为痓。痓脉本紧弦，今反细者，阴气适不足，故难治。"

陆渊雷云："夫曰太阳，则病尚初起，病初起即项背劲强，脉沉而细者，乃恶性脑脊髓膜炎，致命极速，故曰难治。"

曹颖甫认为，本病当用栝蒌桂枝汤加熟、附以解表温里，可供临床参考。

原文21

太阳病，发汗太多，因致痓。

【语译】患太阳病，过分用发汗剂，汗出过多，有导致痓病的可能。

【注解】徐忠可云："太阳病果寒多，本宜发汗，太多则血伤，不能荣筋而痉。"即神经、肌肉失去荣养的意思。

原文 22

夫风病，下之则痉，复发汗，必拘急。

【语译】凡患阴液不足的风温病，不要轻易用攻下或发汗药，一旦误下，伤阴的结果可导致痉病，误汗，津液大量脱失后，还会出现四肢痉挛拘急。

【注解】曹颖甫云："风病者，其为风温无疑。夫风温为病，其受病与中风同，所以别于中风者，独在阴液之不足，故脉浮自汗心烦脚挛急者，不可与桂枝汤，得汤便厥（见《伤寒论》第29条），所以然者，为其表阳外浮，里阴内虚，阴不抱阳，一经发汗，中阳易于散亡也，俱此犹为证变之未甚也。更有脉阴阳俱浮、自汗出、身重、息鼾、言语难出之证，一经误下，即见小便不利，直视失溲，若火劫发汗，则瘛疭如惊痫（见《伤寒论》第6条），所以然者，里阴素亏，误下则在上之津液下夺，目系因之不濡，火劫则在里之津液外烁，筋脉因之不濡，津液本自不足，又从而耗损之，风燥乃益无所制，故上自目系，下及四肢，无不拘急，而痉病成矣。"

原文 23

疮家，虽身疼痛，不可发汗，汗出则痉。

【语译】有创伤或久患疮疡的病人，往往血少津枯，纵然有周身疼痛的表证，也不宜发汗，发汗会再度损伤津液，便会使筋脉失掉荣养，演变为项背强直的痉病。

【注解】

陆渊雷云："疮家，赅疮疡及金创而言。"

《医宗金鉴》中云："疮家初起，毒热未成，法当汗散，已经溃后，血气被伤，虽有身痛表证，亦不可发汗，恐汗出血液愈竭，筋失所养，因而成痉，或邪风乘之，亦令痉也。"

本条与《伤寒论》第 85 条同。

原文 24

病者身热足寒，颈项强急，恶寒，时头热，面赤，目赤，独头动摇，卒口噤，背反张者，痉病也。若发其汗者，寒湿相得，其表益虚，即恶寒甚。发其汗已，其脉如蛇（一云：其脉浛）。

【语译】 痉病的具体症状，可见发热、两足现冷、颈项部相当的强直，看病人的外表，好像有恶寒感觉似的，一阵阵头部发热，面部和两眼都发红，头还不自主地摇摆着，并很快地出现牙关紧急、角弓反张等痉挛状态。假使这个痉病是由误汗而来的，就是因为出了过多的汗，津液和正气也遭受了极大的损伤，所以病人的脉搏亦往往变得屈曲不伸如蛇行状。

【注解】

程林云："身热头热，邪在太阳也，面赤目赤（足阳明之正系目系），邪在阳明也。颈属阳明，项属太阳，邪在二经，则颈项强急恶寒也。阳明之脉夹口，故卒口噤，太阳之脉，循背上头，故头独摇，背反张也。此其人必汗下亡血之后，正气已虚，而邪气但盛于上，其足则寒，此痉病之证俱见也。"

尤在泾云："寒湿相得者，汗液之湿，与外寒之气，相得不解，而表气以汗而益虚，寒气得湿而转增，则恶寒甚也。"

曹颖甫云："其脉如蛇，乃肝之真脏脉见，《五脏风寒积聚篇》所谓肝死脉浮之弱，按之如索不来，或曲如蛇行者死，是也。盖痉病脉本弦急，重发汗则经脉益燥，直上下行之弦脉，一变而成屈曲难伸之状，脉固如此，筋亦宜然，一身之拘急可知矣。"

原文 25

暴腹胀大者，为欲解，脉如故，反伏弦者，痉。

【语译】痉病者的腹部往往是凹陷的，若不凹陷而丰满，这是病有好转的征象。假如脉搏还没有转变，仍然呈显著沉弦脉，此为痉病之根依然存在。

【注解】痉病者的腹部往往是凹陷着像船似的，现在不凹陷而胀大，说明这是病邪消退，正气渐复的现象，所以"为欲解"。"胀大"，只是与凹陷的对照语，不当理解为腹肿胀膨大。"伏弦"，即沉弦的意思，《玉函经》中"伏"作"复"，亦通。

原文 26

夫痉脉，按之紧如弦，直上下行。（一作筑筑而弦。《脉经》云：痉家其脉伏坚，直上下）

【语译】痉病者的脉搏，从寸上到尺下，一直都呈显著紧弦体象。

【注解】尤在泾云："紧如弦，即坚直之象。上下行者，自寸至尺，皆见紧直之脉也。"

原文 27

痉病有灸疮，难治。

【语译】患痉病者又害灸疮，清热、驱风两难，故曰"难治"，要留意治疗。

【注解】曹颖甫云："痉病为风燥伤筋之证，血虚不能养筋，而复加以灸疮，使其证属中风传来，则当用栝蒌根以生津，桂枝汤以发汗，然又恐犯疮家发汗之戒，故云难治。但里急于外，又不当先治灸疮，窃意先用芍药甘草加生地以舒筋，加黄芪防风以散风，外用圹灰年久者，调桐油以清热毒而生肌，其病当愈。"

灸疮，即由艾灸烧灼皮肤而成的创伤。

原文 28

太阳病，其证备，身体强，几几然，脉反沉迟，此为痉，栝蒌桂枝汤主之。

栝蒌桂枝汤方

栝蒌根二两　桂枝三两　芍药三两　甘草二两　生姜三两　大枣十二枚

上六味，以水九升，煮取三升，分温三服，取微汗。汗不出，食顷，啜热粥发之。

【语译】患痉病，不仅有太阳病的全部症状，同时还可见角弓反张、颈项强直等症，脉搏亦是阴津大伤的沉迟脉象，宜用"栝蒌桂枝汤"生津滋燥解散风邪。

【注解】

徐忠可云："太阳病，其证备者，身热、头痛、汗出也。身体强，即背反张之互辞。几几然，即颈项强之形状。脉反沉迟，谓阳证得阴脉，此痉脉之异于正伤寒也。其原由筋素失养，而湿复夹风以燥之，故以桂枝汤为风伤卫主治，加栝蒌根以清气分之热，而大润其太阳经既耗之液，则经气流通，风邪自解，湿气自行，筋不燥而痉愈矣。"

陆渊雷云："即柔痉也。"

【方义】曹颖甫云："以培养津液为主，而君栝蒌根，仍从太阳中风之桂枝汤，以宣脾阳而达营分，使卫与营和，汗出热清，筋得所养，而柔痉可以不作矣。"

原文 29

太阳病，无汗而小便反少，气上冲胸，口噤不得语，欲作刚痉，葛根汤主之。

葛根汤方

葛根_{四两} 麻黄_{三两（去节）} 桂_{二两（去皮）} 芍药_{二两} 甘草_{二两（炙）} 生姜_{三两} 大枣_{十二枚}

上七味，㕮咀，以水一斗，先煮麻黄、葛根，减二升，去沫，内诸药，煮取三升，去滓，温服一升，覆取微似汗，不须啜粥，余如桂枝汤法将息及禁忌。

【语译】患痉病者，有太阳病的一般症状，但是不出汗，小便少，气逆胸满，牙关紧急不能言语，这是属于刚痉的证候，宜服"葛根汤"，解散风寒湿邪，并降冲逆。

【注解】尤在泾云："无汗而小便反少者，风寒湿甚，与气相持，不得外达，亦并不下行也，不外达，不下行，势必逆而上冲，为胸满，为口噤不得语，驯至面赤头摇，项背强直，所不待言，故曰欲作刚痉。"

【方义】柯韵伯云："葛根味甘气凉，能起阴气而生津液，滋筋脉而舒其牵引，故以为君，麻黄生姜，能开玄府腠理之闭塞，祛风而出汗，故以为臣，寒热俱轻，故少佐桂芍，同甘、枣以和里，此于麻桂二汤之间，衡其轻重而为调和表里之剂也。"

原文 30

痉为病（一本痉字上有刚字），胸满，口噤，卧不着席，脚挛急，必龂齿，可与大承气汤。

大承气汤方

大黄四两（酒洗）　厚朴半斤（炙，去皮）　枳实五枚（炙）　芒硝三合

上四味，以水一斗，先煮二物，取五升，去滓，内大黄，煮取二升，去滓，内芒硝，更上火微一二沸，分温再服，得下止服。

【语译】凡患痉病，有气逆胸满、牙关紧切、角弓反张、两脚拘挛等症，且是由于燥热引起者，可以用"大承气汤"泻下燥热。

【注解】

曹颖甫云："风燥入阳明之腑，津液受灼，上膈乃有湿痰，痰阻胸膈，则胸满，风痰塞会厌，而阳热上灼，牙关之筋燥急，则口噤，背脊经输干燥，则卧不着席，周身筋脉干而缩，故脚挛于下，齿龂于上，可与大承气汤，此亦急下存阴之义也，盖必泄其燥热，然后膈上之风痰，得以下行，周身筋脉，亦以不受熏灼而舒矣。"

陆渊雷云："胸满，与气上冲胸同理，呼吸困难而不匀，可望而知也。卧不着席，反张甚也。龂者，上下齿紧切作声。龂齿者，口噤甚也。"

【方义】徐忠可云："盖太阳之邪并于阳明，阳明脉起于脚，而络于齿也。故宜攻其胃，而以硝、黄、枳、朴清其热，下其气，使太阳阳明之邪，一并由中土而散，此下其热，非下其食也。"

原文 31

太阳病，关节疼痛而烦，脉沉而细（一作缓）者，此名湿痹（《玉函》云：中湿）。湿痹之候，小便不利，大便反快，但当利其小便。

【语译】 临床上有一种病，一般呈现着太阳病的症状，但是病人周身关节疼痛，伴有心烦，脉搏在沉部见细而软，这是湿邪引起的"湿痹"。"湿痹"的另一显著表现是小便不通畅、大便却溏泻。因此在治疗时应首先着重分利小便，借以排泄其湿邪。

【注解】 徐忠可云："此论湿之夹风，而湿胜以致痹着者。谓发热恶风，太阳病也，乃湿胜而疼痛。太阳病来，邪自表入，湿夹风，风走空窍，故流关节，关节者，机关凑会之处也，风气滞于中，故逼心而烦，然风为湿所搏，而失其风之体，故脉沉而细，即知湿胜，即名中湿，亦曰湿痹，痹着不去也。气既为湿所痹，则气化不敏，或小便不利，大肠主津，湿则反快而不艰涩也。病风者，多燥闭，故以湿胜而快者为反耳，但当利其小便者，便利而气化，气化而湿行，见不必狃于太阳而治风，亦非痛在骨节，而当温散之比矣。"

原文 32

湿家之为病，一身尽疼（一云疼烦），发热，身色如熏黄也。

【语译】 患湿气病者，症见周身疼痛、发烧，全身皮肤呈显出像烟熏般的暗黄色。

【注解】 程林云："脾主身之肌肉，湿为寒邪，郁于肌中不得散，则一身尽疼发热也。阳明瘀热，则黄色鲜明如橘子，太阴寒湿，则黄色黧暗如烟熏。"

原文33

湿家，其人但头汗出，背强，欲得被覆向火。若下之早，则哕，或胸满，小便不利（一云利），舌上如胎者，以丹田有热，胸上有寒，渴欲得饮而不能饮，则口燥烦也。

【语译】患湿气病者，只是头上出汗（身上无汗），项背强直，还相当的怕冷，想盖被子或烤火取暖，这是寒湿在表的证候。不能轻易或过早施用泻下剂，假如泻下早了，损胃伤津的结果，反而会出现呃逆、胸闷胀满、小便不畅等病变表现。同时又由于泻下药的关系，上焦阳热随着泻药而郁结于丹田下部，上焦部更是现出一派寒湿现象，于是舌头滋腻，似苔非苔，感觉口渴，却喝不下水，口燥、心烦的情况亦越发显著了。

【注解】

曹颖甫云："但头汗出，约有二端，阳热之证，阴液内竭，则但头汗出，寒湿之证，毛孔闭塞，则亦但头汗出，寒湿郁于经输，故背强（此与太阳病之项背强同），寒冱皮毛，内连肌肉，恶寒甚者，遂欲得被向火，此时正宜麻黄加术汤以发其汗，使水气外达。"

程林云："若当表邪未解之时，误以阳明内湿之热，上越之头汗，而早下之，则虚其胃，湿干于胃，则哕，寒客于上，则胸满，亡其津液，则小便不利，以寒湿在上，故舌上如胎而实非胎也，丹田有热者，以下后里虚，上焦阳气，因虚而陷于下焦，为丹田有热；表中寒气，乘虚而客于胸上，为胸上有寒。唯其丹田有热，则渴欲饮水，胸上有寒，不能散水，虽得水而不能饮，故口燥烦也。"

丹田有热，胸上有寒，是郁热在下寒湿在上的证候。"燥烦"即口燥、心烦。陈修园主用"黄连汤"。

原文 34

湿家下之，额上汗出，微喘，小便利（一云不利）者死，若下利不止者，亦死。

【语译】患湿气病者，不审慎而被泻下早了，会出现如下两种情况。如阳气上脱，便会额上出汗、呼吸不利而喘；如阴津下脱，便会出现小便过多或泄泻不止等症状。这两种情况，都是极危险的征象。

【注解】尤在泾云："湿病在表者宜汗，在里者宜利小便，苟非湿热蕴积成实，未可遽用下法。额汗出微喘，阳已离而上行；小便利，下利不止，阴复决而下走，阴阳离决，故死。一作小便不利者死，谓阳上游而阴不下济也，亦通。"

原文 35

风湿相搏，一身尽疼痛，法当汗出而解，值天阴雨不止，医云此可发汗，汗之病不愈者，何也？盖发其汗，汗大出者，但风气去，湿气在，是故不愈也。若治风湿者，发其汗，但微微似欲出汗者，风湿俱去也。

【语译】患风湿病者，周身疼痛，照例应用发汗的方法来驱风除湿，又适逢阴雨天气，风湿疼痛越发严重，无疑更应该争取发汗了，但是经过发汗，风湿的疼痛依然不减，这是什么原因呢？要知道，这是由于发汗不得法的缘故。因为发汗时，大量地出汗，纵然风邪在汗后会有所减轻，但湿邪依然存在，所以疼痛不减。须知用发汗法来治疗风湿病，应该是持续地出点小汗为佳，这样风邪、湿邪会一起被驱除掉。

【注解】徐忠可云："此言风湿两平者，当汗解而不可过也。谓风湿相搏疼痛，法原当汗解，值天阴雨，则湿更甚，可汗无疑，而不愈，何故？盖风性急，可骤驱，湿性滞，当渐解，汗大出则骤风去，而湿不去，故不愈。若发之微，则出之缓，缓则风湿俱去矣。然则湿在人身，黏滞难去，骤汗且不可，而况骤下乎。"

发汗法，总宜微似有汗者为佳，不可令其如水流离。在《伤寒论》桂枝汤的煎服法中，便首先谈到这一点，因此并不是风病和湿病的发汗法有什么不同。下面麻黄加术汤、麻黄杏仁薏苡甘草汤，都是驱风除湿的好方剂。

原文 36

湿家病，身疼，发热，面黄而喘，头痛鼻塞而烦，其脉大，自能饮食，腹中和无病，病在头中寒湿，故鼻塞，内药鼻中则愈。（《脉经》云：病人喘，而无湿家病以下至而喘十一字）

【语译】患寒湿病者，除有一般的周身疼痛、发烧而外，面色黄、喘息、头痛、鼻塞不通、烦躁等症状均特别显著，脉搏现大，但饮食很好，腹部也没有其他病变表现，这是寒湿邪气深入头部的缘故，所以鼻道总是窒塞不通，可以适当地用辛香开发之药，做成嗅剂，纳入鼻道进行治疗。

【注解】徐忠可云："此言湿之搏寒，而偏于头者，不当服汤药也。谓湿家身疼发热，其常也，因湿郁而面黄，又邪气内侵，为喘为烦，似中外有邪，然头痛鼻塞，则在头为甚，且脉大是中不弱也，能饮食，腹中和矣，虽有烦喘，乃经中之邪内侵，而内实无病，邪独在头矣，故曰病在头中寒湿，故鼻塞。病在上者，宜从上越之，故曰，纳药鼻中则愈，非责肺也。"

纳鼻药，凡具有辛香开发作用的都可以用。

原文 37

湿家身烦疼，可与麻黄加术汤发其汗为宜，慎不可以火攻之。

麻黄加术汤方

麻黄 三两（去节） 桂枝 二两（去皮） 甘草 一两（炙） 杏仁 七十个（去皮尖） 白术 四两

上五味，以水九升，先煮麻黄，减二升，去上沫，内诸药，煮取二升半，去滓，温服八合，覆取微似汗。

【语译】 患寒湿病者，若周身疼痛，只需用"麻黄加术汤"来发汗除湿，万不可用"火疗"法来劫持之。

【注解】

尤在泾云："身烦疼者，湿兼寒而在表也，用麻黄汤以散寒，用白术以除湿。喻氏曰，麻黄得术，则虽发汗不至多汗，而术得麻黄，并可以行表里之湿。不可以火攻者，恐湿与热合而增发热也。"

陆渊雷云："火攻乃汉末俗医常用之法，故仲景屡以为戒。"

《伤寒论》所载的温针、烧针、瓦熨背、艾灸等，都属火攻的方法。

【方义】

徐忠可云："麻黄汤为发汗之主，而加术一味，以为固本清湿之地，则内外两得矣。"

陆渊雷云："术分赤白，始于《名医别录》，仲景书本但称术，后人辄加白字，《别录》之赤术，即今之苍术，此方意在使湿从汗解，则宜苍术。"

原文 38

病者一身尽疼，发热，日晡所剧者，名风湿。此病伤于汗出当风，或久伤取冷所致也。可与麻黄杏仁薏苡甘草汤。

麻黄杏仁薏苡甘草汤方

麻黄半两（去节，汤泡）　甘草一两（炙）　薏苡仁半两　杏仁十

个（去皮尖，炒）

上剉麻豆大，每服四钱匕，水盏半，煮八分，去滓，温服，
有微汗，避风。

【语译】患湿气病者，症见周身疼痛、发热，假使身痛和发热
都在傍晚的时候加重，这便是风湿病。此病的原因，不是由于出汗
的时候感受了风邪，就是由于过分贪凉所致，无论是哪个原因，都
要用"麻黄杏仁薏苡甘草汤"来发散风湿邪气。

【注解】《医宗金鉴》中云："病者，谓一身尽痛之病人也。湿
家一身尽痛，风湿亦一身尽痛，然湿家痛，则重著不能转侧，风湿
痛，则轻掣不可屈伸，此痛之有别者也。湿家发热，蚤暮不分微
甚，风湿之热，日晡所必剧。盖以湿无来去，而风有休作，故名风
湿。原其由来，或为汗出当风，或为久伤取冷，相合而致，则麻黄
杏仁薏苡甘草汤发散风湿，可与也明矣。"

"日晡所"，犹言傍晚；"取冷"犹言贪凉。

【方义】尤在泾云："痉病非风不成，湿痹无寒不作，故以麻黄
散寒，薏苡除湿，杏仁利气，助通泄之用，甘草补中，予胜湿之权
也。"

原文39

风湿，脉浮，身重，汗出恶风者，防己黄芪汤主之。

防己黄芪汤方

防己一两　甘草半两（炒）　白术七钱半　黄芪一两一分（去芦）

上剉麻豆大，每抄五钱匕，生姜四片，大枣一枚，水盏半，煎八分，去滓，温服，良久再服。喘者，加麻黄半两；胃中不和者，加芍药三分；气上冲者，加桂枝三分；下有陈寒者，加细辛三分。服后当如虫行皮中，从腰下如冰，后坐被上，又以一被绕腰以下，温令微汗，差。

【语译】患风湿病者，脉搏现浮象，周身有沉重的感觉，不断地出汗、怕风，这是表虚证的表现，可以用"防己黄芪汤"固表除湿。

【注解】《医宗金鉴》中云："脉浮风也，身重湿也，寒湿则脉沉，风湿则脉浮，若浮而汗不出恶风者，为实邪，可与麻黄杏仁薏苡甘草汤汗之；浮而汗出恶风者，为虚邪，故以防己、白术以祛湿，黄芪、甘草以固表，生姜、大枣以和营卫也。"

【方义】曹颖甫云："防己泄热，黄芪助表气而托汗畅行，白术、炙甘草补中以胜湿，此亦桂枝汤助脾阳俾汗出肌腠之意也。"

原文40

伤寒八九日，风湿相搏，身体疼烦，不能自转侧，不呕不渴，脉浮虚而涩者，桂枝附子汤主之；若大便坚，小便自利者，去桂加白术汤主之。

桂枝附子汤方

桂枝四两（去皮） 生姜三两（切） 附子三枚（炮，去皮，破八片） 甘草二两（炙） 大枣十二枚（擘）

上五味，以水六升，煮取二升，去滓，分温三服。

白术附子汤方

白术二两 附子一枚半（炮，去皮） 甘草一两（炙） 生姜一两

半（切）　大枣六枚

上五味，以水三升，煮取一升，去滓，分温三服。一服觉身痹，半日许再服，三服都尽，其人如冒状，勿怪，即是术附并走皮中，逐水气，未得除故耳。

【语译】患伤寒病八九天后，又由于风湿邪气的并发，病人出现周身疼痛、烦闷不舒，行动受限，但既不发呕，亦不发渴，脉搏呈现浮虚滞涩之象，这是表阳虚弱的风湿证，宜用"桂枝附子汤"温散风湿。若大便干燥而小便却清利者，说明并非里热，仍需用"桂枝附子汤"去"桂枝"加"白术"来温散湿邪。

【注解】《医宗金鉴》中云："谓此风湿之病，虽得之伤寒八九日，而不呕不渴，是无伤寒里病之证也。脉浮虚涩，是无伤寒表病之脉也，脉浮虚，表虚风也，涩者，湿也，身体烦疼，风也，不能转侧，湿也，乃风湿相搏之身体疼痛，非伤寒骨节疼痛也，与桂枝附子汤温散其风湿，从表而解也。若脉浮实者，则又当以麻黄加术汤，大发其风湿也。如其人有是证，虽大便鞕，小便自利，而不议下者，以其非邪热入里之鞕，乃风燥湿去之鞕，故仍以桂枝附子汤，去桂枝者，以大便坚，小便自利，不欲其发汗，再夺津液也，加白术者，以身重著湿在肌分，用以佐附子逐水气于皮中也。"

本条与《伤寒论》174条相同。

【方义】

钱潢云："风邪非桂枝不能汗解，寒邪非附子不足以温经，非生姜亦不能宣发，甘草大枣缓姜附之性，助桂枝而行津液也。"

吴仪洛云："于上汤中去桂，以其能走津液，加术，以其能生津液，白术为脾家主药，燥湿以之，滋液亦以之。"

原文 41

风湿相搏，骨节疼烦掣痛，不得屈伸，近之则痛剧，汗出短气，小便不利，恶风不欲去衣，或身微肿者，甘草附子汤主之。

甘草附子汤方

甘草二两（炙）　白术二两　附子二枚（炮，去皮）　桂枝四两（去皮）

上四味，以水六升，煮取三升，去滓，温服一升，日三服。初服得微汗则解，能食，汗出复烦者，服五合。恐一升多者，服六七合为妙。

【语译】患风湿病者，骨节疼痛烦灼，并呈牵掣性的疼痛，想伸或踡，都不可能，假如按摩着，痛得更厉害，一阵阵地出汗，呼吸促急，小便不通利，怕风，要多穿衣服，甚至周身发轻度的水肿，这是阳虚湿胜的证候，宜用"甘草附子汤"固阳除湿。

【注解】沈明宗云："此阳虚邪盛之证也。风湿伤于营卫，流于关节经络之间，邪正相搏，骨节疼烦掣痛，阴血凝滞，阳虚不能轻跻，故不得屈伸，近之则痛剧也。卫阳虚而汗出，里气不足，则短气而小便不利，表阳虚而恶风不欲去衣，阳伤气滞，故身微肿，然表里阴阳，正虚邪实，故用甘术附子，助阳健脾除湿，固护而防汗脱，桂枝宣行营卫，兼去其风，乃补中有发，不驱邪而风湿自除，盖风湿证，须识无热自汗，便是阳气大虚，当先固阴为主。"

本条与《伤寒论》第 175 条同。

【方义】吴仪洛云："此方用附子除湿温经，桂枝祛风和营，术祛湿实卫，甘草辅诸药，而成敛散之功也。"

原文 42

太阳中暍，发热恶寒，身重而疼痛，其脉弦细芤迟，小便已，洒洒然毛耸，手足逆冷，小有劳身即热，口开，前板齿燥。若发其汗，则其恶寒甚；加温针，则发热甚；数下之，则淋甚。

【语译】气血两虚的人伤了暑，症可见发热、恶寒等太阳病症状，周身有沉重感，并发疼痛，脉搏至数缓慢，指下省察有细小芤弦之象，小便后往往会毛骨耸立作寒战状，两手两足都是冰冷的，稍微劳动便会发低热，张口喘气、门齿干燥，这是正虚邪实的证候，总宜培正驱邪。如妄行发汗，反会益虚其表而恶寒；如妄加温针，又会使阳越而发热；如妄用泻下剂，越发伤损阴津，甚至引起小便淋漓来。

【注解】"暍"者音"谒"，《说文》云："伤暑也。"《玉篇》云："中热也。"即是暑病。

曹颖甫云："中暍系在太阳，则伏气之说，正当不攻自破。发热恶寒，似伤寒；身重疼痛，似风湿；小便已，洒洒然毛耸，手足逆冷，又似表阳大虚。所以有此见象者，夏令天气郁蒸汗液大泄，则其表本虚。表虚故恶寒，感受天阳，故发热，加以土润溽暑，地中水气上升，易于受湿，湿甚，故身重而体痛。小便已，洒洒然毛耸者，暑令阳气大张，毛孔不闭，表虚而外风易乘也。所以手足逆冷者，暑湿郁于肌肉，脾阳顿滞，阳气不达于四肢也。是证营卫两虚，卫虚故脉见弦细，营虚故脉见芤迟。小有劳，身即热，口开，前板齿燥（《伤寒论》本句如此，本条开前两字互倒），此证要属阴虚。卫阳本虚之人，发汗则卫阳益虚，故恶寒甚。阴虚之人而加温针，故发热甚。营阴本虚之人，下之重伤其阴，故淋甚。此证忌汗、下、被火，与太阳温病略同，但彼为实证，故汗、下、被火后，多见实象，此为虚证，故汗、下、温针后，多见虚象，要之为人参白虎、竹叶石膏诸汤证，固不当以形如伤寒，妄投热药也。"

原文 43

太阳中热者，暍是也。汗出恶寒，身热而渴，白虎加人参汤主之。

白虎加人参汤方

知母 六两　　石膏 一斤（碎）　　甘草 二两　　粳米 六合　　人参 三两

上五味，以水一斗，煮米熟汤成，去滓，温服一升，日三服。

【语译】伤暑病，呈现出汗、恶寒等太阳病之症，但由于表里都有热邪，以至高热而口渴，可以用"白虎加人参汤"清热生津。

【注解】尤在泾云："中热亦即中暑，暍即暑之气也。恶寒者，热气入则皮肤缓，腠理开，开则洒然寒，与伤寒恶寒者不同。发热汗出而渴，表里热炽，胃阴待涸，求救于水，故与白虎加人参以清热生津，为中暑而无湿者之法也。"

【方义】程林云："白虎，西方神名也，其令为秋，其政清肃，凉风至，白露降，则溽暑潜消，以此汤有彻暑热之功，行清肃之政，故以白虎名之。表有热者，散以石膏之辛寒，里有热者，降以知母之甘苦，热则气伤，人参用以生津而益气，石膏过于寒凉，甘草粳米之甘，用以和胃补中，共除中热，而解表里。"

原文 44

太阳中暍，身热疼重，而脉微弱，此以夏月伤冷水，水行皮中所致也。一物瓜蒂汤主之。

一物瓜蒂汤方

瓜蒂二十个

上剉，以水一升，煮取五合，去滓，顿服。

【语译】伤暑而有身热、身痛等太阳病症，但四肢沉重、脉搏微弱，此不同于太阳表证了，这是由于夏月贪凉，皮表存有湿邪的缘故，可以斟酌用"瓜蒂汤"排除湿邪。

【注解】

陆渊雷云："身热而脉微弱，所谓脉虚身热，得之伤暑也。疼重者，外湿也。夏月伤冷水，水行皮中，言所以得暑湿之原因，盖伤冷水但能引起身热，水不致行于皮中，外湿则汗液不得蒸发故耳。"

曹颖甫云："瓜蒂苦泄，能发表汗，汗出热泄，其病当愈。"

【方义】程林云："本草云，瓜蒂味苦寒，主大水，身面四肢浮肿，用之以散皮肤水气，苦寒又可胜热也。"

❀ 原文小结

本篇共二十七条，叙述三大病证。第18条至30条论痓病，第31条至41条论湿病，第42条至44条论暍病。痓病分刚、柔两大类，刚痓多为表实证，柔痓多为表虚证。但痓病的关键在于津液过伤，因此治疗痓病，要以存津液为主，不能随意施用攻法。湿病分湿痹、寒湿、风湿等证，湿痹宜分利，寒湿宜温里，风湿宜温散，这是治湿之大法。暍病虽为感受暑湿邪气引发，而阴阳虚损的人最易遭致，因而治疗暍病，应以养阴驱暑为主，发汗、温针、攻下等治法，均非所宜。

❀ 原文表解

表 1　痉病

病因
- 太阳病，发汗太过（21）
- 风病下之，复发汗（22）
- 疮家发汗（23）

证候
- 症状：身热、足寒、颈项强急、恶寒、时头痛、面赤、目赤、独头动摇、卒口噤、背反张（24）
- 脉象：沉迟、紧如弦（26、28）

类型
- 刚痉：太阳病，发热、无汗、恶寒、小便少、气上冲胸、口噤（18、29）
- 柔痉：太阳病，发热、汗出、不恶寒（19）

诊断
- 脉沉而细，难治（20）
- 有灸疮，难治（27）
- 暴腹胀大，为欲解（25）

治疗
- 柔痉：栝蒌桂枝汤（28）
- 刚痉：葛根汤（29）
- 燥热证：大承气汤（30）

禁忌：虚证忌发汗（24）

痉病

表2 湿病

湿病
- 湿痹
  - 症状：太阳病，关节疼痛而烦、小便不利、大便反快（31）
  - 脉象：沉而细（31）
  - 治法：利小便（31）
- 寒湿
  - 重症
    - 症状：
      1. 头汗出、背强、欲得被复向火、渴欲饮而不能饮、口燥烦（33）
      2. 一身尽痛、发热、身黄如熏（32）
    - 治疗：宜发汗，麻黄加术汤（37）
    - 禁忌：慎不可以火攻（37）
  - 轻症
    - 症状：身痛、发热、面黄、喘、头痛、鼻塞而烦、腹中和无病（36）
    - 脉象：其脉大（36）
    - 治疗：纳药鼻中则愈（36）
  - 坏证：下之，额上汗出、微喘，小便利者死，下利不止者亦死（34）
- 风湿
  - 病因：汗出当风，或久伤取冷（38）
  - 症状：一身尽痛、发热，日晡所剧，身重、恶风、骨节烦疼、掣痛不可屈伸、汗出短气，小便不利，或身微肿（35、38、39、41）
  - 脉象：浮（39）
  - 疗法：发汗，但微微似欲汗出（35）
  - 辨证
    - 麻黄杏仁薏苡甘草汤证（38）
    - 防己黄芪汤证（39）
    - 桂枝附子汤证（40）
    - 白术附子汤证（40）
    - 甘草附子汤证（41）

表 3　暍病

暍病

病因：夏月伤冷水，水行皮中（44）

症状：发热、恶寒、身重而疼痛、小便已洒洒然毛耸、手足逆冷、小有劳身即热、口开、前板齿燥、身热而渴（42、43）

脉象：弦细芤迟、微弱（42、44）

辨证

白虎加人参汤证（43）

一物瓜蒂汤证（44）

禁忌：发汗、温针、泻下（42）

❀ 复习题

1. 结合临床经验，描述痉病是怎样的病，为什么禁发汗？

2. 湿病的治疗，要用发汗和利小便的方法，是什么理由？

3. 湿病究竟是怎样的病变？

4. 暍病多属阴虚而有实邪，你怎样体会？

百合狐惑阴阳毒病证治第三

曹颖甫云："百合之病，余未之见，然意则可知。仲师以百脉一宗悉致其病为提纲，即可知其病在肺。盖饮食入胃，由脾阳运行上承于肺，肺乃朝百脉而输精皮毛，百脉精液得以沾溉而不燥者，肺为水之上源，足以贯输而不竭也。故肺主一身治节，而独为五脏主。肺主皮毛，过于发汗，则肺液由皮毛外泄，而水之上源一竭。肺与大肠为表里，过于攻下，则太阳寒水由大肠下陷，而水之上源再竭。咽为食管，喉为气管，并接会厌，吐之太过，则胃液竭而肺液亦伤，而水之上源三竭。三者之中，苟犯其一，则肺必燥，肺燥则无以滋溉百脉，而百脉俱病，加以肺阴虚耗，病延血分，阴络内伤，肠中败血瘀阻，或由上源虚耗，胃中生燥，因病渴饮，或久渴不愈如消渴状。况肺阴一虚，易生内热，水泽不降，虚阳外浮，是生表热。病情不同，皆当以补肺之百合为主治之方药，此百合病之大略，可由方治而揣测者也。"

诸病后，凡肺阴伤至极，都可能遭致"百合病"，所以《备急千金要方》中云："百合病者，谓无经络百脉一宗悉致病也。皆因伤寒虚劳大病已后，不平复，变成斯病。"可以概见。

《医宗金鉴》中云："狐惑，牙疳、下疳等疮之古名也，近时惟以疳呼之。下疳，即狐也，蚀烂肛阴。牙疳，即惑也，蚀咽腐龈，脱牙穿腮破唇。每因伤寒病后，余毒与湿䘌之为害也，或生斑疹之后，或生癣疾下利之后，其为患亦同。"

曹颖甫云："狐为淫兽，惑为淫病，以理断之，直今梅毒耳。"

《脉经》中云："阳毒为病，身重，腰背痛，烦闷不安，或狂，或走，或见鬼，或吐血下痢，其脉浮大数，面赤斑斑如锦文，喉咽痛，唾脓血，五日可治，至七日，不可治也，有伤寒一二日便成阳毒，或服药吐下后，变成阳毒，升麻汤主之。阴毒为病，身重背强，腹中绞痛，咽喉不利，毒气攻心，心下坚强，短气不得息，呕逆，唇青面黑，四肢厥冷，其脉沉细紧数，身如被打，五六日可治，至七日，不可治也，或伤寒初病一二日，便结成阴毒，或服药六七日以上，至十日，变成阴毒，甘草汤主之。"

陆渊雷云："阴阳毒，即后世所谓发斑，其机能亢盛属实热者，为阳毒阳斑，机能衰弱属虚寒者，为阴毒阴斑，《金匮》但于阳毒言面赤斑如锦文，于阴毒不言发斑者，盖因当时医家习用阴阳毒之名，举阴阳毒，则已知发斑，不必更言也。"

《诸病源候论》记叙"阴阳毒"都有"发斑"的症状。

❁ 原文内容

原文 45

论曰：百合病者，百脉一宗，悉致其病也。意欲食复不能食，常默默，欲卧不能卧，欲行不能行，欲饮食，或有美时，或有不用闻食臭时，如寒无寒，如热无热，口苦，小便赤，诸药不能治，得药则剧吐利，如有神灵者，身形如和，其脉微数。每溺时头痛者，六十日乃愈；若溺时头不痛，淅然者，四十日愈；若溺快然，但头眩者，二十日愈。其证或未病而预见，或病四五日而出，或病二十日或一月微见者，各随证治之。

【语译】什么是"百合病"呢？患百合病者，病人自我感觉全身百脉都有说不出的痛楚。例如，本来很想吃东西，待吃时又不想吃了；病人时默然安静，时又躁得睡也不是走也不是了；平时最爱吃的东西，时而以为很好，时而又厌恶得连闻着都不舒服了；一阵阵叫冷，并不是真的发冷，一阵阵叫热，也并不是真的发热；口经常发苦、尿经常现赤；服药亦不见好转，有时服药后就上吐下泻很厉害，但一下子便好了，真像是神癫鬼弄似的；诊察其脉搏，微弱而快。这个病得另一个特点就是：小便时伴头痛得厉害的，往往要六十天左右才能好转；假如小便时头不甚痛的，甚或还觉得很清爽，那么在四十天左右便可以好转了；假如再小便很痛快，无非稍觉得头有点晕，只需二十天左右就可痊愈。至于百合病的发作，有在患大病之前出现的，也有在患病四五天便出现的，也有在患病二十后或一个月后才出现的。如进行治疗，还是要根据各种不同的证候来决定。

【注解】尤在泾云："百脉一宗者，分之则为百脉，合之则为一宗，悉致其病，则无之非病矣。然详其证，意欲食矣，而复不能食，常默然静矣，而又躁不得卧，欲食或有时美矣，而复有不用闻食臭时，如有寒如有热矣，而又不见为寒不见为热，诸药不能治，得药则剧吐利矣，而又身形如和，全是恍惚去来，不可为凭之象，唯口苦、小便赤、脉微数，则其常也，所以者何？热邪散漫，未统于经，其气游走无定，故其病亦去来无定，而病之所以热者，则征于脉，见于口与便，有不可掩然者矣。夫膀胱者，太阳之腑，其脉上至巅顶，而外行皮肤，溺时头痛者，太阳乍虚，而热气乘之也，淅然快然，则递减矣，夫乍虚之气，溺已即复，而热淫之气，得阴乃解，故其甚者，必六十日之久，诸阴尽集，而后邪退而愈，其次四十日，又其次二十日，热差减者，愈差速也。此病多于伤寒热病前后见之，其未病而预见者，热气先动也，其病后四五日，或二十日，或一月见者，遗热不去也，各随其证以治，具如下文。"

原文 46

百合病发汗后者，百合知母汤主之。

百合知母汤方

百合七枚（擘） 知母三两（切）

上先以水洗百合，渍一宿，当白沫出，去其水，更以泉水二升，煎取一升，去滓；别以泉水二升煎知母，取一升，去滓；后合和，煎取一升五合，分温再服。

【语译】如因发汗过多，损伤了肺阴而引发百合病，可以用"百合知母汤"来补虚清热。

【注解】曹颖甫云："百合之病，病在肺，盖饮食入胃，由脾阳运行上承于肺，肺乃朝百脉而输精皮毛，百脉精液得以沾溉而不燥者，肺为水之上源，足以贯输而不竭也，故肺主一身治节，而独为五脏主，肺主皮毛，过于发汗，则肺液由皮毛外泄，而水之上源竭必燥，肺燥则无以滋溉百脉，而百脉俱病，汗伤肺阴者，治以百合知母汤，但滋肺阴已足。"

【方义】尤在泾云："百合味甘平微苦，色白入肺，治邪气，补虚清热，故诸方悉以之为主，而随证加药治之，用知母者，以发汗伤津液故也。"

原文 47

百合病下之后者，滑石代赭汤主之。

滑石代赭汤方

百合七枚（擘） 滑石三两（碎，绵裹） 代赭石如弹丸大一枚
（碎，绵裹）

上先以水洗百合，渍一宿，当白沫出，去其水，更以泉水二
升，煎取一升，去滓；别以泉水二升煎滑石、代赭，取一升，去
滓；后合和重煎，取一升五合，分温服。

【语译】治疗百合病，如因用泻下剂太过，不仅损伤肺阴，并
造成腹泻者，可用"滑石代赭汤"滋阴涩肠利尿。

【注解】曹颖甫云："下后水液下出大肠，由腑病累及脏阴，湿
热逗留为病，则治以百合滑石代赭汤。"

【方义】魏荔彤云："至下之后，不用知母，而以滑石代赭汤主
之者，以重坠之品，随下药之势，使邪气自下泄也，用代赭石之
涩，涩大便也，用滑石之滑，利小便也。"徐忠可云："加之泉水以
泻阴火，而阴气自调也。"

原文 48

百合病，吐之后者，用后方主之。

百合鸡子汤方

百合七枚（擘） 鸡子黄一枚

上先以水洗百合，渍一宿，当白沫出，去其水，更以泉水二
升，煎取一升，去滓，内鸡子黄搅匀，煎五分，温服。

【语译】如因用催吐剂太过，不仅伤损肺阴，还影响了心阳，
而引发百合病，可服"百合鸡子黄汤"养阴清补。

【注解】曹颖甫云："吐后液亏，阳气上冒，累及主脉之心脏，而怔忡不宁，或至不能卧寐，则治以百合鸡子黄汤。"

【方义】尤在泾云："本草，鸡子安五脏，治热疾，吐后脏气伤而病不去，用之不特安内，亦且攘外也。"

原文 49

百合病，不经吐、下、发汗，病形如初者，百合地黄汤主之。

百合地黄汤方

百合七枚（擘）　生地黄汁一升

上以水洗百合，渍一宿，当白沫出，去其水，更以泉水二升，煎取一升，去滓，内地黄汁，煎取一升五合，分温再服。中病，勿更服。大便当如漆。

【语译】假如并不是因施用催吐、泻下、发汗等不适当的治疗方法引发的百合病，这是由于病人素体阴虚不能敌邪热的缘故，可以考虑用"百合地黄汤"来养阴清热。

【注解】黄树曾云："此指百合病发于大病之前或后，非由于汗吐下失法致变者，病形如初，谓其症状如第一节所示，而无发热、消渴、热中、烦懑、不寐等症也，此证纯因热邪近著于心，津血不润，故于百合外加生地黄汁，取津血并润也。"

【方义】尤在泾云："百合色白入肺，而清气中之热，地黄色黑入肾，而除血中之热，气血既治，百脉俱清，虽有邪气，亦必自下，服后大便如漆，则热除之验也。"

原文 50

百合病，一月不解，变成渴者，百合洗方主之。

百合洗方

百合一升

以水一斗，渍之一宿，以洗身，洗已，食煮饼，勿以盐豉也。

【语译】害百合病，经过一个月治疗不见轻减，反而出现口渴，这是表里俱燥的证候，可用百合煎汤洗身的方法来治疗。

【注解】徐忠可云："渴有阳渴，有阴渴，若百合病一月不解而变成渴，其为阴虚火炽无疑矣，阴虚而邪气蔓延，阳不随之而病乎，故以百合洗其皮毛，使皮毛阳分得其平，而通气于阴，即是肺朝百脉，输精皮毛，使毛脉合精，行气于腑之理。"

我在临床上，用洗身法不验，仍用百合一味，用水洗渍方法煎服，效甚著。

【方义】尤在泾云："单用百合渍水外洗者，以皮毛为肺之合，其气相通故也，洗已食煮饼，按《外台》云，洗身讫，食白汤饼，今馎饦也。《本草》，粳米小麦，并除热止渴，勿以咸豉者，恐咸味耗水而增渴也。"

原文51

百合病，渴不差者，用后方主之。

栝蒌牡蛎散方

栝蒌根　牡蛎（熬）等分

上为细末，饮服方寸匕，日三服。

【语译】患百合病，口渴，经用"百合洗方"仍不减轻者，这是热盛伤津的缘故，可用"栝蒌牡蛎散"来生津泻热。

【注解】尤在泾云："病变成渴，与百合洗方而不差者，热盛而津伤也，栝蒌根苦寒，生津止渴，牡蛎咸寒，引热下行，不使上烁

也。"

【方义】曹颖甫云："栝蒌根清润生津，能除肺胃燥热而濡筋脉，牡蛎能降上出之浮阳，合二味以为方治，既降浮阳，又增肺液，渴有不差者乎，然必杵以为散者，则以病久正气不支，药当渐进也。"

原文 52

百合病变发热者（一作发寒热），百合滑石散主之。

百合滑石散方

百合一两（炙）　滑石三两

上为散，饮服方寸匕，日三服。当微利者，止服，热则除。

【语译】患百合病，一旦演变而出现"发烧"情况的，可能是里热太盛的象征，给以"百合滑石散"来清利内热。

【注解】《医宗金鉴》中云："百合病如寒无寒，如热无热，本不发热，今变发热者，其内热可知也，故以百合滑石散主之，使其微利，热从小便而除矣。"

【方义】曹颖甫云："百合滑石散，滑石剂量三倍于百合，百合以润燥，滑石以清热，石质重滞，取其引热下行，但使服后微利，其热当除，所以用散者，亦因病久正虚，不宜汤剂也。"

原文 53

百合病，见于阴者，以阳法救之；见于阳者，以阴法救之。见阳攻阴，复发其汗，此为逆；见阴攻阳，乃复下之，此亦为逆。

【语译】患百合病，假如出现阴虚证候，这种"阴虚"是由于"阳虚"造成的，应该用"扶阳"的方法来"补阴"；假如出现阳亢证候，这种"阳亢"主要是"阴虚"的反映，应该用"补阴"的方法来"抑阳"。这是治疗百合病的基本原则。如果见到阳亢证，反而攻伐阴液，不效，又用"发汗"的方法来攻伐卫阳，这是错误的；相反，见到阴虚证，反而攻伐卫阳，不效，又用"泻下"的方法攻伐阴液，还是绝大的错误。

【注解】陆渊雷云："神经衰弱之证候，至不一律，约而言之，不过阴阳寒热。首条之口苦、溲赤、脉数，是热证，是为见于阳，然其病，是虚不是实，其热由于阴虚，故当以阴法救之。若有寒证，则为见于阴，其寒由于阳虚，故当以阳法救之。见阳攻阴，则阴益虚，复发其汗，则更伤其阳；见阴攻阳，则阳益虚，乃复下之，则阴亦伤，是皆治之逆也。徐彬《金匮论注》云，《内经》所谓用阴和阳，用阳和阴，即是此义。故诸治法皆以百合为主，至病见于阳，加一二味以和其阴，病见于阴，加一二味以和其阳。"因陆氏认为"百合病"颇同于"神经衰弱症"一类病型，故其说如上，可供参考。

原文 54

狐惑之为病，状如伤寒，默默欲眠，目不得闭，卧起不安。蚀于喉为惑，蚀于阴为狐，不欲饮食，恶闻食臭，其面目乍赤、乍黑、乍白。蚀于上部则声喝（一作嗄），甘草泻心汤主之。

甘草泻心汤方

甘草四两　黄芩三两　人参三两　干姜三两　黄连一两　大枣十二枚　半夏半升

上七味，水一斗，煮取六升，去滓，再煎，温服一升，日三服。

【语译】患狐惑病的全身症状，发冷、发热，很有点像害伤寒的样子，但这不是表证，随时可出现沉默想睡而眼睛却又闭不上，睡下坐起都不舒适，饮食不仅不振，甚而闻着味道也不喜欢，总是烦躁不安，脸色时而发紫、时而乌黑、时而变白，面色变得很难看。由于毒气不断蔓延，甚或出现喉部被侵蚀而溃烂，这就是所谓的"惑"症，有的下阴部被侵蚀而溃烂，这是所谓的"狐"症，喉部被侵蚀后，声音亦往往由嘶嗄而变调了。对狐惑病，可以考虑用"甘草泻心汤"来治疗。

【注解】徐忠可云："狐惑，大抵皆湿热毒所为之病，故状如伤寒，谓温热无奈，略似伤寒，而病不在表也。阴分受热，故默默欲眠，然目不得闭，阴火而阳在目也，卧起不安，病在内外不自适也。于是毒盛在上，侵蚀于喉为惑，谓热淫如惑乱之气，感而生蜮也。毒偏在下，侵蚀于阴为狐，谓柔害而幽隐，如狐性之阴也。蚀者若有食之而不见其形，如日月之蚀也，湿热既盛，阴火伤胃，不思饮食，恶闻食臭矣。面者阳明之标，目者厥阴之标，内有毒气去来，故乍赤乍黑乍白，变现不一。然上部毒盛，则所伤在气而声嗄，药用甘草泻心汤，谓病虽由湿热毒，使中气健运，气自不能逆而在上，热何能聚而在喉，故以参甘姜枣，壮其中气为主，芩连清热为臣，而以半夏阵逆为佐也。"

【方义】尤在泾云："甘草泻心汤，不特使中气运而湿热自化，抑亦苦辛杂用，足胜杀虫之任。"曹颖甫云："重用解毒之甘草为君，半夏、黄连以降之，黄芩以清之，恐其败胃也，干姜以温之，人参大枣以补之，其不用杀虫之药者，口中固无虫也。"

原文55

蚀于下部则咽干，苦参汤洗之。

苦参汤方

苦参一升

以水一斗，煎取七升，去滓，熏洗，日三服。

【语译】毒气侵蚀下阴部，不仅下阴溃烂，由于阴血受伤，咽部还要现干燥，宜用苦参煎汤来洗涤下阴部。

【注解】徐忠可云："下部毒盛，所伤在血而咽干，喉属阳，咽属阴也，药用苦参熏洗，以去风清热而杀虫也。"

【方义】本方赵刻本缺，今据徐荣本补。"服"，《说文》作"用"字讲，《书经》说命篇作"行"字讲，"三服"，即熏洗三次的意思。《名医别录》中云："苦参止渴，疗恶疮，下部䘌。"可见苦参一药，确有疗阴蚀、愈咽干的作用。

原文56

蚀于肛者，雄黄熏之。

雄黄熏方

雄黄

上一味为末，筒瓦二枚合之，烧向肛熏之。(《脉经》云：病人或从呼吸上蚀其咽，或从下焦蚀其肛阴，蚀上为惑，蚀下为狐，狐惑病者，猪苓散主之)

【语译】毒气侵蚀肛门者，可以用雄黄熏法来清除毒气。

【注解】徐忠可云："蚀于肛，则不独随经而上侵咽，湿热甚而糜烂于下矣，故以雄黄熏之，雄黄之杀虫去风解毒更力也。"

【方义】《神农本草经》中云："雄黄主恶疮疽痔死肌，杀精物鬼恶邪气，百虫毒肿。"曹颖甫云："雄黄末熏肛蚀，亦以雄黄功用，去毒而兼能杀虫也。"

原文 57

病者脉数，无热微烦，默默但欲卧，汗出。初得之三四日，目赤如鸠眼，七八日目四眦（一本此有黄字）黑。若能食者，脓已成也，赤豆当归散主之。

赤豆当归散方

赤小豆三升（浸，令芽出，曝干）　当归

上二味，杵为散，浆水服方寸匕，日三服。

【语译】狐惑病的病人，脉搏虽现"数"象，但并不发热，虽有轻微的烦躁，却神情静默，时时想睡，伴有阵阵汗出。在起初的三四天，两目发赤，就像斑鸠的眼睛一样，七八天以后，大小眼眦便有些发黑色。若饮食尚好者，这是热毒侵蚀部已经溃脓的一般表现，宜服用"赤豆当归散"清除热毒。

【注解】《医宗金鉴》中云："数主疮主热，今外无身热，而内有疮热，疮之热在于阴，故默默但欲卧也，热在于阳，故微烦汗出也，然其病初得之三四日，目赤如鸠眼者，是热蕴于血，故眦络赤也，七八日四眦皆黑者，是热瘀血腐，故眦络黑也。若不能食，其毒尚伏诸里，若已能食，其毒已化成脓也。"

【方义】程林云："当归主恶疮疡，赤小豆主排痈肿，浆水能调理脏腑，三味为治痈脓已成之剂，此方蚀于肛门者，当用之。"

当归，缺分两，俞桥本作十两，徐荣本附遗引庞安时作一两。浆水，《本草蒙筌》云："炊粟米熟，投冷水中，浸五六日，生白花，色类浆者。"

原文 58

阳毒之为病，面赤斑斑如锦文，咽喉痛，唾脓血。五日可治，七日不可治，升麻鳖甲汤主之。

升麻鳖甲汤方

升麻二两　当归一两　蜀椒一两（炒，去汗）　甘草二两　雄黄半两（研）　鳖甲手指大一片（炙）

上六味，以水四升，煮取一升，顿服之，老小再服，取汗。

（《肘后》《千金方》：阳毒用升麻汤，无鳖甲，有桂；阴毒用甘草汤，无雄黄）

【语译】患阳毒病，满脸发赤色红斑，像锦缎一样，同时咽喉部疼痛，唾痰中还带脓和血，这是毒气侵犯阳分的表现。在发病五天内治疗，毒气不深，还比较容易，到了七天以上，毒气深入后，医治便比较困难了。治疗处方，可用"升麻鳖甲汤"解散毒邪。

【注解】尤在泾云："毒者，邪气蕴蓄不解之谓，阳毒非必极热，阴毒非必极寒。邪在阳者，为阳毒，邪在阴者，为阴毒也。而此所谓阴阳者，亦非脏腑气血之谓，但以面赤斑斑如锦纹，咽喉痛，唾脓血，其邪著而在表者谓之阳。五日邪气尚浅，发之犹易，故可治，七日邪气已深，发之则难，故不可治。"

【方义】

曹颖甫云："升麻，近人多以为升提之品，在《本经》则主解百毒，甘草亦解毒，则此二味，实为二证主要；鳖甲善攻，当归和血，此与痈毒用炙甲片同，一以破其血热，一以攻其死血也。"

尤在泾云："其蜀椒雄黄二物，阳毒用之者，以阳从阳，欲其速散也。"

原文 59

阴毒之为病，面目青，身痛如被杖，咽喉痛，五日可治，七日不可治，升麻鳖甲汤去雄黄蜀椒主之。

【语译】患阴毒病，面目发青紫色，周身疼痛，像被刑杖打伤似的，咽喉部虽疼痛，却不吐脓血，这是毒气侵犯了阴分的表现。在发病五天内治疗，毒气尚不深时，治疗起来还较容易，如到了七天以后，毒气深入时，治疗就比较困难了。治疗处方最好还是用"升麻鳖甲汤"，只是要去掉"雄黄"和"蜀椒"。

【注解】尤在泾云："面目青，身痛如被杖，咽喉痛，不唾脓血，其邪隐而在表之里者，谓之阴耳，其蜀椒、雄黄二物，阴毒去之者，恐阴邪不可劫，而阴气反受损也。"

原文小结

本篇共十五条，第45条至53条为"百合病"，第54条至57条为"狐惑病"，第58、59两条为"阴阳毒病"。百合病是大病后未复元，一般虚弱证候的总称，第45条叙述了百合病的主要症状及其病变的性质，第53条便提出治疗百合病的原则精神，其余第46、47、48、49、50、51、52各条，只是列述对不同原因证候的处方用药。至于狐惑病，篇中仅提出了蚀于上、蚀于下、蚀于肛和溃脓后的几种治疗方法。阳毒、阴毒，同为毒邪蕴蓄之病，因其所反映出的症状差别，便分作阴阳两个类型，所以治疗方法的出入亦不太大。

❀ 原文表解

表1 百合病

概念：百脉一宗，悉致其病也（45）

发病：或未病而预见，或病四五日而出，或病二十日，或一月微见（46）

症状：意欲食，复不能食，常默默，欲卧不能卧，欲行不能行，欲饮食，或有美时，或有不用闻食臭时，如寒无寒，如热无热，口苦，小便赤，得药则剧吐利，如有神灵者，身形如和（45）

脉象：微数（45）

预后：每溺时头痛者，六十日愈；若溺时头不痛，淅然者，四十日愈；若溺快然，但头眩者，二十日愈（45）

治疗：

　原则：见于阴者，以阳法救之；见于阳者，以阴法救之（53）

　辨证：
　　发汗后者：百合知母汤（46）
　　下之后者：滑石代赭汤（47）
　　吐之后者：百合鸡子汤（48）
　　不经汗吐下者：百合地黄汤（49）
　　渴者：百合洗方（50）、栝蒌牡蛎散（51）
　　发热者：百合滑石散（52）

表 2　狐惑病

狐惑病

主要症状：状如伤寒，默默欲眠，目不得闭，卧起不安，不欲饮食，恶闻食臭，其面目乍赤乍墨乍白，汗出，初得之三四日，目赤如鸠眼，七八日，目四眦黑（54、57）

脉象：数（57）

辨证

狐证 {
病灶：蚀于阴（54）
症状：咽干（55）
}

惑证 {
病灶：蚀于喉（54）
症状：声嗄（54）
}

治疗 {
蚀于喉：甘草泻心汤（54）
蚀于下：苦参汤洗之（55）
蚀于肛：雄黄熏之（56）
脓已成：赤豆当归散（57）
}

表 3　阴阳毒

阴阳毒

阳毒 {
症状：面赤斑斑如锦文，咽喉痛，唾脓血（58）
治疗：升麻鳖甲汤（58）
}

阴毒 {
症状：面目青，身痛如被杖，咽喉痛（59）
治疗：升麻鳖甲汤去雄黄蜀椒（59）
}

❀ 复习题

1. 试提出你对百合病的认识？

2. 治疗百合病的处方为什么多半偏于养阴？

3. 治疗狐惑病的关键是什么？

疟病脉证并治第四

程林云："《内经》曰，痎疟皆生于风，其蓄作有时者何也？岐伯曰，疟之始发也，先起于毫毛，伸欠乃作，寒栗鼓颔，腰脊俱痛，寒去则内外皆热，渴欲饮水，方其寒，汤火不能温；及其热，冰水不能寒，此阴阳交争，虚实并作，邪舍于营卫之间，风寒之气不常，故休作有时，而作往来寒热也。"

"痎"是古代对疟疾的总称，后来称夜发者为"痎"，昼发者为"疟"。

❀ 原文内容

原文 60

师曰：疟脉自弦，弦数者多热，弦迟者多寒。弦小紧者下之差，弦迟者可温之，弦紧者可发汗、针灸也，浮大者可吐之，弦数者风发也，以饮食消息止之。

【语译】患疟疾病人的脉搏会出现弦紧的脉象。假使脉搏弦紧而至数增加，多是有热的征象；脉搏弦紧而至数减少，多是有寒的征象。假如脉搏弦紧而有里实证的现象时，便可以考虑用攻里的泻下法；脉搏弦紧而有里虚证的现象时，还须考虑用温里的方法；脉搏弦紧而有表寒证的现象时，总以发汗解表为宜，就是用针灸的方法来发汗也行。假如脉搏弦紧还有浮大现象，这是上焦阳气盛的象征，可以用催吐剂来宣发阳气；脉搏弦紧而至数增加，有时风邪暴发也可以见到这种脉搏，除急用平息风热的方法外，饮食方面也当选择些生津清热的甘寒品，作辅助治疗，并进行观察。

【注解】

尤在泾云："疟者少阳之邪，弦者少阳之脉，有是邪，则有是脉也。"

曹颖甫云："血热内张，故脉弦数而多热，水寒外胜，故脉弦迟而多寒，治多热者，用小柴胡汤加石膏知母，治多寒者，则加干姜桂枝，此本孙氏《千金方》。至如'弦小紧者下之差'，或不尽然，所谓'小紧'者，或即温疟'其脉如平'之谓，盖温疟之为病，但热不寒，即寒亦甚微，渴饮恶热，不胜烦苦，本属阳明热证，用桂枝白虎汤后，表虽解而腹及少腹必胀痛，即不痛，亦必大便不行。余尝治斜桥一妊妇，先病温疟，继病腹痛，先用桂枝白虎汤，愈后，继以腹痛下利，用大承气汤而愈。后治一年近不惑之老人亦然，可见下之而差，为温疟言之。辛未六月，浦东门人吴云峰患间日疟，发则手足挛急麻木，口苦吐黄水，午后热甚谵语，中夜手足不停，脉滑数而弦，用大柴胡汤下之，一剂而差，此可证当下之疟脉，不定为弦小紧矣。迟为血寒，故弦迟者可温之，弦紧为太阳伤寒之脉，水气留着皮毛，故可发汗，留着肌肉，故可针灸。浮大之脉，阳气上盛，证当自吐，不吐则其胸必闷，故可用瓜蒂赤小豆散以吐之。至谓'弦数者为风发'，证状未明，以理断之，大约风阳暴发，两手拘挛，卒然呕吐，若吴生之证。所谓'以饮食消息止之'者，不过如西瓜汁、芦根汤、绿豆汤之类，清其暴出之浮阳，然究不如大柴胡汤可以铲除病根也。惟此证病后胃气大伤，饮食少进，当以培养胃气为先务，此又不可不知耳。"

弦脉，《伤寒论》中云："脉浮而紧者，名曰弦也。"颇如弓弦的体象，按之不够，就是弦。陆渊雷云："脉之所以弦，因浅层动脉收缩故也。"

"消息"，是体察、观察的意思。

原文61

病疟，以月一日发，当以十五日愈，设不差，当月尽解，如其不差，当云何？师曰：此结为癥瘕，名曰疟母，急治之，宜鳖甲煎丸。

【语译】

问：害疟疾病，据一般的情况，假使是在月初发作的，最多在月半间就会好了；如果不好，最多到了月末也会好了。如果过一个月还不好，应该什么办呢？

答：这是疟邪聚积得根深蒂固的缘故，叫作"疟母"，应该用"鳖甲煎丸"，抓紧时间，急行治疗。

鳖甲煎丸方

鳖甲十二分（炙） 乌扇三分（烧） 黄芩三分 柴胡六分 鼠妇三分（熬） 干姜三分 大黄三分 芍药五分 桂枝三分 葶苈一分（熬） 石韦三分（去毛） 厚朴三分 牡丹五分（去心） 瞿麦二分 紫威三分 半夏一分 人参一分 䗪虫五分（熬） 阿胶三分（炙） 蜂窠四分（炙） 赤硝十二分 蜣螂六分（熬） 桃仁二分

上二十三味，为末，取煅灶下灰一斗，清酒一斛五斗，浸灰，候酒尽一半，着鳖甲于中，煮令泛烂如胶漆，绞取汁，内诸药，煎为丸，如梧子大，空心服七丸，日三服。（《千金方》用鳖甲十二

片，又有海藻三分，大戟一分，䗪虫五分，无鼠妇、赤硝二味，以鳖甲煎和诸药为丸）

【注解】

陆渊雷云："此条言疟病至一月以上者，当治其疟母也。一日发，十五日愈，不差，月尽解者，盖谓疟病不服药，大抵节气一更而自愈，否则节气再更而自愈，然亦约略之词，事实上并不尽然，故脉经无此文，但云疟病结为癥瘕，可以见也。疟母字，依《玉篇》，当作痎，莫厚切，云病痎癖也。案疟母，即脾脏肿大也，脾脏肿大为急性热病所常有事，而疟病尤甚，发热则肿，按之坚而痛，热退则肿消。疟母者，病久而脾肿不消也。"

"癥瘕"，一般指包块，包块显著者为"癥"，不显著者为"瘕"。

尤在泾云："邪必假血依痰，结为癥瘕，僻处胁下，将成负固不服之势，故宜急治。鳖甲煎丸，行气逐血之药颇多，而不嫌其峻；一日三服，不嫌其急，所谓乘其未集而击之也。"

【方义】 徐忠可云："鳖甲入肝，除邪养正；合煅灶灰所浸酒去瘕，故以为君；小柴胡、桂枝汤、大承气汤，为三阳主药，故以为臣；但甘草嫌柔缓而减药力，枳实嫌破气而直下，故去之。外加干姜阿胶，助人参白术养正为佐，瘕必假血依痰，故以四虫桃仁合半夏消血化痰。凡积必由气结，气利而积消，故以乌扇葶苈利肺气，合石膏瞿麦清气热而化气散结，血因邪聚则热，故以牡丹紫葳去血中伏火、膈中实热为使。《千金方》去鼠妇、赤消，而加海藻、大戟以软坚化水，更妙。"

"乌扇"，即"射干"，又叫作"乌羽"。"煅灶灰"，即煅铁灶里的炭灰，又叫作"炉灰"，仍主治癥瘕坚积。"鼠妇"，又名"鼠负"，即"地虱"。

原文 62

师曰：阴气孤绝，阳气独发，则热而少气烦冤，手足热而欲呕，名曰瘅疟。若但热不寒者，邪气内藏于心，外舍分肉之间，令人消铄脱肉。

【语译】有种患疟疾的人，素来就是阴津虚损、虚阳易动的体质，现在又害了疟疾，所以一发作便热得气喘、烦躁，手足都是热烫的，一阵阵地作呕，这是热性疟疾的证候。若只是发热，并不作冷，往往是由于里热和表热两者亢盛所造成的，这样高热的结果，肌肉亦将会受到烧灼而脱失下去，不能不及时注意着。

【注解】

《素问·疟论》中云："其但热不寒者，阴气先绝，阳气独发，则少气烦冤，手足热而欲呕，名曰瘅疟。瘅疟者肺素有热，气盛于身，厥逆上冲，中气实而不外泄，因有所用力，腠理开，风寒舍于皮肤之内，分肉之间而发，发则阳气盛，阳气盛而不衰则病矣。其气不及于阴，故但热而不寒，气内藏于心而外舍于分肉之间，令人消铄脱肉，故名曰瘅疟。"是本条即为"疟论"的缩写。

陆渊雷云："阴气先绝，阳气独发云者，其人津液少，而体温之形成亢盛，所谓阴虚阳盛之体也。古人名体温曰卫气，又以肺主气，故体温亢进者，谓之肺素有热。又以心主火而为阳脏，故疟病之但热不寒者，谓之气内藏于心。后人竟以瘅疟为心肺之病，则误矣。体温之放散，身半以上为多，故气盛于身，则厥逆上冲，少气烦冤也。手足为诸阳之本，阳盛故手足热，热干于胃，故欲呕，名曰瘅疟。瘅者热也，津液本少，又发瘅疟，则体内脂肪蛋白质，愈益分解而消耗，故令消铄脱肉。"

"烦"，就是烦躁；"冤"，郁也；热郁而烦，名曰烦冤。

原文 63

温疟者，其脉如平，身无寒，但热，骨节疼烦，时呕，白虎加桂枝汤主之。

白虎加桂枝汤方

知母六两　甘草二两（炙）　石膏一斤　粳米二合　桂枝三两（去皮）

上剉，每五钱，水一盏半，煎至八分，去滓，温服，汗出愈。

【语译】有种温疟病，尽管脉象没有什么变化，但病人高热，不作冷，周身骨节感到烦灼般的疼痛，时时想呕，这是太阳合并阳明的证候，可以用"白虎加桂枝汤"来治疗。

【注解】曹颖甫云："温疟之为病，太阳标热并入阳明之证也。太阳之气不宣，则阳明之热不去，此仲师用桂枝白虎之义也。外无水气压迫，故其脉不弦，一身无寒但热，骨节疼烦，及腰酸时呕，则诸疟并有之，不惟温疟为然，此于诊病时亲见之，但不如温疟之甚耳。"

无"寒"但"热"是阳明证，所以合用"白虎汤"，"骨节疼烦"是太阳证，所以要加"桂枝"，太阳合并阳明之证，脉却"如平"，这种情况下应以"症"为主，不应以"脉"为主了。

【方义】尤在泾云："白虎甘寒除热，桂枝则因其势而达之耳。"

本方的煮服法，仍应依照《伤寒论》白虎汤的煮服法为妥。

原文64

疟多寒者，名曰牝疟，蜀漆散主之。

蜀漆散方

蜀漆（洗去腥）　云母（烧二日夜）　龙骨等分

上三味，杵为散，未发前，以浆水服半钱。温疟加蜀漆半分，临发时服一钱匕。（一方云母作云实）

【语译】患疟疾病而有痰饮者，这叫作"牝疟"，急用"蜀漆散"催吐剂来排泄痰饮。

【注解】尤在泾云："疟多寒者，非真寒也，阳气为痰饮所遏，不得外出肌表，而但内伏心间，心牝脏也，故名牝疟。蜀漆能吐疟痰，痰去则阳伸而寒愈。"

"寒"，即《伤寒论》"胸上有寒"句的意义，也就是指"痰饮"。

【方义】

曹颖甫云："蜀漆为常山苗，能去湿痰，故用之为君；云母石，《本经》主治中风寒热，如在舟车，是为止眩晕、镇风阳之品；龙骨当为牡蛎之误，《本经》牡蛎主治咳逆，并言治痰如神，水归其宅。可见蜀漆散方治，专为风痰眩晕而设，盖上膈之湿痰去，然后阳气得以外达。"

龙骨亦有逐邪气、收湿气的功效，治心腹烦满、气伏在心下不得喘息等症，不必疑为有"误"；同时《肘后方》中说："老疟久不断者，末龙骨方寸匕，先发一时，以酒一升半，煮三沸，及热尽服，温复取汗，便即效。"可见龙骨确有治疟的作用。

陆渊雷云："此方用以截疟，无论寒多热多，但脐下有动者，甚效，若胸腹有动者，加牡蛎。"

附方

牡蛎汤

治牡疟。

牡蛎四两（熬）　麻黄四两（去节）　甘草二两　蜀漆三两

上四味，以水八升，先煮蜀漆、麻黄，去上沫，得六升，内诸药，煮取二升，温服一升。若吐，则勿更服。

（方见《外台秘要·第五卷·牡疟门》）

【方义】徐忠可云："牡疟概由邪扰心胞，使君火不能外达，故以牡蛎之咸寒软坚散结，兼能安肾而交心者为君，仍以蜀漆吐其邪，而加麻黄、甘草，以助外达之势。"

柴胡去半夏加栝蒌汤

治疟病发渴者，亦治劳疟。

柴胡八两　人参　黄芩　甘草各三两　栝蒌根四两　生姜二两　大枣十二枚

上七味，以水一斗二升，煮取六升，去滓，再煎，取三升，温服一升，日二服。

（方见《外台秘要·第五卷·痎疟门》）

【方义】徐忠可云："《伤寒论》，寒热往来为少阳，邪在半表里故也。疟邪亦在半表里，故入而与阴争则寒，出而与阳争则热，此少阳之象也，是谓少阳而兼他经之证则有之，谓他经而全不涉少阳，则不成其为疟矣。所以小柴胡亦为治疟主方，渴易半夏加栝蒌根，亦治少阳成法也，攻补兼施，故亦主劳疟。"

柴胡姜桂汤

治疟寒多，微有热，或但寒不热。（服一剂如神）

柴胡半斤　桂枝三两（去皮）　干姜二两　黄芩三两　栝蒌根四两　牡蛎三两（熬）　甘草二两（炙）

上七味，以水一斗二升，煮取六升，去滓，再煎，取三升，温服一升，日三服。初服微烦，复服汗出便愈。

（《外台秘要》无本方，方见《伤寒论》147条）

【方义】徐忠可云："胸中之阳气，散行乎分肉之间，今以邪气痹之，则外卫之阳，郁伏于内守之阴，而血之痹者，既寒凝而不散，遇卫气行阳二十五度而发病，其邪之入荣者，既无外出之势，而荣之素痹者，亦不出而与阳争，所以多寒少热，或但寒不热也。小柴胡本阴阳两停之方，寒多故加桂枝干姜，则进而从阳，痹着之邪可以开矣。更加牡蛎以其坚垒，则阴阳豁然贯通，而大汗解矣，所以云一剂如神也。"

❀ 原文小结

以上五条，讨论疟疾。第一条提出疟疾的基本脉象，并辨识不同证候的不同脉象，以下提出疟母、瘅疟、牝疟几种疟疾的症状和治疗方法。疟母，多为痼疾，所以需攻补兼施；瘅疟是阴虚阳盛证，文中没有提出治法，可考虑用所《外台秘要》中的柴胡去半夏加栝蒌汤；温疟是太阳合并阳明证，所以要用解表清里法；牝疟属于痰饮，故着重排除饮邪。

惟没有讨论到"三阴"疟，也就是寒多热少的阴证疟疾，对这种证候的疟疾，基本可借用附方中的柴胡姜桂汤，而曹颖甫所选之方尤妙，方用：常山四钱、草果四钱、生潞党五钱、茯苓四钱、全当归八钱、生白术四钱、炙草五钱、川芎三钱、熟地一两、青皮三钱、知母二钱、半夏三钱、生姜八片、红枣九枚。

❀ 原文表解

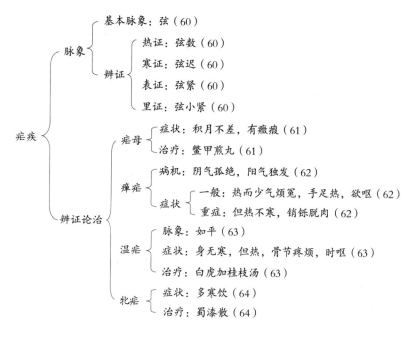

❀ 复习题

1.谈谈你对"疟母"证候的体会。

2.瘅疟与温疟有无分别，为什么？

中风历节病脉证并治第五

这里的"中风"，与《伤寒论》太阳中风证截然不同。太阳中风是外感，这里"中风"是内伤，即指现在脑血管病所引起的"中风"。《灵枢·邪气脏腑病形》中云："邪气之中人也……方乘虚时……"《灵枢·九宫八风》中云："八风皆从其虚之乡来，乃能病人，三虚相搏，则为暴病卒死，两实一虚，病则为淋露寒热……其有三虚而偏中于邪风，则为击仆偏枯矣。"所以曹颖甫云："金元四家，主痰、主火、主风，而不辨其为虚，根本先谬。"信然。

《诸病源候论》中云："历节风之状，短气自汗出，历节疼痛不可忍，屈伸不得，是也。"是历节，颇似风湿性的关节病。

陆渊雷云："历节系一种急性热病，而以关节肿痛为特征，《金匮》本条及《病源》，俱不言发热，然下文味酸则伤筋（第75条）云，假令发热，便为历节也，可知历节必发热矣。历节盖即急性风湿关节病。"陆说颇近似。

※ **原文内容**

原文65

夫风之为病，当半身不遂，或但臂不遂者，此为痹，脉微而数，中风使然。

【语译】得了中风病的人，往往是半边身体活动不受支配，而痹症只是在臂膊部，或者其他部位运动局部受限，这是两者的区别。中风和痹症的脉搏都有微弱之象，但中风脉搏，微弱之中还带数象，这也是和痹症有所不同的地方。

【注解】

《医宗金鉴》中云："风病，《内经》论之详矣，但往往与痹合论，后人惑之，故仲景复言之曰，风之为病，当半身不遂，即经所谓偏枯也，或但两臂不遂者，非中风也，即痹病也。盖痹为阴病，脉多沉涩，风为阳病，脉多浮缓，今脉微而数，中风使然，其脉微者，正气虚也，数者，邪气胜也，故病中风之人，因虚而召风者，未有不见微弱之脉者也，因热而生风者，未有不见数急之脉者也。"

《素问·痹论》中云："卧出而风吹之，血凝于肤者为痹。"

尤在泾云："风彻于上下，故半身不遂，痹闭于一处，故但臂不遂，以此见风重而痹轻，风动而痹着也。"

"脉微"是气虚之象，是遭致中风的因素之一；脉"数"，是风邪使然。《张氏医通》于本条中风证补有千金附子散（炮附子、桂心各五两，细辛、防风、人参、干姜各六两，捣，下筛，酒服方寸匕，日三），如证果属阳虚，颇合用。

原文 66

寸口脉浮而紧，紧则为寒，浮则为虚；寒虚相搏，邪在皮肤；浮者血虚，络脉空虚；贼邪不泻，或左或右；邪气反缓，正气即急；正气引邪，㖞僻不遂。邪在于络，肌肤不仁；邪在于经，即重不胜，邪入于腑，即不识人；邪入于脏，舌即难言，口吐涎。

【语译】中风病的初期，也和伤风感冒一般，两手寸口的脉搏在浮部可以见到紧急之象，脉紧虽是有寒邪的表现，但这在浮部的脉搏，按到沉部便摸不清楚了，这确是血虚的象征。血既虚，又适伤了风寒，尽管病初邪还在皮肤表层，可是，由于血液的虚少，大经小络里都比较空虚，无从抵抗邪气，随着病情的发展，病邪便会随着人体虚弱的地方而停滞下来。受到邪气侵害一侧的经络便弛缓了，而没有受到邪气侵害一侧的经脉便紧急起来，一侧弛缓，一侧紧急，这样相互牵引的结果，于是出现口眼㖞斜，一侧的身体也不能活动了。这时要依据病变表现的不同来区别病之轻重，如病变仅在小络，肌肤只是有些麻木不仁，如病变在大经，便会使手足四肢不能运动；如热邪造成阳明腑证，脑神不清，可能还会失去知觉；病邪不断地侵袭脑脏，因而舌头强直，连话也讲不出了，还不断地从口里流出许多涎沫来。

【注解】

尤在泾云："寒虚相搏者，正不足而邪乘之，为风寒初感之诊也。浮为血虚者，气行脉外，而血行脉中。脉浮者，沉不足，为血虚也，血虚则无以充灌皮肤，而络脉空虚，并无以捍御外气，而贼邪不泻，由是或左或右，随其空处而留着矣。邪气反缓，正气即急者，受邪之处，筋脉不用而缓，无邪之处，正气独治而急，缓者为急者所引，则口目为僻，而肢体不遂，是以左㖞者邪反在右，右㖞者邪反在左，然或左或右，则有邪正缓急之殊，而为表为里，亦有经络脏腑之别。经云，经脉为里，支而横者为络，络之小者为孙，是则络浅而经深，络小而经大，故络邪病于肌肤，而经邪病连筋骨，甚而入府，又甚而入脏，则邪递深矣。盖神藏于脏而通于腑，腑病则神窒于内，故不识人，诸阴皆连舌本，脏气厥不至舌下，则机息于上，故舌难言而涎自出也。"

陆渊雷云："络指浅层血管，经指深层血管，重不胜之病，深于不仁，故以不仁为络病，重不胜为经病。《痹论》曰：皮肤不营，故为不仁。次注曰：不仁者，皮顽不知有无也。《诊要经终论》次注曰：不仁，谓不知善恶。"重不胜，即四肢本能运动的形容词。曹颖甫云："邪入于腑，即不识人者，以阳明腑病也。风之中人，由于血虚，虚则生燥，如吐下后大便不解者然，不识人者，即阳明篇发则不识人之证（《伤寒论》212条），盖燥热在下，则阳气上冲于脑，而神识昏蒙，下之以大承气汤，脑中阳热下降，神识即清，所谓釜底抽薪也。入脏之说，大抵正气引邪上行，脑气闭塞，鼻窍不通，喉窍独开，故口中流涎，所以难言者，脉为风激，血菀于脑，舌本之脉，牵掣而愈短也，章次公以脑为藏而不泻，卒厥为血菀于脑，故入脑亦名入脏。"

原文 67

侯氏黑散，治大风，四肢烦重，心中恶寒不足者。（《外台》治风癫）

侯氏黑散方

菊花四十分　白术十分　细辛三分　茯苓三分　牡蛎三分　桔梗八分　防风十分　人参三分　矾石三分　黄芩五分　当归三分　干姜三分　芎䓖三分　桂枝三分

上十四味，杵为散，酒服方寸匕，日一服。初服二十日，温酒调服。禁一切鱼肉大蒜，常宜冷食，六十日止，即积在腹中不下也，热食即下矣，冷食自能助药力。

【语译】"侯氏黑散"这个方剂，可以治疗比较严重的中风病，如有四肢烦疼、不能运动，心中怯冷，感到阳气不够似的等症状。

【注解】"大风"，犹言重笃之中风，《素问·生气通天论》中云："虽有大风苛毒，弗之能害"，就是指风邪的重大者和病毒的细小者而言。《说文》云："苛，小草也。"

沈明宗云："直侵肌肉脏腑，故为大风，邪困于脾，则四肢烦重，阳气虚而风未化热，则心中恶寒不足。"也就是气血伤于里，脾阳不达于四肢的缘故。

【方义】曹颖甫云："桂枝为治伤寒中风主药，防风以祛风（薯蓣丸用之），菊花能清血分之热，黄芩能清肺热，白术茯苓以去湿，湿胜必生痰，故用桔梗以开肺，细辛干姜牡蛎以运化湿痰，但湿痰之生，由于气血两虚，故用人参以补气，当归川芎以和血，此药味之可知者也。惟矾石一味，不甚了然，近人张锡纯始发明为皂矾，按皂矾色黑，能染黑布，主通燥粪而清内脏蕴湿，张三丰伐木丸用之以治黄瘅，俾内脏蕴湿，从大便而解者，正为此也。然则方之所以名黑散者，实以皂矾色黑名之，如黑虎丹、黑锡丹之例。要之病属气血两虚，风湿痹于表里，方治实主疏通，而不主固涩，女劳瘅腹胀，治以硝石矾石散，亦此意也。由此观之，方后所云，初服二十日，温酒调服者，冀药力之能通行脉络也，禁一切鱼肉大蒜者，恐其更增湿热，为药力之障碍也，至如四十日常宜冷食以助药力，特以不用温酒言之。"

即是说，假如不用温酒，反而用冷饮服药，就会使药积腹中不消化，不排泻，这就是由于内寒里虚的关系。出现这种情况时，仍用温酒服调，便不会积而不下了。末句"冷食自能助药力"，疑是衍文，不必做曲解。

原文 68

寸口脉迟而缓，迟则为寒，缓则为虚，营缓则为亡血，卫缓则为中风，邪气中经，则身痒而瘾疹，心气不足，邪气入中，则胸满而短气。

【语译】气血虚弱的人，寸口脉搏往往变得慢而弱，这是虚寒证的象征，由于血液减少营分虚，渐次地便会影响卫气的不足，不能抵抗风邪，而害"中风"病，如风邪侵害经脉，周身便发痒而出现风疹，如心脏不强，风邪危害了心脏，胸腔受到阻塞，更会发生胸满气喘等症状。

【注解】尤在泾云："迟者，行之不及，缓者，至而无力，不及为寒，而无力为虚也。沉而缓者为营不足，浮而缓者为卫中风，卫在表而营在里也。经不足而风入之，血为风动，则身痒而瘾疹，心不足而风中之，阳用不布，则胸满而短气，经行肌中，而心处胸间也。"

曹颖甫谓"瘾疹"即是"风疹"，主用麻黄加术汤，屡用不爽，对胸满而短气的证候，主用桂枝汤去芍药加参、术、防风、黄芪，助心阳而补胸阴，也有效验。

至于缓脉，即是弱脉，并不是和缓之脉。

原文 69

风引汤，除热瘫痫。

风引汤方

大黄　干姜　龙骨各四两　桂枝三两　甘草　牡蛎各二两　寒

水石　滑石　赤石脂　白石脂　紫石英　石膏各六两

上十二味，杵，粗筛，以韦囊盛之，取三指撮，井花水三升，煮三沸，温服一升。（治大人风引，少小惊痫瘈疭，日数十发，医所不疗，除热方。巢：脚气宜风引）

【语译】"风引汤"这个方剂，还可以治疗有热象的风瘫和惊痫。

【注解】"风引"即第66条"正气引邪，喎僻不遂"的意思，也就是半身不遂症，所以此方的煮服法注文里有"治大人风引"的话，是"风引"本是个证候的名称，这个方药能治风引症，所以便叫作"风引汤"。

"瘫"，音同"滩"。《字汇》云"风瘫"。《正字通》云："筋脉拘急，麻痹不仁也。"可见"瘫"仍属风病一类，所以又有"瘫痪"之称。

"痫"，为惊痫，即所谓"惊风"。陆渊雷云："大人风引，少小惊痫，盖汉晋人语，犹今世医人，于大人则名动肝风，于小儿则名急惊风也。"

"除热瘫痫"，即指能治疗风热盛之瘫与痫。

【方义】徐忠可云："风邪内并，则火热内生，五脏亢甚，迸归入心，故以桂甘龙牡通阳气，安心肾为君，然厥阴风木，与少阳相火同居，火发必风生，风生必挟木势侮其脾土，故脾气不行，聚液成痰，流注四末，因成瘫痪，故用大黄以荡涤风火湿热之邪为臣，随用干姜之止而不行者以补之为反佐，又取滑石石膏清金以伐其木，赤白石脂，厚土以除其湿，寒水石以助肾水之阴，紫石英以补心神之虚为使，故大人小儿风引惊痫皆主之。"

原文 70

防己地黄汤，治病如狂状，妄行，独语不休，无寒热，其脉浮。

防己地黄汤方

防己一钱　桂枝三钱　防风三钱　甘草二钱

上四味，以酒一杯，浸之一宿，绞取汁，生地黄二斤，咬咀蒸之，如斗米饭久，以铜器盛其汁，更绞地黄汁，和，分再服。

头风摩散方

大附子一枚（炮）　盐等分

上二味为散，沐了，以方寸匕，已摩疾上，令药力行。

【语译】"防己地黄汤"可以治疗中风的血热证，这个证的病状是时而发狂，发狂时行为失控，或不停地自己与自己说话，这是里热证，所以没有发热、恶寒的表证，而脉搏相当浮大。

【注解】曹颖甫云："风邪失表之证，往往随经而瘀热于里，太阳标热内陷，因致热伤血海，太阳证所以蓄血也。此节病由，曰病如狂状，妄行独语不休，无寒热，其脉浮，此为中风而蓄血于下，与风吸百脉，血瘀脑部，舌难言而口吐涎者，正自不同（按：指第 66 条证）。热结在里，故无表热，病在太阳之府，故脉浮。如狂喜妄，在伤寒为蓄血之证，（按：指《伤寒论》124、125、237、106 各条），独语如见鬼状，为热入血室（按：指《伤寒论》第 145 条），仲师成例具在，不可诬也，惟伤寒之蓄血为血实，故用抵当汤桃核承气汤以下之，中风则本由血虚，虚者不可重虚，故但用防己地黄汤，重用地黄汁以清瘀血。"

"脉浮"应是浮而有力的浮大脉。

【方义】

曹颖甫云："防己地黄汤，重用地黄汁以清瘀血，防己以泄湿，防风以疏风，甘草桂枝以扶脾而解肌，此法正与百合证用地黄汁同。"

陆渊雷云："头风者，发作性之头眩头痛也。亦系官能性神经系统病。"

"附子"，为除风湿散寒镇痛药，陈藏器《本草》云："盐去皮肤风毒。"

曹颖甫云："附子善走，风阳之入脑者，当更易散，此与纳药鼻中同，不关于内脏者也。"

原文 71

寸口脉沉而弱，沉即主骨，弱即主筋，沉即为肾，弱即为肝。汗出入水中，如水伤心，历节黄汗出，故曰历节。

【语译】两寸口的脉搏如出现在沉部而又软弱，这往往是肝肾两虚之象，因为肾与骨节有关系，肝和筋脉有关系，肝肾两虚而脉沉弱的人，他的筋骨便会发生病变，如果又失于保养，如出汗时洗澡，这时心脏便不能抵抗水的刺激，因而引起周身关节疼痛，甚至发起烧来，不断地出酸臭汗，这就是"历节风"病。

【注解】程林云："《圣济总录》曰：历节风者，由血气衰弱，为风寒所侵，血气凝涩，不得流通，关节诸筋，无以滋养，真邪相搏，所历之节，悉皆疼痛，或昼静夜发，痛彻骨髓，谓之历节风也。节之交三百六十五，十二筋，皆结于骨节之间，筋骨为肝肾所主，今肝肾并虚，则脉沉弱，风邪乘虚，淫于骨节之间，致腠理疏而汗易出，汗者心之液，汗出而入水浴，则水气伤心，又从流于关节交会之处，风与湿相搏，故令历节黄汗而疼痛也。"陆渊雷云：
"案历节重证，发高热者多酸臭汗，即所谓黄汗矣。"

原文 72

跌阳脉浮而滑，滑则谷气实，浮则汗自出。

【语译】足上的跌阳脉，在浮部出现滑利之象，这是里有实邪
而表有邪热的证候，因为是里实证，所以脉搏的搏动很滑利；正因
为表有邪热而脉浮，所以病人不断地出汗，但这并不是历节病的脉
证。

【注解】"跌阳"，属于胃脉，在足跌上五寸，骨间动脉上，适
当"冲阳"穴，是在大趾、次趾骨之间，即小孩系鞋带的地方。

曹颖甫云："跌阳为胃脉之根，跌阳脉浮而滑，浮为阳气外出，
滑则为谷气实，浮则汗自出，按《宿食篇》云，'脉数而滑者，实
也，此有宿食，下之愈'。"即是说，这里是胃家实的脉症，而不是
历节风的虚证。

原文 73

少阴脉浮而弱，弱则血不足，浮则为风，风血相搏，即疼痛
如掣。盛人脉涩小，短气，自汗出，历节疼，不可屈伸，此皆饮
酒汗出当风所致。

【语译】假如诊断足太溪的少阴脉，虽现浮象，却很微弱，这
是血虚之象。血已虚损，又感受风邪而脉现浮，是血虚不能抵抗风
邪，关节便会发生抽掣般的疼痛，这是遭致历节风病的原因之一。

另一种人，身体长得很丰满，但诊其脉搏却细小而涩，稍为行
动便气喘、汗出，这是体质内虚而多湿之象。假使更好饮酒，又

时常在出汗的时候贪凉，受到风邪侵袭的结果，也可以遭致屈伸不得、关节疼痛的历节风病。

【注解】"少阴"，指太溪穴，属肾脉，在足内踝后跟骨上的动脉陷中。

徐忠可云："少阴脉主肾主阴，弱则阴不强，故知血不足。肾脉本沉，无故而浮，故知为风。风血相搏，而邪与正争，故疼痛如掣，有似抽掣也。"

尤在泾云："跌阳少阴二条合看，知阳明谷气盛者，风入必与汗偕出，少阴血不足者，风入遂着而成病也。"即是说，前条是历节风的实证阳证，这条是历节风的虚证阴证。

尤在泾云："盛人脉涩小短气者，形盛于外，而气歉于内也，自汗出，湿复胜也，缘酒客湿本内积，而汗出当风，则湿复外郁，内外相召，流入关节，故历节痛不可屈伸也。合三条（按：指第71、73两条）观之，汗出入水者，热为湿郁也，风血相搏者，血为风动也，饮酒汗出当风者，风湿相合也，历节病因，有是三者不同，其为从虚所得则一也。"

原文 74

诸肢节疼痛，身体魁羸，脚肿如脱，头眩短气，温温欲吐，桂枝芍药知母汤主之。

桂枝芍药知母汤方

桂枝四两　芍药三两　甘草二两　麻黄二两　生姜五两　白术五两　知母四两　防风四两　附子二枚（炮）

上九味，以水七升，煮取二升，温服七合，日三服。

【语译】患历节风病，不仅四肢各个关节都疼痛，甚而周身、四体发肿，尤其是两脚肿得很厉害，根本不像是自己的脚了，时而头眩晕、气喘，心里烦闷不舒，总是想吐，这是风湿病热证的表现，可以用"桂枝芍药知母汤"来祛风除湿清热。

【注解】

陆渊雷云："魁羸者，状关节之肿大也。其字或作魁瘰，或作魁瘣。《尔雅》释木：'抱遒，本魁瘣。'郭注：'谓树木丛生，根枝节目，盘结磈磊。'《易》大壮：'羸其角，羸其瓶。'释文：'羸或作累。'据此，知魁羸是叠韵形容词，沈、尤诸本作尫羸者，盖因次条有身体羸瘦之文而误。"

魏荔彤云："湿热在体，风邪乘之，而历节成矣。于是掣痛之势如脱，甚不可奈，湿上甚而为热，热上甚而引风，风上甚而耗气冲胸，头眩短气，温温欲吐，皆风邪热邪湿邪合为患者也。"

"温温"义与"愠愠"同，蕴结不舒服的形容词。

【方义】尤在泾云："桂枝麻黄防风，散湿于表，芍药知母甘草，除热于中，白术附子驱湿于下，而用生姜最多，以止呕降逆，为湿热外伤肢节，而复上冲心胃之治法也。"

原文 75

味酸则伤筋，筋伤则缓，名曰泄。咸则伤骨，骨伤则痿，名曰枯。枯泄相搏，名曰断泄。营气不通，卫不独行，营卫俱微，三焦无所御，四属断绝，身体羸瘦，独足肿大，黄汗出，胫冷，假令发热，便为历节也。

【语译】另有种营卫虚竭、筋骨两伤的病，也很像历节风，务要加以辨识。例如酸味过盛而损伤了筋脉，筋脉便弛缓，造成散泄不收的情况；又如咸味过盛而损伤了骨骼，骨骼的作用便痿废了，造成枯槁不举的情况。筋脉散泄和骨骼枯槁的情况相互出现，这就说明了筋骨的荣养来源有所断绝和耗泄，因而营血既不通畅，卫气也不运行，营血卫气都衰竭到这个地步，三焦的气化便不能统摄各部了，尤其是手脚四肢受到的影响最大，所以身躯逐渐消瘦，而两只脚逐渐肿胀起来，有时虽出点酸臭汗，而两个足胫却是冰冷的。这些症状都和历节风很相似，但确不是历节风病，假使发烧而又出现牵掣性的疼痛，这便是真正的历节风病了。

【注解】徐忠可云："此论饮食伤阴，致荣卫俱痹，足肿胫冷，有类历节，但当以发热别之也。谓饮食既伤阴，然味各归其所喜攻，酸为肝之味，过酸则伤筋，筋所以束骨而利机关，伤则缓漫不收，肝气不敛，故名曰泄；咸为肾之味，过咸则伤肾，肾所以华发而充骨，伤则髓竭精虚，肾气痿惫，故名曰枯。肝肾者，人之本也，肾不荣，而肝不敛，根销源断，故曰断泄。饮食伤阴，荣先受之，乃荣气不通，荣卫本相依，荣伤，卫不独治，因循既久，荣卫俱微。三焦所以统领内气，而充实四肢者也，失荣卫之养，而无所恃以为御，御者，摄也，四属之气，不相统摄而断绝，四属者，四肢也，元气既惫，身体羸瘦，足尤在下，阳气不及，肿大胫冷，荣中气郁，则热而黄汗，然此皆阴分病，非历节。历节夹外之湿邪而重且痛也，唯外邪必发热，故曰假令发热，是表分亦有邪，从肌肉而历关节，便为历节。"

原文 76

病历节，不可屈伸，疼痛，乌头汤主之。

乌头汤方　治脚气疼痛，不可屈伸。

麻黄　芍药　黄芪各三两　甘草三两（炙）　川乌五枚（咬咀，

以蜜二升，煎取一升，即出乌头）

上五味，咬咀四味，以水三升，煮取一升，去滓，内蜜煎中，更煎之，服七合，不知，尽服之。

【语译】患历节风病，关节疼痛得不能屈伸，假使是寒湿重的，可以用"乌头汤"来驱除寒湿。

【注解】沈明宗云："此寒湿历节之方也，经谓风寒湿三气合而为痹，此风少，寒湿居多，痹于筋脉关节肌肉之间，以故不可屈伸疼痛，即寒气胜者为痛痹是也。"

【方义】沈明宗云："麻黄通阳，出汗散邪而开痹着，乌头驱寒而燥风湿，芍药收阴之正，以蜜润燥，兼制乌头之毒，黄芪甘草，固表培中，使痹着开而自愈，谓治脚气疼痛者，亦风寒邪湿所致也。"

原文77

矾石汤，治脚气冲心。

矾石汤方

矾石二两

上一味，以浆水一斗五升，煮三五沸，浸脚良。

【语译】"矾石汤"可以治疗冲心性脚气病。

【注解】

《千金要方·第七卷·论风毒状》云："考诸经方，往往有脚弱之论，而古人少有此疾，自永嘉南渡，衣缨士人，多有遭者，魏周之代，盖无此病，所以姚公《集验》，殊不殷勤；徐王撰录未以为意，特以三方鼎峙，风教未一，霜露不均，寒暑不等，是以关西河北，不识此疾。自圣唐开辟，六合无外，南极之地，襟带是重；爪牙之寄，作镇于彼，不习水土，往者皆遭。近来中国士大夫，虽不涉江表，亦有居然而患之者，良由今代天下风气混同，物类齐等所致耳。然此病发初得先从脚起，因即胫肿，时人号为脚气。"

《外台秘要·第十八卷》中云："苏长史论云，晋宋以前，名为缓风，古来无脚气名，后以病从脚起，初发因肿满，故名脚气也。又有不肿而缓弱，行卒屈倒，渐至不仁，毒气上冲，攻心便死，急不旋踵，宽延岁月耳，然则缓风毒气，得其总称矣。"

以上是记载"脚气病"较具体的两个文献，根据这两个文献，有人怀疑"脚气病"系开始于永嘉以后，但孙思邈明明说："考诸经方，往往有脚弱之论"，虽云"古人少有"，并不等于没有。苏长史更说："晋宋以前，名为缓风"，名虽不同，而病则一，只是古代此病较少，后来愈多就是了。

曹颖甫云："脚气一证，湿胜于下，夹风阳而上升，故其气冲心。"

本病属气分者，可用"鸡鸣散"加黑豆、青皮、苍术、白术；属血分者，可用"四物汤"加吴萸、木瓜、生附子、防己、牛膝。属气分的，往往两足肿大、气急、心痛、易饥，属血分的，少腹部往往有麻木不仁的表现，均为曹颖甫先生的经验。

【方义】曹颖甫云："陈修园以为冲心重证，似难以外治幸功，似也，近世所传验方，白矾二两，地浆水十大碗（掘地灌水，和泥取出，名曰地浆），新杉木三四片，煎六七沸，用杉木桶盛之浸脚，留一半，徐徐添入，上用衣被围身，使略有微汗，洗毕，饮稀粥一碗，如不愈，用前方加硫黄三钱，无不愈矣。按此方即仲师原方，本书尚多脱漏，特补出之。方中所以用矾者，以矾能燥湿故也，所以用地浆水者，钱乙所谓以土伏水，水得其平，风自止也，所以用杉木者，以杉木燥湿，能治脚气肿痛也（柳子厚《救死方》曰：得脚气，夜半痞绝，胁块如石，昏困且死，郑洵美传杉木汤，食顷大下，块散而气通，用杉木节一升，橘叶一升，枣儿槟榔七枚，打，童便三升，煎，一服下，止后服）。所以使其略有微汗者，欲其气之外散，所以加用硫黄者，则以硫虽燥热，能引大肠秽浊下行，与他药炎上者不同，故冲心之脚气，亦得借引浊下行之力，使不上冒也。然则，方用白矾，不如用皂矾为胜，以皂矾引浊下行之力，与石硫黄适相等也。"

附方

古今录验续命汤

治中风痱，身体不能自收，口不能言，冒昧不知痛处，或拘急不得转侧。（姚云：与大续命同，兼治妇人产后去血者，及老人小儿）

麻黄　桂枝　当归　人参　石膏　干姜　甘草各三两　芎劳一两　杏仁四十枚

上九味，以水一斗，煮取四升，温服一升。当小汗，薄覆脊，凭几坐，汗出则愈，不汗，更服。无所禁，勿当风。并治但伏不得卧，咳逆上气，面目浮肿。

（方见《外台秘要·第十四卷·风痱门》）

【方义】

徐忠可云："痱者，痹之别名也，因荣卫素虚，风入而痹之，故外之荣卫痹，而身体不能自收持，或拘急不得转侧，内之荣卫痹，而口不能言，冒昧不知痛处，因从外感来，故以麻黄汤行其荣卫，干姜、石膏调其寒热，而加芎、归、参以养其虚，必得小汗者，使邪仍从表出也。若但伏不得卧，咳逆上气，面目浮肿，此风入而痹其胸膈之气，使肺气不得通行，独逆而上攻面目，故亦主之。"

"痱"，音"肥"，中风病的一种，《灵枢·热病》中云："痱之为病也，身无痛者，四肢不收，智乱不甚，其言微知，可治，甚则不能言，不可治也。"本方的主治证，或许是根据这个文献来的。

楼英云："痱，废也，痱即偏枯之邪气深者。"

千金三黄汤

治中风手足拘急，百节疼痛，烦热心乱，恶寒，经日不欲饮食。

麻黄五分　独活四分　细辛二分　黄芪二分　黄芩三分

上五味，以水六升，煮取二升，分温三服。一服小汗，二服大汗。心热加大黄二分，腹满加枳实一枚，气逆加人参三分，悸加牡蛎三分，渴加栝蒌根三分，先有寒加附子一枚。

（方见《千金要方·第八卷·风痱门》）

【方义】魏荔彤云："亦为中风正治而少为变通者也。以独活代桂枝，为风入之深者设也，以细辛代干姜，为邪入于经者设也，以黄芪补虚以息风也，以黄芩代石膏清热，为湿郁于下，热甚于上者设也，大汗心热加大黄以泄热也，腹满加枳实以开郁行气也，气逆加人参以补中益胃也，悸加牡蛎，防水邪也即治湿热也，渴加栝蒌根，以肃肺生津除热也，大约为虚而有热者言治也。又云：先有寒加附子一枚。先有寒，即素有寒也，素有寒，则无热可知，纵有热，亦内真寒外假热而已，云加附子，则凡大黄、枳实、栝蒌根俱不可用，原方中之黄芩亦应斟酌矣，此又为虚而有寒者言治也。"

魏氏所谓本方为"正治"而"少变"，系承"续命汤"而言，加"附子"亦不一定要去"黄芩"，附子泻心汤、黄土汤等，都是例子。

近效方术附汤

治风虚头重眩苦极，不知食味，暖肌补中，益精气。

白术二两　甘草一两（炙）　附子一枚半（炮，去皮）

上三味，㕮，每五钱匕，姜五片，枣一枚，水盏半，煎七分，去滓温服。

（方见《外台秘要·第十五卷·头风眩门》）

【方义】徐忠可云："肾气空虚，风邪乘之，漫无出路，风挟肾中浊阴之气，厥逆上攻，致头中眩苦至极，兼以胃气亦虚，不知食味，此非轻扬风剂可愈，故用附子暖其水脏，白术甘草暖其土脏，水土一暖，犹之冬月井中，水土既暖，阳和之气可以立复，而浊阴之气不驱自下矣。"

崔氏八味丸

治脚气上入，少腹不仁。

干地黄八两　山茱萸　薯蓣各四两　泽泻　茯苓　牡丹皮各三两　桂枝　附子（炮）各一两

上八味，末之，炼蜜和丸，梧子大，酒下十五丸，日再服。

（方见《外台秘要·第十九卷》）

【方义】

尤在泾云："肾之脉，起于足而入于腹，肾气不治，寒湿之气随经上入，聚于少腹，为之不仁，是非驱湿散寒之剂所可治者，须以肾气丸（即本方）补肾中之气，以为生阳化湿之用也。"

《外台秘要·脚气》不随门载崔氏方五条，第四条云："又若脚气上入少腹，少腹不仁，即服张仲景八味丸方。"可见本方还是仲景的方子。崔氏，据《旧唐书》为崔知悌，《新唐书》名崔行功，著有《崔氏纂要方》十卷。

千金方越婢加术汤

治肉极，热则身体津脱，腠理开，汗大泄，厉风气，下焦脚弱。

麻黄六两　　石膏半斤　　生姜三两　　甘草二两　　白术四两　　大枣十五枚

上六味，以水六升，先煮麻黄去上沫，内诸药，煮取三升，分温三服。恶风加附子一枚，炮。

（《千金要方·第十五卷·肉极门》云"出第七卷"，七卷中其方有白术、附子，《外台》有"附子"无"白术"）

【方义】

徐忠可云："此治风极变热之方也，谓风胜则热胜，以致肉极热而汗多，将必脱津，津脱而表愈虚，则腠理不能复，因汗泄不已，必将大泄，风入荣为厉，《内经》曰，厉者有荣气热胕，今风入荣为热，即是厉风气矣，盖风胜气浮，下焦本虚，至厥阳独行，而浊阴不降，无以养阴而阴愈虚，则下焦脚弱，故以麻黄通痹气，石膏清气分之热，姜枣以和荣卫，甘草白术以理脾家之正气，汗多而用麻黄，赖白术之扶正，石膏之养阴以制之，故曰越婢加术汤，所谓用人之勇去其暴也，汗大泄而加恶风，即须防其亡阳，故加附。"

肉极，是脾经疾病的名称之一，《外台》引《删繁论》曰："凡肉极者，主脾也。脾应肉，肉与脾合，若脾病则肉变色。"又云："至阴（指脾而言）遇病为肌痹，肌痹不已，复感于邪，内舍于脾，体淫淫如鼠走其身上，津液脱，腠理开，汗大泄，鼻上色黄，是其相也。凡风气藏于皮肤，肉色则败，以季夏戊己日得之，于伤风为脾风，脾风之状多汗，阴动伤寒，寒则虚，虚则体重怠堕，四肢不欲举，不嗜饮食，食则咳，咳则右胁下痛，阴阴引肩背，不可以转动，名曰厉风，里虚外实。"可能本方的主治文，就是这段文字的缩写，肉极厉风，一般均可见津液脱失、肉色枯败。

《千金方》于煎法后云："一云起脾汤。"结合所描写的病症，"起脾汤"之名颇有含义。

🏵 原文小结

全篇十三条：从第 65 条起至 70 条止，列叙"中风"；从第 71 条起至 76 条止，列叙"历节风"；第 77 条专叙"脚气病"。

所叙中风六条：第 65、66、68 条主要谈"中风"的诊断问题；第 65 条提出"中风"和"痹"的辨别；第 66 条首先谈"中风"与"伤风"的分辨，以后从中风程度的不同表现出的症状各异；第 68 条畅述中风因虚而致的机理。第 67、69、70 条都是辨证论治，如"侯氏黑散"治阳虚证，"风引汤"治风热证，"防己地黄汤"治血热证。

有关"历节病"的也有六条：第 71、75 条列论"历节病"的主要原因为肝肾两虚，又强调肝肾两虚而伤风湿者，有发热、疼痛症状的，才是"历节风"，无发热、疼痛的便不是"历节风"；

第72、73两条从观察足动脉的虚实，结合症状的虚实情况，来认识是否为"历节风"，强调"历节风"的虚证为多而实证较少；第74、76两条的处方，"桂枝芍药知母汤"偏于治疗历节风之热湿证，"乌头汤"偏于治疗历节风之寒湿证；77条提出冲心脚气病的治疗。

❀ 原文表解

表1 中风病

中风

- 病因：虚寒相搏（66）
- 病机：络脉空虚，贼邪不泻，邪气反缓，正气反急（66）
- 症状：半身不遂，或左或右，喎僻不遂（65、66）
- 脉象：微而数，浮虚，迟缓（65、66、68）
- 辨证
  - 中络：肌肤不仁（66）
  - 中经：重不胜，身痒瘾疹（66、68）
  - 中腑：不识人（66）
  - 中脏：舌难言，口吐涎，心气不足，胸满短气（66、68）
- 治疗
  - 阳虚：侯氏黑散（67）
  - 风热：风引汤（69）
  - 血热：防己地黄汤（70）

表2 历节风

历节风

- 病因：筋骨弱，汗出入水中，汗出当风（71、73）
- 病机：血不足，风血相搏，筋缓骨痿，营卫俱微，三焦无所御，四属断绝（73、75）
- 症状：黄汗出，历节疼痛如掣，不可屈伸，身体魁羸，足肿如脱，头眩短气，发热（71、73、74、75）
- 脉象：沉弱，少阴脉浮弱（71、73）
- 辨证治疗
  - 热湿证：桂枝芍药知母汤（74）
  - 寒湿证：乌头汤（76）

复习题

1. 中风和历节病在病因、病变方面是否有共同之处？

2. 从趺阳脉、少阴脉的浮滑、浮弱来辨别是否为历节病的意义是什么？

3. 第66条所谈中络、中经、中腑、中脏的辨识有什么临床意义？

血痹虚劳病脉证并治第六

张路玉云："血痹者，寒湿之邪，痹著于血分也，辛苦劳动之人，皮腠致密，筋骨坚强，虽有风寒湿邪，莫之能容，惟尊荣养奉之人，肌肉丰满，筋骨柔脆，素常不胜疲劳，行卧动摇，或遇微风，则能痹著为患，不必风寒湿之气杂至而为病也。"

《素问·五脏生成》中云："卧出而风吹之，血凝于肤者为痹。"

陆渊雷认为，痹症是为末梢知觉神经麻痹症。

魏荔彤云："虚劳者，因劳而虚，因虚而病也，人之气通于呼吸，根于脏腑，静则生阴，动则生阳。虚劳者，过于动而阳烦，失于静而阴扰，阴日益耗而阳日益盛也。虚劳必起于内热，终于骨蒸（即相当于现在所谓的"消耗热"），有热者十有七八，其一二虚寒者，必邪热先见，而其后日久随正气俱衰也。"

陆渊雷云："凡慢性病，见营养不良，机能衰减之证者，古人统称虚劳。"

❀ 原文内容

原文 78

问曰：血痹病从何得之？师曰：夫尊荣人，骨弱肌肤盛，重困疲劳，汗出，卧不时动摇，加被微风，遂得之。但以脉自微涩，在寸口关上小紧，宜针引阳气，令脉和，紧去则愈。

【语译】

问："血痹病"是怎么得的呢？

答：生活优裕而不善保养的人往往会患此病，因为这种人肌肤尽管长得丰满，而内里是脆弱的，既不耐劳，稍微劳动便疲乏极了，不断地出汗，且睡眠不好，稍睡一会儿便周身摇动不安，这样外强中干的人，稍为感受点风寒，便会引发"血痹病"。表现为，脉搏微弱而有滞涩之象，在寸、关部微小中略带紧急，这是里虚而表有邪的象征，如病尚不严重时，可以用针刺法来调整气机，使其气血通畅，足以抵抗风寒邪气，病变就会逐渐好转了。

【注解】《医宗金鉴》中云："尊荣人，谓膏粱之人，素食甘肥，故骨弱肌肤盛，是以不任疲劳，疲劳则汗出，汗出则腠理开，亦不胜久卧，卧则不时动摇，动摇即加被微风，亦遂得以干之。此言膏粱之人，外盛内虚，虽微风小邪，易为病也，然何以知病血痹也？但以身体不仁，脉自微涩，则知邪凝于血故也。寸口关上小紧，亦风寒微邪应得之脉也。针能导引经络取诸痹，故宜针引气血，以泻其邪，令脉不涩而和，紧去邪散，血痹自通也。"

"骨"，不一定是指"骨骼"而言，当作"里"字解，犹言"体内"，与《伤寒论》第11条的"骨髓"二字同一意义。"微涩"脉是血虚的脉搏。

原文 79

血痹，阴阳俱微，寸口关上微，尺中小紧，外证身体不仁，如风痹状，黄芪桂枝五物汤主之。

黄芪桂枝五物汤方

黄芪三两　芍药三两　桂枝三两　生姜六两　大枣十二枚

上五味，以水六升，煮取二升，温服七合，日三服。（一方有人参）

【语译】 害血痹病的脉搏，无论在沉部（阴）、浮部（阳），寸、关部总是相当的微细，只是有的在尺部微小之中略带紧急之象。至于全身症状，主要是麻木不仁，有些像风痹的样子，这是阴虚阳郁的证候，可以用"黄芪桂枝五物汤"来宣达脾阳。

【注解】

《医宗金鉴》中云："此承上条，互详脉证，以明其治也。上条言六脉微涩，寸口关上小紧，此条言阴阳寸口关上俱微，尺中亦小紧，合而观之，可知血痹之脉，浮沉、寸口、尺中俱微、俱涩、俱小紧也。微者虚也，涩者滞也，小紧者邪也，故血痹应有如是之诊也。血痹外证，亦身体顽麻，不知痛痒，故曰：如风痹状。"

《诸病源候论·风痹候》云："痹者，风寒湿三气杂至，合而成痹，其状肌肉顽厚或疼痛，由人体虚，腠理开，故受风邪也。"

是风痹症，顽麻而兼疼。血痹的外症仅身体不仁，只是顽麻而不疼痛，故曰"如风痹状"。历节病恰与血痹相反，只是疼痛而不顽麻。不仁，就是失去知觉的意思。

【方义】

徐忠可云："以桂枝壮气行阳，芍药和阴，姜枣以和上焦荣卫，协力驱风，则病源拔，而所入微邪，亦为强弩之末矣。此即桂枝汤去草加芪也，立法之意，重在引阳，故嫌甘草之缓，不若黄芪之强有力耳。"

陆渊雷云："此治麻痹之由于荣养障碍者也。"

原文 80

夫男子平人，脉大为劳，极虚亦为劳。

【语译】有的人从外表看来好像没有什么病，但诊察到有下列两种脉搏时都须留意：一种是大而空软的脉，一种是极虚弱的脉，这两种脉象是患"虚劳"的征象。

【注解】《医宗金鉴》中云："李彣曰，平人者，形如无病之人，经云：脉病人不病者是也。劳则体疲于外，气耗于中，脉大非气盛也，重按必空濡，乃外有余而内不足之象；脉极虚则精气耗矣。盖大者，劳脉之外暴者也；极虚者，劳脉之内衰者也。"

原文 81

男子面色薄者，主渴及亡血，卒喘悸，脉浮者，里虚也。

【语译】假使一个男性病人，面苍白而没有血色，多半是伤津贫血的结果。轻者为津液不足，症现口干渴；重者会出现气喘、心慌的症状；如脉搏反而现浮，这是阴虚阳散的象征，最要注意。

【注解】

沈明宗云："色乃神之旗，营卫之标，若面色薄者，是白而娇嫩无神，乃气虚不统营血于面。阴血虚而阳气则盛，虚火上僭，津液不充则渴，气伤而不摄血，则亡血，虚阳上逆，冲肺卒喘，心营虚而真气不敛，则悸。"

尤在泾云："脉浮为里虚，以劳则真阴失守，孤阳无根，气散于外，而精夺于内也。"

原文 82

男子脉虚沉弦，无寒热，短气里急，小便不利，面色白，时目暝，兼衄，少腹满，此为劳使之然。

【语译】男性病人，脉搏在沉部现虚弦之象，并没有发热、恶寒等表证症状，只有喘、小便不通而里急、面色惨白、时时眩晕，甚而出鼻血、小肚子胀气等表现，这是下焦元气亏损之虚劳病。

【注解】

曹颖甫云："凡脉见沉弦者，不主里水，即主表寒。卫虚则生寒，营虚则生热，故表邪见沉弦者，必有寒热。今无寒热，则非表邪可知。"

徐忠可云："短气里急，仍是元气内虚也；小便不利，肾不能主出也；面色白，血不能荣也；时目暝，阴火不耐动也；兼衄，阴火迫清道之血也；少腹满，肾不治也。非下元劳极，何以使然。"

"暝"即是"眩"，古文献暝、眩通假。

原文 83

劳之为病，其脉浮大，手足烦，春夏剧，秋冬瘥，阴寒精自出，痠削不能行。

【语译】虚劳病的病人，脉搏于浮部现大而濡软，手足有点现烦热，这是阴虚阳亢的现象，所以到了春夏气候较暖的时候，阳愈亢而加剧，到了秋冬天气转凉时，虚阳没有那样亢扰，症状便要显得轻快些。由于阴虚阳亢，往往会出现滑精、周身肌肉酸软、消瘦等表现，稍有行动亦感觉十分艰难。

【注解】

徐忠可云："若脉大既为劳矣，更加浮，其证则手足烦，盖阴既不足而虚阳复炽也。"烦，即是烦热。

魏荔彤云："邪本阴亏阳亢，内生之焰也，然亦随天时为衰旺，春夏者，阳时也，阴虚之证必剧；秋冬者，阴时也，阴虚之病稍瘥。火盛于上，则必阳衰于下，邪火炽于上焦，寒邪凝于下焦，阴寒既内迫，阳精自外出，为白浊、为遗精、为鬼交，皆上盛下虚之必致也，精既出夺，必益虚寒，腿脚痠软，肌肉瘦削，遂不可行立，而骨痿不能起于床矣。"阴寒，即是阴虚。

原文 84

男子脉浮弱而涩，为无子，精气清冷（一作冷）。

【语译】 患虚劳病的男性，脉搏在浮部出现虚弱滞涩之象，而精液又极清冷，像这种阴阳虚极的证候，往往是不能授孕的。

【注解】

沈明宗云："浮弱而涩者，浮乃阴虚，弱为真阳不足，涩为精衰，阴阳精气皆为不足，故为精气清冷，则知不能成胎，谓无子也。"

《诸病源候论·虚劳无子候》云："丈夫无子者，其精清如水，冷如冰铁，皆为无子之候。"

本条是指虚劳病人不能授孕而言，也就是男性的授胎不能症（不育症）。阴虚肌肉薄，脉管浅露，所以脉象现"浮"；心衰血少，所以脉象现"涩"。

原文 85

夫失精家，少腹弦急，阴头寒，目眩（一作目眶痛），发落，脉极虚芤迟，为清谷亡血失精。脉得诸芤动微紧，男子失精，女子梦交，桂枝龙骨牡蛎汤主之。

桂枝加龙骨牡蛎汤方

桂枝　芍药　生姜各三两　甘草二两　大枣十二枚　龙骨　牡蛎各三两

上七味，以水七升，煮取三升，分温三服。

（《小品》云：虚弱浮热汗出者，除桂，加白薇、附子各三分，故曰二加龙骨汤）

【语译】 患"虚劳"而"遗精"较严重的人，往往是由于真阴虚耗、肾阳不纳的关系，往往会出现小腹部肌肉紧急、龟头冷、目昏眩、毛发枯落等症状，假如脉搏迟慢，脉之体象又极其空虚，这说明阴阳两虚的情况更加严重，甚至还要出现完谷不化、吐血、衄血等症状。如果脉象空虚而又拘急无神，无论是男子的遗精，还是女子夜梦性交，都是阴虚阳扰之症，要用"桂枝加龙骨牡蛎汤"来收敛浮阳。

【注解】

魏荔彤云："失精家，肾阳大泄，阴寒凝闭，小腹必急，小腹中之筋必如弦之紧而不能和缓，阴头必寒，下真寒如是，上假热可征矣。火浮则目眩，血枯则发落；诊其脉必极虚，或浮大，或弱涩不待言矣，更兼芤迟，芤则中虚，胃阳不治；迟则里寒，肾阳无根，或便清谷，中焦无阳也，或吐衄亡血，上焦浮热也，或梦交遗精，下焦无阳也，此虚劳之所以成，而精失血亡，阴阳俱尽。"

尤在泾云："脉得诸芤动微紧者，阴阳并乖，而伤及其神与精也。故男子失精，女子梦交。沈氏所谓劳伤心气，火浮不敛，则为心肾不交，阳泛于上，精孤于下，火不摄水，不交自泄，故病失精，或精虚心相内浮，扰精而出，则成梦交者是也。"

【方义】

徐忠可云："盖阴虚之人，大概当助肾，故以桂枝、芍药通阳固阴，甘草、姜枣和上中焦之荣卫，使阳能生阴，而以安肾宁心之龙骨、牡蛎为补阴之主。"

尤在泾云："桂枝汤能补虚调阴阳，加龙骨牡蛎者，以失精梦交，为神情间病，非此不足以收敛其浮越也。"

天雄散方

天雄三两（炮） 白术八两 桂枝六两 龙骨三两

上四味，杵为散，酒服半钱匕，日三服，不知，稍增之。

【方义】

《名医别录》云："天雄长阴气，强志，令人武勇，力作不倦。"《大明本草》云："助阳道，暖水脏，补腰膝，益精。"

徐忠可云："恐失精家，有中焦阳虚，变上方而加天雄、白术。"

本方在《外台秘要》里，亦云治男子虚劳失精，颇有扶阳摄阴的作用。

原文 86

男子平人，脉虚弱细微者，喜盗汗也。

【语译】假如一个男性，虽没有什么特殊疾病，但脉搏却很虚弱而细微，并常常有盗汗症状，这是虚劳病的先兆。

【注解】

魏荔彤云："男子平人，为形若无病者言也，其形虽不病，而其脉之虚而弱，则阳已损也，细而微，则阴已消也，阳损必驯至于失精，阴耗必驯至于亡血也。验其外证，必喜盗汗，阳损斯表不固，阴损而热自发，皆盗汗之由，而即虚劳之由也。"

《诸病源候论》中云："盗汗者，因睡眠而身体流汗也，此由阳虚所致。"

原文87

人年五六十，其病脉大者，痹侠背行，苦肠鸣，马刀侠瘿者，皆为劳得之。

【语译】五六十岁年龄的人，脉象现大而空软，阳气虚弱，后背常常有冷痛的感觉，好像痹症似的，胃肠的机能也不好，肠道里有水鸣的声音，两腋和两颈好发瘿瘤，这些都是虚劳病常见的症状。

【注解】

尤在泾云："人年五六十，精气衰矣，而病脉反大者，是其人当有风气也。痹侠背行，痹之侠背者，由阳气不足，而邪气从之也。若肠鸣，马刀侠瘿者，阳气以劳而外张，火热以劳而上逆，阳外张，则寒动于中而为肠鸣，火上逆，则与痰相搏而为马刀侠瘿。李氏曰，瘿生乳腋下曰马刀，又夹生颈之两旁者为侠瘿。侠者，夹也。马刀，蛎蛤之属，疮形似之，故名马刀。瘿，一作缨，发于结缨之处。二疮，一在颈，一在腋下，常相联络，故俗名病串。"

陆渊雷云："马刀侠瘿，即颈部腋部之淋巴腺结核病。肠鸣，殆指结核性肠炎，否则不得属虚劳也。"大脉，与第80条同，不必释为风。

原文88

脉沉小迟，名脱气，其人疾行则喘喝，手足逆寒，腹满，甚则溏泄，食不消化也。

【语译】虚劳病人的脉搏，如果见到沉小而迟，这是阳气脱失的象征。因阳气虚损，故动则喘息气紧，同时手脚亦经常是冰冷的。又由于脾阳虚弱的关系，腹现痞满，不仅消化不良，大便亦常常是稀溏的。

【注解】

《医宗金鉴》中云："脉沉小迟，则阳大虚，故名脱气，脱气者，谓胸中大气虚少，不充气息所用，故疾行喘喝也。阳虚则寒，寒盛于外，四末不温，故手足逆冷也；寒盛于中，故腹满溏泄，食不消化也。"

曹颖甫云："此条在《伤寒论》中为少阴寒湿证，亦当用四逆、理中主治。"

原文 89

脉弦而大，弦则为减，大则为芤，减则为寒，芤则为虚，虚寒相搏，此名为革。妇人则半产漏下，男子则亡血失精。

【语译】虚劳病往往能诊察到两种不好的脉象，一种是因血管收缩的弦脉，一种是血液减少的大脉，惟其"弦"是阳气衰减的象征，惟其"大"是血液空虚的反应。阳气衰减为阴寒证，血液空虚为阴虚证，像这样阴阳两虚的脉搏，属于外强中干"革"脉一类的脉搏，在妇人的流产、崩漏以及男子的一切失血症中，都可能见到这类的脉搏。

【注解】

陆渊雷云："脉之弦，因血管收缩之故；脉之芤，因血管扩张，且管中血少之故。革亦是脉名，说者谓中空如按鼓皮，然则犹是芤脉耳。惟失血之后，脉芤、脉弦故是事实，盖失血多者，组织不得荣养，则求血于毛细血管，毛细血管求血于小血管，小血管求血于大血管，求之之法尽量扩张其血管，冀容多量之血液。然血管虽尽量扩张，因血已亡失之故，不能充满血管，此时按其脉，则中空外实，状如慈葱，是为芤脉。中空者，血液不能充满血管也；外实者，血管壁神经之扩张力也。惟是血管之循环，不但借心脏之喷射，亦因血管保持其相当紧张，使血液常有压力方能前进不已。若血少而血管扩张，致见芤脉，则血压低落，血液有停息之虞，其危险尤甚于组织失养。于是体功起第二次救济作用，竭力收缩血管，使与少量之血液相得，以维持血压，此时按其脉则指下挺然，直上下行，是为弦脉。故失血之后，始则脉芤，继则脉弦。为必然之步骤。芤脉又必于大失血后见之，若仅仅痰中带血，及点滴之便血、衄血，脉则不芤。粗工一遇血症，方案辄大书脉芤，又有明明弦脉而指为芤脉者，皆坐不知脉理故也。无论脉芤、脉弦，皆由体功救济所致。体功能起救济，则正气犹在，其病可治；若大失血后，脉不芤且不弦，则是正气一损不能起救济，法在不治。铁樵先生诊一男子，大吐血三次，而脉缓软，因决其必死，识见卓绝。"

尤在泾云："脉弦者，阳不足，故为减为寒，脉大者，阴不足，故为芤为虚，阴阳并虚，外强中干，此名为革。"

"阳不足"，即心力不足。"阴不足"，即血液减少。"漏下"，即血崩。

（本条又见于《惊悸吐衄篇》和《妇人杂病篇》）

原文90

虚劳里急，悸，衄，腹中痛，梦失精，四肢痠疼，手足烦热，咽干口燥，小建中汤主之。

小建中汤方

桂枝三两（去皮）　甘草三两（炙）　大枣十二枚　芍药六两　生姜三两　胶饴一升

上六味，以水七升，煮取三升，去滓，内胶饴，更上微火消解，温服一升，日三服。（呕家不可用建中汤，以甜故也）

（《千金》疗男女因积冷气滞，或大病后不复常，苦四肢沉重，骨肉酸疼，吸吸少气，行动喘乏，胸满气急，腰背强痛，心中虚悸，咽干唇燥，面体少色，或饮食无味，胁肋腹胀，头重不举，多卧少起，甚者积年，轻者百日，渐致瘦弱，五脏气竭，则难可复常，六脉俱不足，虚寒乏气，少腹拘急，羸瘠百病，用黄芪建中汤，又有人参二两）

【语译】患虚劳病而有肚腹拘急、心悸动、衄血、时时腹痛、夜梦遗精、手脚酸软，甚至发热、烦疼、咽干口燥等症，这是虚阳上扰的证候，宜用"小建中汤"调和阴阳。

【注解】

尤在泾云："人生之道，曰阴曰阳，阴阳和平，百疾不生，若阳病不能与阴和，则阴以其寒独行，为里急，为腹中痛，而实非阴之盛也；阴病不能与阳和，则阳以其热独行，为手足烦热，为咽干口燥，而实非阳之炽也。"

程林云："里急，腹中痛，四肢痠疼，手足烦热，脾虚也，悸，心虚也，衄，肝虚也，失精，肾虚也，咽干口燥，肺虚也，此五脏皆虚。而土为万物之母，故先建其脾土。"

"里急"，《诸病源候论·虚劳里急候》云："劳伤内损，故腹里拘急也。"

【方义】尤在泾云："建中者，何也？曰：中者脾胃也。荣卫生成于水谷，而水谷转输于脾胃，故中气立，则营卫流行而不失其和，又中者，四运之轴，而阴阳之机也。故中气立则阴阳相循，如环无端，而不极于偏，是方甘与辛合而生阳，酸得甘助而生阴。阴阳相生，中气中立，是故求阴阳之和者，必于中气，求中气之立，必以建中也。"

原文 91

虚劳里急，诸不足，黄芪建中汤主之。

（于小建中汤内，加黄芪一两半，余依上法。气短胸满者加生姜，腹满者去枣，加茯苓一两半。及疗肺虚损不足，补气加半夏三两）

【语译】 患虚劳病，主症为腹中拘急者，是阴阳气血极虚弱的缘故，可以用"黄芪建中汤"温补剂治疗。

【注解】 尤在泾云："里急者，里虚脉急，腹中当引痛也，诸不足者，阴阳诸脉，并俱不足，而眩、悸、喘、喝、失精、亡血等证，相因而至也。急者缓之必以甘，不足者补之必以温，而充虚塞空，则黄芪尤有专长也。"

【方义】

陆渊雷云："黄芪能振奋肌表之正气，转输其津液，诸肌表不足者，皮肤干，不润泽，卫气不足以固腠理，津液以自汗盗汗而耗损，用黄芪振正气，回津液，固腠理。"

曹颖甫云："气短胸满加生姜者，阳气上虚故气短，阴干阳位故胸满，因加生姜以散之。腹满所以去枣加茯苓者，腹满为太阴湿聚，防其壅阻脾气也，因去大枣，加茯苓以泄之，湿去而脾精上行，然后肺脏得滋溉之益，故肺之虚损亦主之。补气所以加半夏者，肺为主气之脏，水湿在膈上，则气短而喘促，故纳半夏以去水，水湿下降，则肺气自调。"

曹说极是,《外台秘要·第十六卷·肺虚劳损门》引《删繁》建中汤,疗肺虚损不足补气方,即是本方,并有半夏五两。

原文92

虚劳腰痛,少腹拘急,小便不利者,八味肾气丸主之。

(方见脚气中)

【语译】患虚劳病,腰痛、小腹拘急不舒、小便不畅利,这是肾阳虚损的证候,宜用"八味肾气丸"来扶肾阳。

【注解】程林云:"腰者肾之外候,肾虚则腰痛,肾与膀胱为表里,不得三焦之阳气以决渎,则小便不利而少腹拘急,州都之官,亦失其气化之职,此水中真阳已亏,肾间动气已损,与是方以益肾间之气,气强则便溺行,而小腹拘急亦愈矣。"

原文93

虚劳诸不足,风气百疾,薯蓣丸主之。

薯蓣丸方

薯蓣三十分　当归　桂枝　干地黄　曲　豆黄卷各十分　甘草二十八分　芎䓖　麦门冬　芍药　白术　杏仁各六分　人参七分　柴胡　桔梗　茯苓各五分　阿胶七分　干姜三分　白蔹二分　防风六分　大枣百枚,为膏

上二十一味,末之,炼蜜和丸,如弹子大,空腹酒服一丸,一百丸为剂。

【语译】患虚劳病,原本阴阳气血都虚弱了,又感染了风气实邪,便要用"薯蓣丸"来扶正祛邪。

【注解】曹颖甫云:"虚劳诸不足,是为正虚,风气百疾,是为

邪实，正虚则不胜表散，邪实则不应调补，此尽人之所知也。若正虚而不妨达邪，邪实而仍应补正，则非尽人之所知也。仲师虚劳篇于黄芪建中、八味肾气丸已举其例，复于气血两虚，外感风邪者，出薯蓣丸统治之方。"

【方义】曹颖甫云："所用补虚凡十二味，舍薯蓣、麦冬、阿胶、大枣外，实为后人八珍汤所自出。去风气百疾者凡九味，白蔹能散结气，治痈疽疮肿、敛疮口、愈冻疮、出箭镞、止痛，大率能通血络壅塞，而排泄之力为多。盖风之中人，肌腠外闭而脾阳内停，方中用白蔹，所以助桂枝之解肌也。风中皮毛，则肺受之，肺气被阻，咳嗽乃作，方中用桔梗、杏仁，所以开肺也。气血两虚，则血分热度愈低，因生里寒，方中用干姜，所以温里也。风气外解，必须表汗，然其人血虚，设用麻黄以发之，必致亡阳之变，故但用防风、柴胡、豆卷以泄之。且风著肌肉，脾阳内停，胃中不无宿垢，胃纳日减，不胜大黄、枳实，故但用神曲以导之。要之补虚用重药，惧不胜邪也，开表和里用轻药，惧伤正也，可以识立方之旨矣。"

原文 94

虚劳虚烦不得眠，酸枣汤主之。

酸枣汤方

酸枣仁二升　甘草一两　知母二两　茯苓二两　芎䓖一两（《深师》有生姜二两）

上五味，以水八升，煮酸枣仁得六升，内诸药，煮取三升，分温三服。

【语译】患虚劳病，由于营血虚少而有烦躁失眠症时，可以服用"酸枣仁汤"。

【注解】

《三因极一病证方论》中云："外热曰躁，内热曰烦，虚烦之证，内烦身不觉热，头目昏疼，口干咽燥不渴，清清不寐，皆虚烦也。"

陆渊雷云："虚烦不得眠，亦神经衰弱之一种证候，人之睡眠，须血液流向下部，使脑部比较的贫血，方能入寐，所谓人卧则血归于肝也。病虚劳者，因荣养不足而神经衰弱，于是神经常欲摄血以自养，虽睡眠时，脑部仍见虚性充血，故虚烦不得眠。"

【方义】

张石顽云："虚烦者，肝虚而火气乘之也。故特取枣仁以安肝胆为主，略加川芎调血以养肝，茯苓、甘草培土以荣木，知母降火以除烦，此平调土木之剂也。"

陆渊雷云："古人凡神经症状谓之肝病，神经虚性兴奋所引起之充血谓之胆火，酸枣仁收敛神经，平其虚性充血，故曰安肝胆，茯苓之效，本经称主惊邪恐悸，孙真人称治心烦闷，及心虚惊悸，安定精神。"

原文95

五劳虚极羸瘦，腹满不能饮食，食伤、忧伤、饮伤、房室伤、饥伤、劳伤，经络营卫气伤，内有干血，肌肤甲错，两目黯黑，缓中补虚，大黄䗪虫丸主之。

大黄䗪虫丸方

大黄 十分（蒸）　黄芩 二两　甘草 三两　桃仁 一升　杏仁 一升　芍药 四两　干地黄 十两　干漆 一两　虻虫 一升　水蛭 百枚　蛴螬

一升　䗪虫半升

上十二味，末之，炼蜜和丸小豆大，酒饮服五丸，日三服。

【语译】任何一种虚劳病，到了肌肉瘦削、肚腹胀满、食欲减退的时候，无论是因于饮食、因于忧虑、因于色欲、因于劳伤等，损伤了大经小络、营血卫气而成虚劳者，总是首先由于血运严重障碍、营养不良的关系，所以往往会伴有皮肤干枯坏死、视力减退等症状，这时只有用"大黄䗪虫丸"缓中补虚法最为恰当。

【注解】

徐忠可云："五劳者，血、气、肉、骨、筋各有虚劳病也，然必至脾胃受伤，而虚乃难复，故虚极则羸瘦，大肉欲脱也。腹满，脾气不行也，不能饮食，胃不运化也，其受病之源，则因食、因忧、因饮、因房室、因饥、因劳、因经络荣卫气伤不同，皆可以渐而至极，若其人内有血，在伤时溢出于回薄之间，干而不去，故使病留连，其外证必肌肤甲错。甲错者，如鳞也，肝主血主目，干血之气，内乘于肝，则上熏于目而黯黑。"

陆渊雷云："干血者，血管中形成之血栓，体内出血所凝结之血饼，以及因病而凝结于组织中之血成分，皆是，此等干血，能直接间接致营养障碍，故令羸瘦腹满，不能饮食，攻去干血，则营养自恢复，乃所谓缓中补虚也。"

【方义】"䗪虫"即生灶下和垃圾中的"地鳖虫"，"蛴螬"即"地蚕"，"虻虫"即"牛蝇"。

徐忠可云："干漆、桃仁、四虫破其血，然瘀久必生热，气滞乃不行，故以黄芩清热，杏仁利气，大黄以行之；而以甘、芍、地黄救其元阴，则中之因此而里急者，可以渐缓，虚之因此而劳极

113

者，可以渐补，故曰缓中补虚大黄䗪虫丸。"

❋ 附方

千金翼炙甘草汤方（一云复脉汤）

治虚劳不足，汗出而闷，脉结悸，行动如常，不出百日，危急者，十一日死。

甘草四两（炙）　桂枝　生姜各三两　麦门冬各半升　麻仁半升　人参　阿胶各二两　大枣三十枚　生地黄一斤

上九味，以酒七升，水八升，先煮八味，取三升，去滓，内胶消尽，温服一升，日三服。

（方出《千金翼方·第十五卷·气虚门》，名"复脉汤"）

【方义】徐忠可云："此虚势中润燥复脉之神方也。以桂、甘行其身之阳，姜、枣宣其内之阳，而类聚参、胶、麻、麦、生地润养之物，以滋五脏之燥，使阳得复行于荣中，则脉自复，名曰炙甘草汤者，土为万物之母，故既以生地主心，麦冬主肺，阿胶主肝肾，麻仁主肝，人参主元气，而复以炙草为和中之总司。后人只喜用胶、麦等，而畏姜、桂，岂知阴凝燥气，非阳不能化耶。"

本方亦载《伤寒论》第177条。

肘后獭肝散方

治冷劳，又主鬼疰，一门相染。

獭肝一具

炙干末之，水服方寸匕，日三服。

（方见《肘后备急方·第一卷·尸注鬼注门》）

【方义】

陆渊雷云："哺乳动物之肝肾，含维生素甚多，獭肝治尸注鬼注，亦维生素之功也，但维生素不耐高热，经高热则失其效用，附方炙干，肘后作阴干，为是。"

《诸病源候论》中云："注者住也，言其连滞停住，死又注易旁人也。"

《肘后备急方》中云："尸注鬼注病者，死后复注易旁人，乃至灭门。"即是传染的意思。

❀ 原文小结

以上十八条，前两条讨论"血痹"病，以后十六条都是讨论"虚劳"病，两种病都是属于里虚，所以并列在一起。第78条主要谈"血痹"的病因，第79条主要谈"血痹"的证治。讨论虚劳病的十六条中：第80、81、82、83、84、86、87、88、89九条，讨论的是虚劳病的诊断；第85、90、91、92、93、94、95七条，讨论的是虚劳病的辨证施治；第80、86条是谈病还未发作前的预诊；其余七条是结合色、脉、症来观察病理变化。讨论证治各条中：第85、90两条，总属虚阳上扰证；第91、92两条为阴虚证，前一条属脾阳虚，后一条属肾阳虚；第94条为阴虚证；第93条为虚证而有表实，故用扶正祛邪法；第95条为虚证而有里实，故用缓中补虚法。

❀ 原文表解

表1 血痹

血痹
- 病因：尊荣人，骨弱肌肤盛，重因疲劳，加被微风（73）
- 脉象：微涩小紧（78、79）
- 症状：身体不仁，如风痹状（79）
- 治疗
  - 外治：针引阳气（78）
  - 内服：黄芪桂枝五物汤（79）

表2 虚劳病诊断

虚劳诊断
- 病前征兆
  - 脉象：平人脉大，极虚，虚弱细微（80、86）
  - 体征：平人喜盗汗出（86）
- 脉象
  - 浮脉
    - 浮大（81、83）
    - 浮弱而涩（84）
  - 沉脉
    - 虚沉弦（82）
    - 沉小迟（88）
  - 大脉：弦而大（87、89）
- 肤色：面色薄，面色白（81、82）
- 各系统病变
  - 呼吸系：喘，短气，衄，脱气，喘喝（81、82、88）
  - 循环系：悸，亡血（81、89）
  - 消化系：里急，少腹满，苦肠鸣，食不消化，溏泄（82、87、88）
  - 泌尿系：小便不利（82）
  - 神经系：目瞑，痹侠背行（82、87）
  - 生殖系：阴寒精自出，精气清冷，半产漏下，失精（83、84、89）
  - 运动系：瘦削不能行，手足烦，手足逆寒（82、83、88）
  - 淋巴系：马刀侠瘿（87）

表3　虚劳病治疗

虚劳治疗
- 潜阳法
  - 主治
    - 脉象：极虚芤迟，动微紧（85）
    - 症状：少腹弦急，阴头寒，目眩，发脱，清谷，亡血，失精，梦交（85）
  - 处方：桂枝龙骨牡蛎汤（85）
- 培中法
  - 主治症状：里急，悸衄，腹中痛，梦失精，四肢酸疼，烦热，咽干口燥（90）
  - 处方：小建中汤（90）
- 扶脾阳
  - 主治症状：里急诸不足表现（91）
  - 处方：黄芪建中汤（91）
- 扶肾阳
  - 主治症状：腰痛，少腹拘急，小便不利（92）
  - 处方：八味肾气丸（92）
- 养阴敛肝法
  - 主治症状：虚烦不得眠（94）
  - 处方：酸枣仁汤（94）
- 扶正祛邪法
  - 主治症状：诸不足，风毒百疾（93）
  - 处方：薯蓣丸（93）
- 缓中补虚法
  - 主治症状：虚极羸瘦，内有干血（95）
  - 处方：大黄䗪虫丸（95）

❀ 复习题

1. 什么是"血痹"？它与"风痹"如何鉴别？应如何治疗？

2. 根据虚劳病各条所述，"虚劳"究系怎样性质的病变？

3. "薯预丸"与"大黄䗪虫丸"在临床上如何应用？

4. 对"虚劳"的治疗，为什么着重在治脾和治肾？

肺痿肺痈咳嗽上气病脉证治第七

尤在泾云："痿者，萎也，如草木之萎而不荣，为津烁而肺焦也。痈者，壅也，如土也壅而不通，为热聚而肺溃也。"《外台秘要》引苏游传尸论云："其初得半卧半起，号为殗殜，气急咳者，名曰肺痿。"肺气嗽，经久亦有成肺痈者，其状与前肺痿不多异，但唾悉成脓出。"陆渊雷云："肺痿据苏游许仁则之论，乃即今之肺结核，肺痈乃赅括腐败性支气管炎、支气管扩张、肺坏疽、肺脓疡诸病。咳嗽上气，则呼吸器病之通常证候，所赅尤广。"刘河间云："咳，谓无痰而有声，肺气伤而不清也，嗽是无声而有痰，脾湿动而为痰也，咳嗽谓有痰而有声，盖因伤于肺气，动于脾湿，咳而为嗽也。"

其实咳并不是完全无痰，只是咳多痰少，痰不易咯；嗽也不是完全无声，只是痰多咳少，痰很容易咯出。《灵枢·本脏》中云："肺高，则上气、肩息、欬。"《素问·五脏生成》中云："欬嗽上气，厥在胸中。"厥，作"逆"字解，"上气"就是气向上逆，所以《素问·生气通天论》中又说："秋伤于湿，上逆而欬。"

🌸 原文内容

原文96

问曰：热在上焦者，因咳为肺痿，肺痿之病，从何得之？师曰：或从汗出，或从呕吐，或从消渴，小便利数。或从便难，又被快药下利，重亡津液，故得之。曰：寸口脉数，其人咳，口中反有浊唾涎沫者何？师曰：为肺痿之病。若口中辟辟燥，咳即胸中隐隐痛，脉反滑数，此为肺痈，咳唾脓血。脉数虚者，为肺痿，数实者，为肺痈。

【语译】

问：肺上有热，因而咳嗽，渐次又变成"肺痿"，肺痿病的病理变化，究竟是怎样一回事呢？

答：原因不一，有的是在大量出汗以后，有的是在大量呕吐之后，有的是在患消渴病以后，有的是在过分利尿以后，有的是因大便秘结而过分用泻下药之后。不管是哪一种原因，总是由于脱失了津液而造成的。

问：在临床上，往往可见到两手寸口的脉搏现数象，症见咳嗽，口吐混浊的浆液痰涎，这究竟是什么病证呢？

答：这就是肺痿的症状。如果口干、辟辟地燥咳，且伴有胸部微痛，脉数而带有滑利之象，这是肺痈的症状。不管是肺痈，还是肺痿，均可见咳嗽、吐痰，往往有痰中带脓带血的时候，要注意辨别脉象，脉数而带虚象者，多是肺痿，脉数而呈实象者，多是肺痈。

【注解】

尤在泾云："此设为问答，以辨肺痿、肺痈之异。热在上焦二句，见《五脏风寒积聚》篇，盖师有是语，而因之以为问也。汗出、呕吐、消渴、二便下多，皆足以亡津液而生燥热，肺虚且热，则为痿矣。口中反有浊唾涎沫者，肺中津液为热所迫而上行也。或云，肺既痿而不用，则饮食游溢之精气，不能分布诸经，而但上溢于口，亦通。口中辟辟燥者，魏氏以为肺痈之痰涎脓血，俱蕴蓄结聚于肺脏之内，故口中反干燥，而但辟辟作空响燥咳而已。然按下肺痈条亦云，其人咳，咽燥不渴，多唾浊沫，则肺痿肺痈二证多同，惟胸中痛，脉滑数，唾脓血，则肺痈所独也。"

徐忠可云："热在上焦，则肺为热烁而咳。""上焦"即指"肺"而言。

陆渊雷云："咳唾脓血以下，脉经千金别为一条，此就咳唾脓血一证，辨肺痿肺痈也，旧注以咳唾脓血属上读，谓脓血肺痈所独有，非是。盖肺痿肺痈外证之异，肺痈则属实，其咳剧，其脓臭，其人不甚羸瘦，肺痿则属虚，其咳不剧，或竟不咳，其脓不臭，其人羸瘦殊甚，如此而已。"

原文 97

问曰：病咳逆，脉之何以知此为肺痈？当有脓血，吐之则死，其脉何类？师曰：寸口脉微而数，微则为风，数则为热，微则汗出，数则恶寒。风中于卫，呼气不入，热过于荣，吸而不出。风伤皮毛，热伤血肺。风舍于肺，其人则咳，口干，喘满，咽燥不渴，时唾浊沫，时时振寒。热之所过，血为之凝滞，畜结痈脓，吐如米粥。始萌可救，脓成则死。

【语译】

问：本来患的是咳嗽病，气不断地往上逆，经过切脉以后，为什么便知道是肺痈病？同时还判断定会吐"脓血痰"，这种病很难医治，甚至会导致死亡，究竟诊察到的是怎样的一类脉象呢？

答：肺痈在开始时还是和太阳中风一样，两手寸口的脉象虽微和，但至数却很快，这就是一般伤风可见的"微数脉"，由于病人不断地出汗，所以脉象并不紧张而微和，又因病人不断地发热恶寒，所以脉搏跳得快。由于肌表卫气和经脉里的营气遭受风热邪气的侵袭，所以呼气、吸气都发生了障碍，这时可及时发汗解表以消除风热。如果未能及时解除表邪，风热邪气逐渐地侵犯肺脏和血分，便发生咳嗽，伴有咽干、口干、气喘、胸满、吐浓稠浊痰，并常常作惊寒状，此时要及时清泻肺中的燥热，不要使病情恶化。假如没能及时治疗，以致肺脏之燥热越来越严重，导致血液瘀结，渐次溃疡化脓，吐的痰像米浆样的脓汁，这就演变成"肺痈"了。"肺痈"在病之初，都还可设法救治，一旦溃疡面越来越大，溃脓越来越多，就不容易治疗了。

【注解】曹颖甫云："咳逆之证，有痰饮，有风邪，有水气，所以决定为肺痈者，要有特异之脉证。肺痈之死证，固以吐脓血为最后一步，要其最初病因则甚轻，揆仲师所举脉证，特为中风失治。中风之证，其脉浮，发热自汗恶寒，此宜桂枝汤以发之者也。今曰寸口脉浮而数，浮则为风，数则为热，浮则汗出，数则恶寒，风中于卫，呼气不入，热过于营，吸而不出，其与太阳中风，发热出汗，鼻鸣干呕者何异？若早用桂枝汤以发其汗，宜必无肺痈之病，惟其失时不治，致风热内陷肺脏，久久浸成肺痈，究其所以然，风伤皮毛，则内舍于肺，热伤肺络，则变为咳嗽，但初见口干喘满，咽燥不渴，多唾浊沫，时时振寒，虽非若前之之桂枝汤，苟能清燥救肺，其病犹易愈也，惟其热郁肺脏，肺中血络凝阻，若疮疡然，其始以血络不通而痛，痛之不已，遂至蒸化成脓，吐如米粥，则内痈已成，始萌尚有方治，脓溃则万无一生，此肺痈之大略也。"

本条可分成四段来理解："问曰"至"何类"为第一段，这是提出关于肺痈之问；"师曰"至"吸而不出"为第二段，述"肺痈"开始的表现，和"太阳中风病"一个样的；"风伤皮毛"至"时时振寒"为第三段，阐述风热之邪深入侵犯到肺脏；"热之所过"至全文完结为第四段，叙述肺痈脓成的表现。

"捄"，同"救"字。

原文 98

上气，面浮肿，肩息，其脉浮大，不治，又加利尤甚。

【语译】咳嗽气逆，面部浮肿，呼吸极度困难，伴有两肩胛不断地扇动，脉象浮大无根，按到沉部便诊察不到了，这是阳气上脱的险象，很难治疗。假使又腹泻得很厉害，津液过分的脱失，病情就更是危险了。

【注解】魏荔彤云："面浮肿，阳衰于中，而气散于上也。肩息者，至人之息，息以肿，今息以肩，元气已铲其根，而浮游之气呼吸于胸膈之上也。诊之脉浮大，必浮大而沉微，且欲绝也。俱为上盛下绝，阴阳离脱之兆，加以下利，阴又下泄，阳必上越，其死尤速也，此上气之阳虚气脱，病之重者。"

原文 99

上气喘而躁者，属肺胀，欲作风水，发汗则愈。

【语译】咳嗽气逆，喘促而烦躁，这是肺气不能外达，而致胸部胀满使然，宜及时用发汗法，宣达肺气就行了，否则会演变成"风水"。

【注解】曹颖甫云："喘逆而躁疾，则为肺实，而胀为风遏太阳寒水不能外达皮毛之证，欲作风水，则为风水未成，盖风水既成，必至一身尽肿，此证独无，故曰发其汗即愈，麻黄加术汤、越婢汤、小青龙汤，俱可随证酌用，此上气以肺实而易愈者也。"

"风水"，证名，见后"水气"篇。前条"上气"是肺肾两虚证，所以不能治；此条之"上气"属肺实证，所以"发汗"就可治愈。

原文100

肺痿，吐涎沫而不咳者，其人不渴，必遗尿，小便数，所以然者，以上虚不能制下故也。此为肺中冷，必眩，多涎唾，甘草干姜汤以温之。若服汤已渴者，属消渴。

甘草干姜汤方

甘草四两（炙）　干姜二两（炮）

上㕮咀，以水三升，煮取一升五合，去滓，分温再服。

【语译】患肺痿，症见吐浆液状涎痰、咳嗽，并不口渴，小便次数频数，甚至遗尿，这是由于肺气虚弱，以致在下的膀胱不能节制的缘故。同时这是属于肺痿的虚寒证，所以常常伴有眩晕而痰涎多，可以用"甘草干姜汤"温散肺寒。假使服药后现"口渴"，这又属于"消渴"的燥热证了。

【注解】

曹颖甫云："痿之言萎，若草木然，烈日暴之，则燥而萎，水泽渍之，则腐而萎。本条吐涎沫而不渴之肺痿，与上燥热之肺痿，要自不同，所谓不渴必遗尿小便数者，上无气而不能摄水也，气有余即是火，气不摄水，则肺中无热可知，然则仲师所谓肺中冷，实为肺寒，眩为水气上冒，多涎唾，则寒湿在上也，故宜甘草干姜汤以温之。"

尤在泾云："甘草干姜，甘辛合用，为温肺复气之剂，服后病不去而加渴者，则属消渴，盖小便数而渴者为消，不渴者，非下虚即肺冷也。"

"消渴"，见后"消渴小便利淋病"篇。

【方义】曹颖甫云："按伤寒太阳篇干姜甘草汤，治误用桂枝汤发汗伤其脾阳而手足见厥冷而设，故作干姜甘草汤以复其阳，便当厥愈足温（《伤寒论》29条），但治厥倍干姜，治痿倍甘草耳。"

原文 101

咳而上气，喉中水鸡声，射干麻黄汤主之。

射干麻黄汤方

射干十三枚（一云三两） 麻黄四两 生姜四两 细辛 紫菀 款冬花各三两 五味子半升 大枣七枚 半夏（大者洗）八枚（一法半升）

上九味，以水一斗二升，先煮麻黄两沸，去上沫，内诸药，煮取三升，分温三服。

【语译】咳嗽气逆，同时喉中有痰，常常阻碍呼吸，发出水鸡叫似的声音，可以用"射干麻黄汤"降逆消痰。

【注解】

《诸病源候论》中云："肺病令人上气，兼胸膈痰满，气行壅滞，喘息不调，致咽喉有声如水鸡之鸣也。"

水鸡，据苏颂《本草》云："龟，即今水鸡是也。"就是"青蛙"，蜀人叫作"田鸡"，此物叫起来声音连续不绝，这里用来描述喉鸣音。

【方义】曹颖甫云："麻黄、细辛、半夏、五味子，并同小青龙汤，惟降逆之射干，利水之紫菀（《本草汇》云，能通小便），散寒之生姜，止嗽之款冬，和中之大枣，则与小青龙异，究其所以然，咳而上气之证，究为新病，不似痰饮之为痼疾，及时降气泄水，开肺散寒，尚不至寖成痰饮，外此若细辛之治咳，五味之治气冲，麻黄之散寒，生半夏之去水，不惟与小青龙汤同，并与苓甘五味姜辛半夏汤同，可以识立方之旨矣。"

原文 102

咳逆上气，时时吐浊，但坐不得眠，皂荚丸主之。

皂荚丸方

皂荚八两（刮去皮，用酥炙）

上一味，末之，蜜丸梧子大，以枣膏和汤服三丸，日三夜一服。

【语译】咳嗽气逆，只能取坐位，不能平卧，不断地吐出许多浊痰来，可用"皂荚丸"祛痰。

【注解】尤在泾云："浊，浊痰也。时时吐浊者，肺中之痰随上气而时出也，然痰虽出而满不减，则其本有固而不拔之势，不迅而扫之，本去也。皂荚味辛入肺，除痰之力最猛，饮以枣膏，安其正也。"

【方义】沈明宗云："皂荚能开诸窍，而驱风痰最疾，服三丸者，是取峻药缓散之意也。"

原文 103

咳而脉浮者，厚朴麻黄汤主之。

厚朴麻黄汤方

厚朴五两　麻黄四两　石膏如鸡子大　杏仁半升　半夏半升　干姜三两　细辛二两　小麦一升　五味子半升

上九味，以水一斗二升，先煮小麦熟，去滓，内诸药，煮取三升，温服一升，日三服。

【语译】患咳嗽，脉搏现浮象，这是肺气上逆之象，可用"厚朴麻黄汤"来理肺气。

【注解】徐忠可云："咳而脉浮，则表邪居多，但此非在经之表，乃邪在肺家气分之表也，故于小青龙汤去桂、芍、草三味，而加厚朴以下气，石膏以清热，小麦以辑心火而安胃。"

【方义】《医宗金鉴》中云："麻黄祛风散肺逆，与半夏细辛干姜五味子同用，即前小青龙加石膏，为解表行水之剂也，然土能制水，而地道壅塞，则水亦不行，故用厚朴疏敦阜之土，使脾气健运，而水自下泄矣，杏仁下气去逆，小麦入心经能通火气，以火能生脾，助脾而共成决水之功也。"

原文 104

脉沉者，泽漆汤主之。

泽漆汤方

半夏半升　紫参五两（一作紫菀）　泽漆三斤（以东流水五斗，煮取一斗五升）　生姜五两　白前五两　甘草　黄芩　人参　桂枝各三两

上九味，㕮咀，内泽漆汁中，煮取五升，温服五合，至夜尽。

【语译】患咳嗽，假使脉搏现沉象，这是肺停水饮之象，可以用"泽漆汤"行阳消水。

【注解】徐忠可云："咳而脉沉，则里邪居多，但此非在腹之里，乃邪在肺荣分之里也，故以泽漆之下水，功类大戟者为君，且邪在荣，泽漆兼能破血也。"

【方义】《医宗金鉴》中云："脉沉为水，以泽漆为君者，因其功专于消痰行水也。水性阴寒，桂枝行阳气以导之。然所以停水者，以脾土衰不能制水，肺气逆不能通调水道，故用人参、紫参、白前、甘草补脾顺肺，同为制水利水之方也，黄芩苦以泄之，半夏、生姜，辛以散之也。"

原文105

大逆上气，咽喉不利，止逆下气者，麦门冬汤主之。

麦门冬汤方

麦门冬七升　半夏一升　人参三两　甘草二两　粳米三合　大枣十二枚

上六味，以水一斗二升，煮取六升，温服一升，日三夜一服。

【语译】患肺痿，气极度地向上逆，以致喉管呼吸都很不顺利，如果是属于津枯燥热证，可以用"麦门冬汤"生津润燥。

【注解】《诸病源候论》中云："肺主于气，邪乘于肺，则肺胀，胀则肺管不利，不利则气道涩，故气上喘逆，鸣息不通。"这就是对本条的具体解释。

此应为"肺痿"的津枯燥热证，所以沈明宗认为麦门冬汤是治"肺痿"的主方。

【方义】喻嘉言云："此胃中津液干枯，虚火上炎之证，治本之良法也。于麦门人参甘草粳米大枣大补中气，大生津液队中，增入半夏之辛温一味，其利咽下气，非半夏之功，实善用半夏之功，擅古今未有之奇矣。"

原文 106

肺痈，喘不得卧，葶苈大枣泻肺汤主之。

葶苈大枣泻肺汤方

葶苈（熬令黄色，捣丸如弹子大） 大枣十二枚

先以水三升，煮枣取二升，去枣，内葶苈，煮取一升，顿服。

肺痈，胸满胀，一身面目浮肿，鼻塞清涕出，不闻香臭酸辛，咳逆上气，喘鸣迫塞，葶苈大枣泻肺汤主之。（方见上，三日一剂，可至三四剂。此先服小青龙汤一剂，乃进。小青龙汤方，见咳嗽门中）

【语译】患肺痈，趁着痈肿还没有溃脓，而气逆已经越发厉害，喘促得不能够平卧了，急宜服用"葶苈大枣泻肺汤"，消郁结，散痈肿。

【注解】

尤在泾云："肺痈喘不得卧，肺气被迫，亦已甚矣，故须峻药顿服，以逐其邪。葶苈苦寒，入肺泄气闭，加大枣甘温以和药力，亦犹皂荚丸之饮以枣膏也。"

《医宗金鉴》中云："赵良曰，此治肺痈吃紧之方也，肺中生痈，不泻何待，恐日久痈脓已成，泻之无益，日久肺气已索，泻之转伤，乘其血结而脓未成，当急以泻之之法夺之，况喘不得卧，不亦甚乎。"

【方义】

葶苈，《本草经》云："破坚逐邪，通利水道。"

甄权《药性本草》云："疗肺痈上气咳嗽，及止喘促，除胸中

痰饮。"

曹颖甫云:"葶苈大枣泻肺汤,直破肺脏之郁结,用大枣者,恐葶苈猛峻,伤及脾胃也。"

程林云:"痈在肺则胸胀满,肺朝百脉而主皮毛,肺病则一身面目浮肿也,肺开窍于鼻,肺气壅滞,则畜门不开,但清涕渗出,而浓浊犹塞于鼻肺之间,故不闻香臭酸辛也。以其气逆于上焦,则有喘鸣迫塞之证,与葶苈大枣汤以泻肺。""畜门",指鼻外窍,《灵枢·营气》中云:"上循喉咙,入颃颡之窍,究于畜门。"畜,音"臭",义同。

原文 107

咳而胸满,振寒,脉数,咽干不渴,时出浊唾腥臭,久久吐脓如米粥者,为肺痈,桔梗汤主之。

桔梗汤方(亦治血痹)

桔梗一两 甘草二两

上二味,以水三升,煮取一升,分温再服,则吐脓血也。

【语译】临床上见到咳嗽,胸部胀满,作惊寒,脉搏比较快,咽头干燥,并不发渴,只是吐出的浊痰有腥臭味,再隔一些时吐出的东西便像稀粥一样的稠脓,此为"肺痈",可以用"桔梗汤"排脓消浊。

【注解】曹颖甫云:"咳而胸满,盖即喘不得卧之证见于内脏者,热郁于肺,皮毛开而恶寒,故振寒,血热内炽,故脉数,肺液被风热灼烁,故咽干,口多涎沫,故不渴,要其始萌,胸中便隐隐作痛,时出浊唾腥臭,至于失时不治,吐脓如米粥,则肺痈已成,桔梗汤方治。桔梗开泄肺气,兼具滑泽之碱性,以去滋垢,倍甘草以消毒，使脓易吐出，而痛自愈矣，排脓汤之用桔梗，亦即此意，剧者，赤小豆、当归散亦可用之，热重者，千金苇茎汤亦可用之。"

【方义】《医宗金鉴》中云："桔梗之苦，甘草之甘，解肺毒排痈脓也，此治已成肺痈、轻而不死者之法也。"

原文 108

咳而上气，此为肺胀，其人喘，目如脱状，脉浮大者，越婢加半夏汤主之。

越婢加半夏汤方

麻黄 六两　　石膏 半斤　　生姜 三两　　大枣 十五枚　　甘草 二两　　半夏 半升

上六味，以水六升，先煮麻黄，去上沫，内诸药，煮取三升，分温三服。

【语译】患咳嗽病，气不断地向上逆，以致喘促很厉害，严重时两眼凸挺，像是要脱落一般，脉搏也比较浮大，这是里热盛的"肺胀"，可以酌用"越婢加半夏汤"清热降逆。

【注解】

《诸病源候论》中云："肺虚感微寒而成咳，咳而气还聚于肺，肺则胀，是为咳逆也。"

尤在泾云："外邪内饮，填塞肺中，为胀，为喘，为咳而上气，越婢汤散邪之力多，而蠲饮之力少，故以半夏辅其未逮，不用小青龙者，以脉浮且大，病属阳热，故利辛寒，不利辛热也，目如脱状者，目睛胀突，如欲脱落之状，壅气使然也。"

【方义】尤在泾云："越婢汤散邪之力多，而蠲饮之力少，故以半夏辅其未逮。"

越婢汤适合于热多寒少而无汗之证，本方的主要作用亦是清里热散水饮。

原文 109

肺胀，咳而上气，烦躁而喘，脉浮者，心下有水，小青龙加石膏汤主之。

小青龙加石膏汤方（《千金》证治同，外更加胁下痛引缺盆）

麻黄　芍药　桂枝　细辛　甘草　干姜各三两　五味子　半夏各半升　石膏二两

上九味，以水一斗，先煮麻黄，去沫，内诸药，煮取三升。强人服一升，羸者减之，日三服，小儿服四合。

【语译】患肺胀，咳嗽气逆，烦躁，喘促，脉搏现浮象，这是呼吸道里有痰饮水邪之症，可以用"小青龙加石膏汤"，以驱除痰饮，并镇喘逆。

【注解】

尤在泾云："此亦外邪内饮相搏之证，而兼烦躁，则夹有热邪，麻、桂药中，必用石膏，如大青龙之例也。又此条见证与上条颇同，而心下寒饮，则非温药不能开而去之，故不用越婢加半夏，而用小青龙加石膏，温寒并进，水热俱捐，于法尤为密矣。"

所谓"心下"，陆渊雷云："仲景书凡言心下者皆指胃，独此条（指《伤寒论》40条小青龙汤证）之水气，不在胃而在呼吸器，以主证为咳喘故也。"

【方义】曹颖甫云："脉但浮，则水气甚于里热，故用蠲饮之小青龙汤，加石膏以定喘，重用麻、桂、姜、辛以开表温里，而石膏之剂量独轻，观麻杏石甘之定喘，当可悟二方之旨矣。"

❀ 附方

外台炙甘草汤

治肺痿涎唾多，心中温温液液者。（方见虚劳）

【方义】

即前《血痹虚劳篇》附方一：千金翼炙甘草汤。

沈明宗云："温温液液，即泛泛恶心之意也。"

（方出《外台秘要·第十卷·肺痈门》）

千金甘草汤

甘草

上一味，以水三升，煮减半，分温三服。

【方义】

徐忠可云："肺痿之热，由于虚，则不可直攻，故以生甘草之甘寒，频频呷之，热自渐化也。余妄曾病此，初时涎沫成碗，服过半月，痰少而愈。"

本方出《千金要方·第十七卷》"肺痿门"，主治与外台炙甘草汤同，惟唾多下有"出血"两个字，甘草分量系用二两，这里缺了，应照原书补入。

在《千金翼方·第十五卷》"补五脏门"，也载有此方，名叫"温液汤"，剂量是"三两"。

千金生姜甘草汤

治肺痿，咳唾涎沫不止，咽燥而渴。

生姜五两　人参三两　甘草四两　大枣十五枚

上四味，以水七升，煮取三升，分温三服。

【方义】沈明宗云："即炙甘草汤之变方也，甘草、人参、大枣，扶脾胃而生津液，以生姜辛润宣行滞气，俾胃中津液，溉灌于肺，则泽槁回枯，不致肺热叶焦，为治肺痿之良法也。"

（方出《千金要方·第十七卷·肺痿门》）

千金桂枝去芍药加皂荚汤

治肺痿吐涎沫。

桂枝三两　生姜三两　甘草二两　大枣十枚　皂荚二枚（去皮子，炙焦）

上五味，以水七升，微微火煮取三升，分温三服。

【方义】沈明宗云："用桂枝汤，嫌芍药酸收，故去之，加皂荚利涎通窍，不令涎沫壅遏肺气而致喘痿，桂枝和调营卫，俾荣卫宣行，则肺气振而涎沫止矣。"

（方出《千金要方·第十七卷·肺痿门》）

外台桔梗白散

治咳而胸满，振寒，脉数，咽干不渴，时出浊唾腥臭，久久吐脓如米粥者，为肺痈。

桔梗　贝母各三分　巴豆一分（去皮，熬，研如脂）

上三味，为散，强人饮服半钱匕，羸者减之。病在膈上者吐脓血，膈下者泻出，若下多不止，饮冷水一杯则定。

【方义】

沈明宗云："以桔梗开提肺气，贝母清热而化痰涎，巴霜峻猛热剂，急破其脓，驱脓下出。"

尤在泾云："似亦以毒攻毒之意，然非病盛气实，非峻药不能为功者，不可侥幸一试也。"

（方出《外台秘要·第十卷·肺痈门》）

千金苇茎汤

治咳，有微热，烦满，胸中甲错，是为肺痈。

苇茎二升　薏苡仁半升　桃仁五十枚　瓜瓣半升

上四味，以水一斗，先煮苇茎，得五升，去滓，内诸药，煮取二升，服一升，再服，当吐如脓。

（方出《千金要方·第十七卷·肺痈门》）

【方义】魏荔彤云："肺痈欲成未成之际，图治当早者也。苇小芦大，一物也，苇茎与芦根同性，清热利水，解渴除烦，佐以薏苡仁下气宽中，桃仁润肺滑肠，瓜瓣亦润燥清热之品，一服再服，注云当吐如脓，可见为痈虽结，而脓未成，所以可治也，较之葶苈大枣汤、皂荚丸，皆得预治之法，仲景所谓始萌可救者。"

瓜瓣，《圣惠方》作"甜瓜子"。《太平御览》引《吴普本草》云："瓜瓣，瓜子也。"张石顽《本经逢原》云："甜瓜子，即甜瓜瓣，为肠胃内痈要药，予尝用之，然必黄熟味甜者，方不伤胃。"

❀ 原文小结

以上十四条叙述肺痈、肺痿、咳嗽上气三大病证。第96、97、100、105、106、107六条，系讨论肺痿、肺痈；第98、99、101、102、103、104、108、109八条，系讨论咳嗽上气；第96条先叙述肺痿病的原因，再辨别对肺痿、肺痈的诊断；第97、106、107三条，专谈肺痈的病因、病变、诊断、治疗等问题；第100、105两条则在辨识肺痿病的证治。辨"肺痈"病多以邪盛为主，辨"肺痿"病多以正虚为主，所以疗"肺痈"着重除邪，疗"肺痿"着重补虚。至讨论"咳嗽上气"各条：第98条为虚证；第99条为实证；第101、102两条均为痰饮邪盛，不过前条饮邪较轻，后条饮邪较重；第103条病在气分，方治着重在理气；第104条病在水饮，方治着重在消水；第108、109两条，既有停饮，又有邪热，不过前条热重于饮，后条饮盛于热，所以前条方治着重在清热，后条方治着重在蠲饮。

❦ 原文表解

表1 肺痿辨治

肺痿
- 原因：出汗，呕吐，消渴，小便数，快药下利，重亡津液（96）
- 病变：热在上焦（96）
- 症状：咳，口中反有浊唾涎沫，辟辟燥，咳即胸中隐隐痛，唾脓血，遗尿，小便数，大逆上气，咽喉不利（96、100、105）
- 脉象：数虚（96）
- 治疗
  - 肺中冷：甘草干姜汤（100）
  - 止逆下气：麦门冬汤（105）

表2 肺痈辨治

肺痈
- 原因：风伤皮毛，热伤血脉，风舍于肺（97）
- 病变：热之所过，血为之凝滞，蓄结痈脓（97）
- 症状：咳逆，口干，喘满，咽燥不渴，时唾浊沫，时时振寒，吐脓血如米粥，痰腥臭（97、107）
- 脉象：微数，滑数，数实（96、97）
- 治疗
  - 喘不得卧：葶苈大枣泻肺汤（106）
  - 浊唾腥臭：桔梗汤（107）
- 预后：始萌可救，脓成则死（97）

表3 咳嗽上气辨治

咳嗽上气
- 虚证
  - 症状：上气，面浮肿，肩息（98）
  - 脉象：浮大（98）
  - 预后：不治，又加利尤甚（98）
- 实证
  - 症状：上气，喘而躁，欲作风水（99）
  - 病变：属肺胀（99）
  - 治疗：发汗则愈（99）
- 痰盛
  - 轻症
    - 症状：咳而上气，喉中水鸡声（101）
    - 治疗：射干麻黄汤（101）
  - 重症
    - 症状：咳逆上气，时时吐浊，但坐不得眠（102）
    - 治疗：皂荚丸（102）
- 气逆
  - 症状：咳而脉浮（103）
  - 治疗：泽漆汤（104）
- 水饮
  - 症状：咳而脉沉（104）
  - 治疗：泽漆汤（104）
- 饮轻热盛
  - 症状：咳而上气，肺胀；喘，目如脱状（108）
  - 脉象：浮大（108）
  - 治疗：越婢加半夏汤（108）
- 热轻饮盛
  - 症状：咳而上气，烦躁而喘（109）
  - 病变：肺胀，心下有水（109）
  - 治疗：小青龙和石膏汤（109）

🎀 复习题

1. 如何辨识肺痿、肺痈？

2. 肺痿、肺痈不同治疗的关键在什么地方？

3. "越婢加半夏汤"与"小青龙加石膏汤"不同的治疗作用在哪里？

4. "厚朴麻黄汤证"与"射干麻黄汤证"如何区分？

奔豚气病脉证治第八

奔肫，"奔"字亦作"贲"，"肫"在本篇正文中都作"豚"。《灵枢·邪气脏腑病形》中云："沉厥奔豚，足不收，不得前后。"这是较早的记载。

为什么要叫作"奔豚"呢？《诸病源候论》中云："夫奔豚气者，肾之积气，起于惊恐忧思所生，若惊恐则伤神，心藏神也，忧思则伤志，肾藏志也，神志伤动，气积于肾，而气上下游走，如豚之奔，故曰奔豚。"《张氏医说》中云："以肾气奔冲为奔豚，谓豚能奔逸，而不能远也。"

"奔豚"究竟是怎样一类病呢？陆渊雷云："奔豚系一种发作性疾病，病人多系中年男女，发作时先于小腹虬结成癥块而作痛，块渐大，痛亦渐剧，同时气从小腹上冲至心胸，其人困苦欲死，俯仰坐卧，饮食呼吸，无一而可，既而冲气渐降，痛渐减，块亦渐小，终至痛止块消，健好如常人，当其发作之时，一若命在呼吸者，其实自能平复，殊无不良之预后也。汤本氏谓为发作的上冲性神经症，然腹起癥块，必非纯粹神经系统病。阮其煜云，奔豚盖沉重之胃肠病，因胃肠积气过多，而累及衰弱之心脏，遂发此证，此说盖得之。验奔豚病人，多兼见胃肠病证，知其主病在胃肠矣。"

❀ **原文内容**

原文 110

师曰：病有奔豚，有吐脓，有惊怖，有火邪，此四部病，皆从惊发得之。师曰：奔豚病，从少腹起，上冲咽喉，发作欲死，复还止，皆从惊恐得之。

【语译】由于受到不同的惊恐刺激而发生的疾病，大约有四种：奔豚病、吐脓病、惊怖病、火邪病。"奔豚"发作的临床表现是：当病发作的时候，好像是有股气从小肚子起，一直上冲到咽喉部，这时的痛楚除死而外真是难以形容，但是这一阵过去以后，又感觉有一股气从咽喉部缓缓地回复到小腹，于是所有难堪的症状都消失了。像这样的奔豚病，往往还是由于惊恐的刺激而来的。

【注解】

程林云："篇目止有奔豚一证，而吐脓、惊怖、火邪皆简脱，必有缺文。"

尤在泾云："吐脓有咳与呕之别，其从惊得之旨未详。惊怖，即惊恐，盖病从惊得，而惊气即为病气也。火邪，见后惊悸部（即第十二篇），及《伤寒论》太阳篇云，太阳病，以火熏之不得汗，其人必躁，到经不解，必圊血，名为火邪（《伤寒论》114 条），然未尝云以惊发也。惊悸篇云，火邪者，桂枝去芍药加蜀漆牡蛎龙骨救逆汤主之，此亦是火邪而发惊，非因惊而发火邪也，即后奔豚证治三条，亦不必定从惊恐而得，盖是证有杂病伤寒之异，从惊恐得者，杂病也，从发汗（《伤寒论》65 条）及烧针被寒者（《伤寒论》117 条），伤寒也。其吐脓火邪二证，仲景必别有谓，姑阙之以俟知者。"

据张从正云："惊者为自不知故也，恐者为自知也。"是"惊"的致病范围更广泛了。如《伤寒论》第119条云："太阳伤寒者，加温针必惊也"，便是例子。

《素问·骨空论》中云："冲脉为病，逆气里急。"又云："此生病，从少腹上冲心而痛，不能前后，为冲疝。"看来"奔豚"便是《素问》所说的"冲疝"，气从少腹起，上冲咽喉，发作欲死，其病在冲脉。

陆渊雷云："盖奔豚之发也，气从少腹直冲而上，其差也，气从心胸直降而下，求其病变所在而不可得，乃悬拟人身有冲脉焉。是生此病，此《素问》冲脉说之所由来也。冲脉之为物，固不可知，然又无以证明其为病，不得已，则冲脉之说，殆未有以易之，至于《金匮》以为得之惊发，于理尤觉切近，惊发者，惊恐刺激之谓，发作性官能病之原因于惊恐刺激者，指不胜屈，验之奔豚病者，亦多有情志不舒之事实。由是言之，《金匮》谓惊发得之者，推其得病之原因，《素问》谓冲脉为病者，拟其病变之所在，各见一端，合之斯备。"

原文 111

奔豚，气上冲胸，腹痛，往来寒热，奔豚汤主之。

奔豚汤方

甘草　芎䓖　当归各二两　半夏四两　黄芩二两　生葛五两　芍药二两　生姜四两　甘李根白皮一升

上九味，以水二斗，煮取五升，温服一升，日三，夜一服。

【语译】"奔豚"病发，气向上冲逆，不仅胸腹部呈阵发性疼痛，同时伴有间歇型发热，可以用"奔豚汤"疏肝降气。

【注解】

陆渊雷云："此奔豚之兼有往来寒热者，往来寒热，非奔豚必具之候，上冲腹痛，乃必具之候，非然者，即不名奔豚也。"

为什么"奔豚"发病会出现"往来寒热"呢？尤在泾云："此奔豚气之发于肝邪者，往来寒热，肝脏有邪，而气通于少阳也。"

【方义】尤在泾云："肝欲散，以姜、夏、生葛散之；肝苦急，以甘草缓之；芎、归、芍药理其血；黄芩、李根下其气。桂、芩为奔豚主药，而不用者，病不由肾发也。"

原文 112

发汗后，烧针令其汗，针处被寒，核起而赤者，必发奔豚，气从小腹上至心，灸其核上各一壮，与桂枝加桂汤主之。

桂枝加桂汤方

桂枝五两　芍药三两　甘草二两（炙）　生姜三两　大枣十二枚

上五味，以水七升，微火煮取三升，去滓，温服一升。

【语译】患桂枝汤证发汗后，又用"烧针"的方法再度发汗，于是进针处的针孔又遭受了寒邪，不仅表皮上突起个赤色的核，同时亦引起奔豚病的发作，一股气从小肚子上冲到心胸部，很难忍受。这是由于寒邪被烧针劫持而造成的，应在针核处各烧艾灸一壮，发散寒邪，并用"桂枝加桂汤"解表降逆气。

【注解】此条与《伤寒论》第117条是一样的，只是《伤寒论》无"发汗后"三字，"小腹"作"少腹"，末尾多"更加桂二两也"一句。

曹颖甫云："烧针令发汗，此本桂枝汤证，先服桂枝汤不解，刺风池风府，却与桂枝汤则愈之证（《伤寒论》24条），乃针后不用桂枝汤，风邪未能外泄，寒气乘虚而闭针孔，夫风池本少阳之穴，风府以督脉之穴而属少阴，二穴为寒邪所遏，则少阳抗热，挟少阴冲气，一时暴奔而上，此所以针处核起而赤，必发奔豚也，故仲师救逆之法，先灸核上，与桂枝加桂汤，此即先刺风池风府，却与桂枝汤之成例，所以汗而泄之，不令气机闭塞，吸而上冲也。"

"烧针"即"火针"，与针柄加艾的"温针"不同，法用麻油满盏，灯草二七茎点之，将针频涂麻油，烧令通赤（不赤或冷，则反损人），针以火筋铁造者为佳。

【方义】柯韵伯云："更加桂者，益火之阳，而阴自平也，桂枝更加桂，治阴邪上攻，只在一味中加分两，不于本方外求他味，不即不离之妙如此。前证（指《伤寒论》65条茯苓桂枝甘草大枣汤证）已在里，而奔豚未发，此证尚在表，而奔豚已发，故有不同。"

原文 113
发汗后，脐下悸者，欲作奔豚，茯苓桂枝甘草大枣汤主之。
茯苓桂枝甘草大枣汤方
茯苓半斤　甘草二两（炙）　大枣十五枚　桂枝四两
上四味，以甘澜水一斗，先煮茯苓，减二升，内诸药，煮取三升，去滓，温服一升，日三服。

（甘澜水法：取水二斗，置大盆内，以杓扬之，水上有珠子五六千颗相逐，取用之）

【语译】患桂枝汤证，过度发汗以后，肚脐以下部位悸动，好像要发作奔豚似的，这是肾气上逆的先兆，可用"茯苓桂枝甘草大枣汤"温散肾邪。

【注解】《医宗金鉴》中云："周扬俊曰，汗本心之液，发汗而病脐下悸者，心气虚而肾气动也。"

本条与《伤寒论》第65条同，只是"发汗后"句下多"其人"二字。

【方义】程林云："脐下为肾气发源之地，茯苓泄水以伐肾邪，桂枝行阳以散逆气，甘草、大枣甘温助脾土以制肾水，煎用甘澜水者，扬之无力，全无水性，取其不助肾邪也。"

❀ 原文小结

以上四条，列叙"奔豚"气病。第110条概述奔豚发作的原因和具体表现；以下三条分别列论"奔豚"的辨证论治，第111条为肝气证，第112条为寒郁证，第113条为肾气证，因而方治各别。

❀ 原文表解

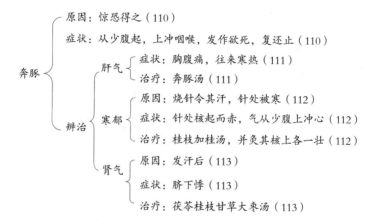

❀ 复习题

1. 根据奔豚病的症状分析，究竟是什么病？

2. 桂枝加桂汤、茯苓桂枝甘草大枣汤的功用有何异同？

胸痹心痛短气病脉证治第九

《灵枢·本脏》中云："肺大则多饮，善病胸痹、喉痹、逆气。"这和本篇所讨论的"胸痹""短气"极类似。《诸病源候论》中云："胸痹之候，胸中愊愊如满，噎塞不利，习习如痒，喉里涩，唾燥，甚者心里强痞急痛，肌肉苦痹，绞急如刺，不得俯仰，胸前皮皆痛，手不能犯，胸满短气，咳唾引痛，烦闷，白汗出，或彻背膂，其脉浮而微者是也。"这是对胸痹、心痛、短气病较细致的描写。

陆渊雷云："古书所称胸痹心痛，以心胸部特异感觉为主，赅括心绞痛，及大动脉之炎症瘤症。然心绞痛及大动脉之炎症瘤症，系不治之病，本篇诸方所治盖胃神经痛、肋间神经痛及食管病耳。"陆说足供参考。

🌸 原文内容

原文 114

师曰：夫脉当取太过不及，阳微阴弦，即胸痹而痛，所以然者，责其极虚也。今阳虚知在上焦，所以胸痹、心痛者，以其阴弦故也。

【语译】凡是病人的脉象，不是偏于太过，便是偏于不足，太过是实证，不足是虚证。例如害胸痹、心痛的脉搏，轻按在浮部，往往是微弱的，但重按到沉部，便出现弦急之象，揆其所以然的道理，总不外是阳气虚弱的关系。正由于上焦胸腔阳气虚弱，所以阴邪便侵袭到心胸部，而出现胸痹、心痛、阴脉弦急等脉症来。

【注解】

《医宗金鉴》中云："脉太过则病，不及亦病，故脉当取太过不及而候病也。阳微，寸口脉微也，阳得阴脉为阳不及，上焦阳虚也；阴弦，尺中脉弦也，阴得阴脉为阴太过，下焦阴实也。凡实阴之邪，皆得以上乘阳虚之胸，所以病胸痹心痛。胸痹之病，轻者，即今之胸满，重者，即今之胸痛也。"

脉分阴阳，多是指浮或沉的部位，浮取为阳，沉取为阴；有时是指左右手，左脉为阳，右脉为阴；《医宗金鉴》则指尺、寸而言，寸为阳，尺为阴。这些在临床上都有一定的意义，尤以用在浮沉部、左右手的经验，更为切实些。

关于"弦脉"，《素问·阴阳别论》中云："鼓阳胜急曰弦。"《伤寒论》中云："脉浮而紧者，名曰弦也。弦者，状如弓弦，按之不移也。"因此，弦脉，不一定是指阴脉而言，只是在描述脉搏的紧急之象。

原文 115

平人无寒热，短气不足以息者，实也。

【语译】 假使一个健康情况较正常的人，也没有发热、恶寒的外感表现，但呼吸突然现频数而喘息的，这是"里实证"。

【注解】

尤在泾云："平人，素无疾之人也，无寒热、无新邪也，而仍短气不足以息，当是里气暴实，或痰、或食、或饮，碍其升降之气而然，盖短气有从素虚宿痰而来者，有从新邪暴遏而得者，二端并否，其为里实无疑，此审因察病之法也。"

"短气"，成无己《伤寒明理论》中说："短气者，呼吸虽数，而不能相续，似喘而不摇肩，似呻吟而无痛者是也。"

陆渊雷云："短气为胸痹之一证，于此言其属实者，以下文胸痹诸方，多用栝蒌枳实厚朴等攻破之药故也。"

原文 116

胸痹之病，喘息咳唾，胸背痛，短气，寸口脉沉而迟，关上小紧数，栝蒌薤白白酒汤主之。

栝蒌薤白白酒汤方

栝蒌实一枚（捣）　薤白半升　白酒七升

上三味，同煮取二升，分温再服。

【语译】 患"胸痹"，出现呼吸短促而喘息，伴有咳嗽、唾痰、胸部和背部疼痛等症，诊察其脉搏，寸脉按到沉部迟，搏动数率还极迟慢，关脉的体象虽然细小而紧急，搏动数率却要比寸部脉稍快一点。这是心胸部阳气虚弱、脾胃部阴寒气滞之象，可以用"栝蒌薤白白酒汤"通阳气、消阴翳。

【注解】

徐忠可云："此段实注胸痹之脉证，后凡言胸痹，皆当以此概之，但微有参差不同，故特首揭以为胸痹之主证、主脉、主方耳。"

张石顽云："寸口脉沉迟者，阳气衰微也，关上小紧者，胃以上有阴寒结聚，所以胸中喘息咳唾，胸背痛而短气。"

尤在泾云："胸中，阳也，而反痹，则阳不用矣，阳不用，则气之上下不相顺接，前后不能贯通，而喘息、咳唾、胸背痛、短气等证见矣。更审其脉，寸口亦阳也，而沉迟，则等于微矣，关上小紧，亦阴弦之意，而反数者，阳气失位，阴反得而主之，易所谓阴凝于阳，书所谓牝鸡之晨也，是当以通胸中之阳为主。"

【方义】

张石顽云："栝蒌性润，专以涤垢腻之痰，薤白臭秽，用以通秽浊之气，同气相求也，白酒熟谷之液，色白上通于胸中，使佐药力，上行极而下耳。"

关于"白酒"有两种说法，曹颖甫即用"膏粱酒"，《千金方》系"白醙浆"，《外台秘要》称"白醙酒"。"醙"读如"再"，程敬通解释为"酢浆"，也就是"米醋"。

《名医别录》云："薤白温中，散结气。"临床上用薤白通胸中阳气是有效验的。

原文 117

胸痹不得卧，心痛彻背者，栝蒌薤白半夏汤主之。

栝蒌薤白半夏汤方

栝蒌实一枚　　**薤白**三两　　**半夏**半升　　**白酒**一斗

上四味，同煮，取四升，温服一升，日三服。

【语译】患"胸痹"，由于喘息、短气、咳唾等症发作剧烈，不能卧睡，同时心胸和背部作牵掣性疼痛，这是由于气滞痰盛的缘故，可用"栝蒌薤白半夏汤"行气涤痰。

【注解】

尤在泾云："胸痹不得卧，是肺气上而不下也，心痛彻背，是心气塞而不和也，其痹为尤甚矣，所以然者，有痰饮以为之援也，故于胸痹药中加半夏以逐痰饮。"

陆渊雷云："此条不云喘息咳唾短气者，省文也，且栝蒌薤白半夏汤，即是前方，加半夏一味，则前条之证，亦为此条所有，故知不得卧者，喘息咳唾短气之甚也，心痛彻背者，胸背痛之甚也。"

【方义】张石顽云："心痛彻背者，胸中痰垢积满，循脉而溢于背，背者，胸之府，故于前药，但加半夏，以祛痰积之痹逆也。"

原文118

胸痹，心中痞，留气结在胸，胸满，胁下逆抢心，枳实薤白桂枝汤主之，人参汤亦主之。

枳实薤白桂枝汤方

枳实四枚　厚朴四两　薤白半斤　桂枝一两　栝蒌一枚（捣）

上五味，以水五升，先煮枳实、厚朴，取二升，去滓，内诸药，煮数沸，分温三服。

人参汤方

人参　甘草　干姜　白术各三两

上四味，以水八升，煮取三升，温服一升，日三服。

【语译】患"胸痹"，邪气痞结在心胸部，以致胸部不仅胸部胀满，甚至两胁肋部亦似乎有股气上逆抢击心胸部似的，这是痰饮水气上逆的现象，可用"枳实薤白桂枝汤"行阳开郁。如果是虚寒较重者，还可以兼用"人参汤"扶阳祛邪。

【注解】魏荔彤云："胸痹自是阳微阴盛矣，心中痞气，气结在胸，正胸痹之病状也，再连胁下之气，俱逆而抢心，则痰饮水气，俱乘阴寒之邪，动而上逆，胸胃之阳气，全难支拒矣，前方以枳实、厚朴开郁温中，薤白、桂枝升阳益胃，微用栝蒌实而不用根，以甘代苦，使作先驱，引阳益阴，尤必先后煮治，以融和其气味，俾缓缓荡除其结聚之邪也。再或虚寒已甚，无敢恣为开破者，惟以温补其阳为主，正气得旺而邪气自消，又治胸痹从本治之一法也。"

我在临床上，用以上两方互服的方法，治疗虚羸人之胸痹症，效果极佳。

【方义】

曹颖甫解释"枳实薤白桂枝汤"云："胁下水气为阴霾所吸，乃从胁下逆行，冲迫心下，用枳实栝蒌实达痰下行，薤白通阳，厚朴燥湿，而胸中阴霾之气，乃一泄无余矣。"

程林解释"人参汤"云："此即理中汤也，中气强则痞气能散，胁气能下，人参、白术所以益脾，甘草、干姜所以温胃，脾胃得其和，则上焦之气开发，而胸痹亦愈。"

原文 119

胸痹，胸中气塞，短气，茯苓杏仁甘草汤主之，橘枳姜汤亦主之。

茯苓杏仁甘草汤方

茯苓三两　杏仁五十个　甘草一两

上三味，以水一斗，煮取五升，温服一升，日三服。（不差，更服）

橘枳姜汤方

橘皮一斤　枳实三两　生姜半斤

上三味，以水五升，煮取二升，分温再服。

（《肘后》《千金》云：治胸痹，胸中愊愊如满，噎塞习习如痒，喉中涩，唾燥沫）

【语译】患"胸痹"，假使现胸部气有阻塞感而呼吸迫促的，如系有水饮，可用"茯苓杏仁甘草汤"利水降气，如系有痰湿，要用

"橘枳姜汤"祛痰利湿。

【注解】

程林云："膻中为气之海，痹在胸中，则气塞短气也。"

曹颖甫云："胸中气塞，其源有二：一由水停伤气，一由湿痰阻气，水停伤气，以利水为主，而用茯苓为君；湿痰阻气，以疏气为主，而君橘皮、枳实以祛痰。"

【方义】

徐忠可解释"茯苓杏仁甘草汤"云："杏仁利肺气，而加茯苓以导饮，甘草以补中。"

程林解释"橘枳姜汤方"云："气塞气短，非辛温之药，不足以行之，橘皮枳实生姜辛温，同为下气药也。"

曹颖甫云："君橘皮枳实以祛痰，生姜以散寒而气自畅。"

原文 120

胸痹缓急者，薏苡附子散主之。

薏苡附子散方

薏苡仁十五两　大附子十枚（炮）

上二味，杵为散，服方寸匕，日三服。

【语译】患"胸痹"，心胸部常常作痛，平时痛楚稍缓，气候转寒冷时疼痛便加剧，这是寒湿痹证，可以用"薏苡附子散"温散寒湿。

【注解】曹颖甫云："湿痹则痛，平时痛缓，遇寒则痛急，故谓之缓急。"

【方义】曹颖甫云："方用薏苡以去湿，大附子以散寒，欲药力之厚，故散而服之，病不可急攻，故缓而进之。"

原文 121

心中痞，诸逆心悬痛，桂枝生姜枳实汤主之。

桂枝枳实汤方

桂枝三两　生姜三两　枳实五枚

上三味，以水六升，煮取三升，分温三服。

【语译】患"胸痹"，心胸部不仅痞塞不舒，甚至感觉气往上逆，冲击疼痛，心中好像虚空空似的。这是阳虚湿盛的缘故，可以用"桂枝生姜枳实汤"扶阳除湿。

【注解】

曹颖甫云："湿痰阻于膈上，则心阳以不达而痞，心阳不达，则胸中之阳气虚，阳虚于上，肾邪凌之，冲气逆之，而心为之悬痛，治之者，当伏其所主，扶心阳，破湿痰，则痞去而痛止矣，此用桂枝枳实生姜之意也。"

尤在泾云："心悬痛，谓如悬物动摇而痛，逆气使然也。"

【方义】尤在泾云："桂枝、枳实、生姜，辛以散逆，苦以泄痞，温以祛寒也。"

原文 122

心痛彻背，背痛彻心，乌头赤石脂丸主之。

赤石脂丸方

蜀椒一两（一法二分）　乌头一分（炮）　附子半两，炮（一法一分）　干姜一两（一法一分）　赤石脂一两（一法二分）

上五味，末之，蜜丸如桐子大，先食服一丸，日三服。（不知，稍加服）

【语译】患"胸痹"，胸背部作牵掣性疼痛，当心胸部疼痛发作时往往会发散到背部，或背部疼痛发作时亦往往影响到心胸部。这是阳衰阴盛的证候，酌用"乌头赤石脂丸"扶阳逐寒。

【注解】《医宗金鉴》中云："心痛彻背，尚有休止之时（指117条），故以栝蒌薤白白酒加半夏汤平剂治之。此条心痛彻背，背痛彻心，是连连痛而不休，则为阴寒邪盛，浸浸乎阳光欲熄，非薤白白酒之所能治也，故以乌头赤石脂丸主之，方中乌、附、椒、姜，一派大辛大热，别无他顾，峻逐阴邪而已。"

【方义】《医宗金鉴》中云："既有附子之温，而复用乌头之迅，佐干姜行阳，大散其寒，佐蜀椒下气，大开其郁，恐过于大散大开，故复佐赤石脂入心，以固涩而收阳气也。"

原文 123

九痛丸，治九种心痛。

九痛丸方

附子三两（炮）　生狼牙一两（炙香）　巴豆一两（去皮心，熬，研如脂）　人参　干姜　吴茱萸各一两

上六味，末之，炼蜜丸如桐子大，酒下，强人初服三丸，日三服，弱者二丸。

兼治卒中恶，腹胀痛，口不能言；又治连年积冷，流注心胸痛，并冷冲上气，落马坠车血疾等，皆主之。忌口如常法。

【语译】诸多的心胸疼痛症，如果都是由于寒盛气结的缘故，可以酌用"九痛丸"逐寒行气。

【注解】

《备急千金要方·第十三卷·心腹痛》云："九痛丸，治九种心痛，一虫心痛、二注心痛、三风心痛、四悸心痛、五食心痛、六饮

心痛、七冷心痛、八热心痛、九去来心痛，此方悉主之，并疗冷冲上气，落马堕车血疾等。"

尤在泾云："九痛而并以一药治之者，岂痛虽有九，其因于积冷结气所致者多耶。"

【方义】程林云："心痛虽分九种，不外积聚、痰饮、结血、虫注、寒冷而成，附子巴豆，散寒冷而破坚积，狼牙茱萸，杀虫注而除痰饮，干姜人参，理中气而和胃脘，相将治九种之心痛。巴豆除邪杀鬼，故治中恶，腹胀痛，口不能言，连年积冷，流注心胸痛，冷气上冲，皆宜于辛热，辛热能行血破血，落马坠车，血凝血积者，故并宜之。"

🌸 原文小结

以上十条辨论胸痹、心痛、短气病，惟第115条是从侧面举例而言，意在说明平人气喘与"胸痹"的短气有所不同的，即是说平人短气多半属实，胸痹短气多为阳气先虚。其余九条，第114条是概说"胸痹"的病理变化是为"阳虚阴盛"的结果。第116至第123八条，都在论述"胸痹"的辨证施治。

❀ 原文表解

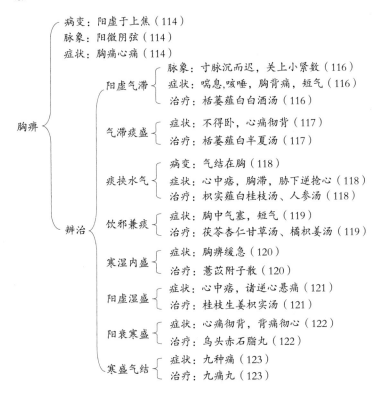

❀ 复习题

1. 辨识"胸痹"的关键在什么地方?

2. "栝蒌薤白半夏汤"和"乌头赤石脂丸"同治心痛彻背,两方作用相同吗?

3. "九痛丸"是否对寒热虚实之痛症都有效?

腹满寒疝宿食病脉证第十

关于"腹痛"，《灵枢·杂病》中云："腹满，大便不利，腹大，亦上走胸嗌，喘息喝喝然，取足少阴。腹满食不化，腹向向然，不能大便，取足太阴。"是说这种"腹满"，病不责之肾（足少阴），便责之脾（足太阴）了。

关于"寒疝"，《素问·长刺节论》中云："病在少腹，腹痛不得大小便，病名曰疝，得之寒。"王冰注《素问·大奇论》云："疝者，寒气结聚之所为也。"颜师古注云："疝，腹中气疾，上下引也。"《诸病源候论》云："疝者，痛也，此由阴气积于内，寒气结搏而不散，腑脏虚弱，风冷邪气相击，则腹痛里急，故云寒疝腹痛也。"

关于"宿食"已见第一篇第73条，《诸病源候论·宿食不消候》中云："宿谷未消，新谷又入，脾气既弱，故不能磨之，则经宿而不消也，令人腹胀气急，噫气醋臭，时复憎寒壮热是也。"巢氏对宿食病的解说，可以补本篇症状的不足。

陆渊雷云："此篇所论，皆消化器病。腹满即急慢性腹膜炎，后世谓之鼓胀，宿食即急性胃肠炎，后世谓之伤食。鼓胀及腹膜炎腹部多膨满，或兼腹水，自其外证而名之，故曰腹满。急性胃肠炎，多因饮食失宜所致，自其原因而名之，故曰宿食。寒疝则赅括较多，其病以腹痛为主证，有时积聚成块，按之应手，则亦腹膜炎常见之候，而肠之套叠纽结亦与焉。其但痛而无块者，则为肋间神经痛、腰腹神经痛（亦称疝痛）、骶骨神经痛，其病多宜温药，古人皆不分别，概称寒疝。"

🌸 原文内容

原文 124

跌阳脉微弦，法当腹满，不满者，必便难，两胠疼痛，此虚寒从下上也，以温药服之。

【语译】患"腹满"病，足上的"跌阳脉"出现微弱而弦急之象，应该有腹胀的感觉，即或胀满不很显著，大便亦可能发生困难，并伴有两侧胠胁疼痛，这是由于下焦虚寒病变而影响到中焦的缘故。这种阴寒便秘证候，应该服用"温下"药。

【注解】

尤在泾云："跌阳，胃脉也。微弦，阴象也。以阴加阳，脾胃受之，则为腹满。设不满，则阴邪必旁攻胠胁，而下闭谷道，为便难、为两胠疼痛。然其寒不从外入，而从下上，则病自内生，所谓肾虚则寒动于中也，故不当散而当温。"

曹颖甫云："窃意当用大黄附子细辛汤，所以然者，以腹满兼有寒痰故也。"

"跌阳"的解释可参见第72条。"胠"是指胁上腋下的部位，《素问·五脏生成》云"支膈胠胁"，即指此。

原文 125

病者腹满，按之不痛为虚，痛者为实，可下之，舌黄，未下

者，下之黄自去。

【语译】对患腹部胀满的病人进行诊断时，用手按摩病人腹部，不拒按且不痛者，多属虚证；拒按且痛者，多属实证。对"腹满"，一定要确系实证，才能用泻下剂。辨识是否实证，还可以通过舌象来诊断，如舌苔干燥色黄，这是热实证，在尚未使用过泻下剂的情况下，及时施用泻下剂，这样黄燥苔可随着实热证的消退而消退。

【注解】魏荔彤云："无形之虚气作痞塞，则按之无物，何痛之有？倘挟有形之实物为患，如宿食在胃，疝气在少腹等是也，按之有物阻碍于脏腑之侧，焉有不痛者乎，此于按之痛否，以决其虚实之法也。又辨之于舌、舌白为寒，舌黄为热，腹满而舌黄，知其人邪实而热盛矣，更必问其曾经下否；如已经攻下，尚当斟酌，必舌黄而未下者，乃可下之也，下之所以去其热也。而黄因热结，热涤而黄自除，气自消，胀自愈矣"

"痛"或"不痛"，表现于"拒按"或"不拒按"，拒按则痛，不拒按便不痛，拒按是实证，不拒按是虚证。

原文 126

腹满时减，复如故，此为寒，当与温药。

【语译】患"腹满"，时而病情减轻，时而又恢复原状，多属于虚寒证，可以选用"理中附子"等温补方剂来散寒补虚。

【注解】曹颖甫云："腹满不减，减不足言，仲师既出大承气方治矣（指《伤寒论》第 255 条，本书第 136 条亦有此文），此却以时减时满为寒，知虚实之辨，即在减与不减矣。盖宿食有形，阴寒无形，有形者不能减，无形者能减，此人之所易知也。"

陆渊雷主张用"理中附子汤"。

原文 127

病者萎黄，躁而不渴，胸中寒实，而利不止者，死。

【语译】患"腹满"病的病人，皮肤逐渐呈显萎黄色，意识时而模糊，伴有躁扰表现，由于胸腹部停有寒饮，所以不发渴，但腹泻却越发厉害了，这是阳衰阴盛的证候，多属险证。

【注解】

尤在泾云："萎黄，脾虚而色败也，气不至故躁，中无阳故不渴，气竭阳衰，中土已败，而复寒结于上，脏脱于下，何恃而可以通之止之乎，故死。"

曹颖甫云："用大剂术附以回阳，用祛湿之赤石脂禹余粮以止涩下焦，或亦当挽救一二也。"

《伤寒论》第 296 条云："少阴病，吐利躁烦，四逆者死。"又第 298 条云："不烦而躁者，死。"因为"躁"属虚阳外扰，是无意识的，所以多属险证。

本条据徐忠可的意见，为虚寒腹满证。

原文 128

寸口脉弦者，即胁下拘急而痛，其人啬啬恶寒也。

【语译】患"太阳表证"，两手脉搏现弦紧，腰胁部拘急强直而疼痛，还伴有一阵阵地啬啬然恶寒，这就不同于腹满胠胁痛的里寒证了。

【注解】曹颖甫云："寸口脉弦，即太阳病浮紧之脉，太阳之脉，出脑下项，夹脊抵腰中，太阳本寒入里，故胁下拘急而痛，啬啬恶寒，病在皮毛，此当用葛根汤，使下陷之寒邪，循经上出而外达皮毛，便当一汗而愈，盖胁下之拘急，原等于项背强也。"

本条是表证，用以和腹满的里寒证区别。

原文 129

夫中寒家，喜欠，其人清涕出，发热色和者，善嚏。

【语译】素体里虚之人，随时都感到阳气不足而欠呻，假如感冒了，开始就现流清鼻涕等寒象，直到周身暖和而发热的时候，才不断地打喷嚏出来，逐渐表现出阳气对疾病的抵抗。

【注解】尤在泾云："阳欲上而阴引之则欠，阴欲入而阳拒之则嚏，中寒者，阳气被抑，故喜欠；清涕出，发热色和，则邪不能留，故善嚏。"

"中寒家"是指素体虚寒之人，这种人非常容易感冒。本条即一般的伤风证。

原文 130

中寒，其人下利，以里虚也，欲嚏不能，此人肚中寒（一云痛）。

【语译】里虚之人而又腹泻，这是脾阳虚弱的缘故，同时连喷嚏都打不出来者，说明脾胃的阳气虚弱极了。

【注解】

尤在泾云："中寒而下利者，里气素虚，无为捍蔽，邪得直侵中脏也，欲嚏不能者，正为邪迫，既不能却，又不甘受，于是阳欲动而复止，邪欲去而仍留也。"

沈明宗云："阳和则嚏，而欲嚏不能，乃阴寒凝滞于里，所以肚中寒也。"肚,《广雅》云:"胃谓之肚。"

原文 131

夫瘦人绕脐痛,必有风冷,谷气不行,而反下之,其气必冲,不冲者,心下则痞也。

【语译】本来是个很瘦弱的人,既有大便秘结、肚脐周疼痛的里证,同时又有外伤风冷的表证症状,如果遽然使用"泻下剂"攻里,有可能发生两种情况。假若服泻下药后,观察到病人正气有上冲外向的趋势,说明表邪未陷入里,还可以从表而解;假若正气没有上冲外向的趋势,这是表邪内陷之征,将会变化成胃部痞满的证候来。

【注解】

程林云:"瘦人,虚弱人也,若绕脐作痛,必有风冷,有谷气着而不行,瘦人未可剧下,而反下之,则风冷之气必上冲,如不上冲,必虚而结于心下为痞也。"

"必"字,都作"审"字解,《后汉书·刘陶传》云:"所与交友,必也同志。"

"绕脐痛"是里证,审其有风冷,又兼有表证,谷气不行,而大便秘结,是"绕脐痛"的病因,属表里两实。治应先解表后攻里,如果不解表却用下法攻里,这是错误的疗法。

气之"冲"与"不冲",反映的是正气抵抗疾病的机势存不存在,这和《伤寒论》第15条的"气上冲""不上冲"是同一意义。气不上冲而心下痞者,是正气衰弱不能抗击邪气的结果。

原文 132

病腹满，发热十日，脉浮而数，饮食如故，厚朴七物汤主之。

厚朴七物汤方

厚朴_{半斤} 甘草_{三两} 大黄_{三两} 大枣_{十枚} 枳实_{五枚} 桂枝_{二两} 生姜_{五两}

上七味，以水一斗，煮取四升，温服八合，日三服。呕者加半夏五合，下利去大黄，寒多者加生姜至半斤。

【语译】

患腹满病的同时又有外感表邪，已经发热十来天了，脉搏仍现浮象，而至数增加，食欲也还好，这是表里两实证，用"厚朴七物汤"两解表里。

【注解】 徐忠可云："此有表复有里，但里夹燥邪，故小承气为主，而合桂甘姜枣以和其表。盖腹之满，初虽因微寒，乃胃素强，故表寒不入，而饮食如故，但腹满发热，且脉浮数，相持十日，此表里两病，故两解之耳，此即大柴胡之法也，但脉浮数，邪尚在太阳，故用桂枝去芍药合小承气耳。"

"去芍药"，即因"腹满"之故，与《伤寒论》第21条因"胸满"去"芍药"同一理由。饮食如故，只说明表邪不太严重，未有入里机势，否则，表里两实病，应该先解表后攻里。

【方义】 张石顽云："较之桂枝加大黄汤，多枳朴而少芍药，以枳朴专泄壅滞之气，故用之，芍药专收耗散之阴，此腹但满而不痛，与阴血无预，故去之。"

原文 133

腹中寒气，雷鸣切痛，胸胁逆满，呕吐，附子粳米汤主之。

附子粳米汤方

附子一枚（炮）　半夏半升　甘草一两　大枣十枚　粳米半升

上五味，以水八升，煮米熟汤成，去滓，温服一升，日三服。

【语译】胸腹里阳虚而寒气盛者，在腹部往往发生肠鸣、腹痛等症，在胸胁部便会发生气逆胀满、呕吐等症，属阳虚阴盛的证候，可用"附子粳米汤"来温养肾和脾的阳气。

【注解】程林云："《灵枢经》曰，邪在脾胃，阳气不足，阴气有余，则寒中肠鸣腹痛。盖脾胃喜温而恶寒，寒气客于中，奔迫于肠胃之间，故作雷鸣切痛，胸胁逆满呕吐也，附子粳米汤，散寒止逆。"

【方义】曹颖甫云："附子粳米汤，用炮附子一枚以回肾阳，用粳米甘草大枣以扶中气，复加半夏以降冲逆，肾阳复则虚寒之上逆者息矣，中气实则雷鸣切痛止矣，冲逆降则胸胁逆满呕吐平矣。"

原文 134

痛而闭者，厚朴三物汤主之。

厚朴三物汤方

厚朴八两　大黄四两　枳实五枚

上三味，以水一斗二升，先煮二味，取五升，内大黄，煮取三升，温服一升，以利为度。

【语译】腹痛，伴有便闭或胀满者，这是里实气滞证，可用"厚朴三物汤"来通便行气。

【注解】尤在泾云："痛而闭，六府之气不行矣。"魏荔彤云："闭者，即胃胀便难之证也。"

【方义】尤在泾云："厚朴三物汤，与小承气同，但承气意在荡实，故君大黄，三物意在行气，故君厚朴。"

原文 135

按之心下满痛者，此为实也，当下之，宜大柴胡汤。

大柴胡汤方

柴胡半斤　黄芩三两　芍药三两　半夏半升（洗）　枳实四枚（炙）　大黄二两　大枣十二枚　生姜五两

上八味，以水一斗二升，煮取六升，去滓，再煎，温服一升，日三服。

【语译】腹胀满疼痛而拒按者，这是热实证，可用"大柴胡汤"涤除热邪。

【注解】

尤在泾云："按之而满痛者，为有形之实邪，实则可下，而心下满痛，则结处尚高，与腹中满痛不同，故不宜大承气而宜大柴胡。"

此条和《伤寒论》第136条"伤寒十余日，热结在里，与大柴胡汤"同一理由。

"实"指邪热而言，所以魏荔彤云："此为邪实夹热者言也。"热邪为无形之实，故不用大承气汤。

【方义】吴遵程云："于小柴胡中除去人参甘草助阳恋胃之味，而加芍药枳实大黄之沉降，以涤除热滞也。"

原文 136

腹满不减，减不足言，当须下之，宜大承气汤。

大承气汤方

大黄四两（酒洗） 厚朴半斤（去皮，炙） 枳实五枚（炙） 芒硝三合

上四味，以水一斗，先煮二物，取五升，去滓，内大黄，煮取二升，去滓，内芒硝，更上火微一二沸，分温再服，得下，余勿服。

【语译】患腹满病，腹胀满毫不松减，纵然偶尔松减一点，亦不十分觉察得到，这是里实证，可用"大承气汤"一类的泻下方剂，涤除实邪。

【注解】尤在泾云："减不足言，谓虽减，而不足云减，所以其满之至也，故宜大下。已上三方，虽缓急不同，而攻泄则一，所谓中满者，泻之于内也。"

此条与《伤寒论》第255条同，只是无"须"字。

原文 137

心胸中大寒痛，呕不能饮食，腹中寒，上冲皮起，出见有头足，上下痛而不可触近，大建中汤主之。

大建中汤方

蜀椒二合（去汗） 干姜四两 人参二两

上三味，以水四升，煮取二升，去滓，内胶饴一升，微火煎取一升半，分温再服；如一炊顷，可饮粥二升，后更服，当一日食糜，温覆之。

【语译】胸腹部发生剧烈的寒性疝痛，呕吐，吃不下东西，疼痛发作时，从外表可以看到肌肉呈显出有头有足般的冲动，而疼痛亦上下游移，拒按，这时可用"大建中汤"散寒定痛。

【注解】

《医宗金鉴》中云："心胸中大寒痛，谓腹中上连心胸大痛也，而名大寒痛者，以有厥逆脉伏等大寒证之意也，呕逆不能饮食者，是寒甚拒格于中也，上冲皮起，出见头足者，是寒甚聚坚于外也，上下痛不可触近，是内而脏腑，外而经络，痛之甚，亦由寒之甚也，主之以大建中汤。"

陆渊雷云："上冲皮起，出见有头足上下者，肠蠕动过剧，可以望而知也。"

此条属于寒疝的范围。

【方义】《医宗金鉴》云："大建中汤，蜀椒干姜，大散寒邪，人参胶饴，大建中虚，服后温覆，令有微汗，则寒去而痛止，此治心胸中寒之法也。"

原文 138

胁下偏痛，发热，其脉紧弦，此寒也，以温药下之，宜大黄附子汤。

大黄附子汤方

大黄三两　附子三枚（炮）　细辛二两

上三味，以水五升，煮取二升，分温三服；若强人煮取二升半，分温三服。服后如人行四五里，进一服。

【语译】某一侧胁肋下发生疼痛，痛得厉害时，还伴有发热，脉搏亦紧张弦急，这是寒性疝痛的一种，多为寒疝的郁积证，可用"大黄附子汤"温下、开郁、散寒。

【注解】尤在泾云："胁下偏痛而脉紧弦，阴寒成聚，偏着一处，虽有发热，亦是阳气被郁所致，是以非温不能已其寒，非下不能去其结，故曰宜以温药下之。"

【方义】

程林云："大黄苦寒，走而不守，得附子细辛之大热，则寒性散而走泄之性存是也。"

徐忠可云："附子细辛与大黄合用，并行而不悖，此即《伤寒论》大黄附子泻心汤之法也。"

原文 139

寒气厥逆，赤丸主之。

赤丸方

茯苓四两　乌头二两（炮）　半夏四两（洗），一方用桂　细辛一两，《千金》作人参

上四味，末之，内真朱为色，炼蜜丸如麻子大，先食酒饮下三丸，日再夜一服；不知，稍增之，以知为度。

【语译】病寒疝气痛，且四肢厥逆，如系由于水饮而成的，可用"赤丸"利水回厥。

【注解】曹颖甫云："寒气厥逆，此四逆汤证也，从水气得之，肾虚于下，寒水迫于上，因病腹满，阳气不达四肢，乃一变而为厥逆，赤丸功用，重在利水降逆，便可知厥逆由于水寒。"

【方义】曹颖甫云："乌头细辛有回阳功用，实亦足以行水而下痰，朱砂含有铁质，足以补血镇心，使水气不得上僭，丸之分量不可知，如麻子大则甚小，每服三丸，日再服，夜一服者，欲其缓以留中，使得渐拔病根也，此则用丸之旨也。"

茯苓、半夏，有行水降逆的作用；真朱，即是"朱砂"。

原文 140

腹痛，脉弦而紧，弦则卫气不行，即恶寒，紧则不欲食，邪正相搏，即为寒疝。绕脐痛，若发则白汗出，手足厥冷，其脉沉弦者，大乌头煎主之。

乌头煎方

乌头_{大者五枚}（熬，去皮，不咬咀）

上以水三升，煮取一升，去滓，内蜜二升，煎令水气尽，取二升，强人服七合，弱人服五合。不差，明日更服，不可日再服。

【语译】肚腹疼痛，脉搏出现弦紧之象，这是由于外在和内在阳气衰弱的反应，正由于体表外在卫阳之气衰弱，不能运行全身抵抗外来的寒邪，所以有"恶寒"的表现，而脉搏现弦；又由于内在脾胃阳气的衰弱，所以食欲不好，而脉搏现紧。此证属于内外阳气衰弱，故出现一派阴寒的病变表现，正衰邪盛是构成寒疝的主要根源。当寒疝病发作的时候，肚的周围疼痛，剧烈时，逼得浑身是汗，甚而手足厥冷，脉象沉紧而急，这时可用"大乌头煎"散寒定痛。

【注解】

尤在泾云："弦紧脉皆阴也，而弦之阴从内生，紧之阴从外得，弦则卫气不行，而恶寒者，阴出而痹其外之阳也；紧则不欲食者，阴入而痹其胃之阳也，卫阳与胃阳并衰，而外寒与内寒交盛，由是阴反无畏而上冲，阳反不治而下伏，所谓邪正相搏，即为寒疝者也。"

魏荔彤云："寒疝既成，伏于少腹，绕脐痛苦，发止有时，发则白津出，津似汗非汗也，此汗本下部虚寒，阴邪逼迫外越故也。及阴寒积久而发，四肢厥冷，脉得沉紧，何非寒厥之气为害也耶。"

"白汗"作"迫汗"解，"白""迫"是同音字。《淮南了·修务训》云："奉一爵酒，不知于色，挈一石之尊，则白汗交流。""白汗"就是不胜其任而逼迫出汗的意思，这里也是由于剧烈疼痛而引发汗出。

【方义】程林云："乌头大热大毒，破积聚寒热，治脐间痛不可俛仰，故用之以治绕脐寒疝痛苦，治下焦之药味，不宜多，多则气不专，此沉寒痼冷，故以一味单行，则其力大而厚，甘能解药毒，故内蜜以制乌头之大热大毒。"

原文 141

寒疝腹中痛，及胁痛，里急者，当归生姜羊肉汤主之。

当归生姜羊肉汤方

当归三两　生姜五两　羊肉一斤

上三味，以水八升，煮取三升，温服七合，日三服。若寒多者，加生姜成一斤。痛多而呕者，加橘皮二两，白术一两。加生姜者，亦加水五升，煮取三升二合，服之。

【语译】患寒疝病，腹部和胁肋部发生疼痛，同时体内还有拘急难受的感觉，这是血虚的阴寒证，可用"当归生姜羊肉汤"补虚散寒。

【注解】尤在泾云："此治寒多而血虚者之法，血虚则脉不荣，寒多则脉绌急，故腹胁痛而里急也。"

《外台秘要》"里急"作"腹里急"，可见"里急"是"腹拘急疼痛"的意思。

【方义】《医宗金鉴》云："当归通络活血，生姜温中散寒，里急者，内虚也，用羊肉补之。《内经》云：'形不足者，温之以气，精不足者，补之以味'是也。"

原文 142

寒疝，腹中痛，逆冷，手足不仁，若身疼痛，灸刺诸药不能治，抵当乌头桂枝汤主之。

乌头桂枝汤方

乌头

上一味，以蜜二斤，煎减半，去滓，以桂枝汤五合解之，得一升后，初服二合，不知，即服三合；又不知，复加至五合。其知者，如醉状，得吐者，为中病。

桂枝汤方

桂枝三两（去皮）　芍药三两　甘草二两（炙）　生姜三两　大枣十二枚

上五味，剉，以水七升，微火煮取三升，去滓。

【语译】患寒疝病，腹部疼痛，手足冰冷且麻木不仁，甚至全身都发生疼痛，这是表里都有寒邪的证候，如果用艾灸、针刺以及其他方药都不见效的时候，只宜用"乌头桂枝汤"两解表里寒邪。

【注解】

徐忠可云："起于寒疝腹痛，而至逆冷手足不仁，则阳气大痹，加以身疼痛，荣卫俱不和，更灸刺诸药不能治，是或攻其内，或攻其外，邪气牵制不服，故以乌头攻寒为主，而合桂枝全汤以和荣卫，所谓七分治里，三分治表也。"

"抵当"有两解："抵"作"至"字解，"当"读去声，犹至当、极当之意；又，"抵"为"只"字之讹，或转音，"当"读平声，犹言只宜、只应的意思。

【方义】

程林云："乌头煎，热药也，能散腹中寒痛，桂枝汤，表药也，能解外证身腹，二方相合，则能达脏腑而利荣卫和血气。"医宗金鉴云："以桂枝汤五合解之者，溶化也，令得一升，谓以乌头所煎之蜜五合，加桂枝汤五合，溶化令其得一升也。不知，不效也，其知者，已效也。"

曹颖甫云："乌头性同附子，麻醉甚于附子，服后遍身麻木，欲言不得，欲坐不得，欲卧不得，胸中跳荡不宁，神智沉冥，如中酒状。"

乌头桂枝汤服法中的"中病"犹言"中毒"。旧注解"得吐者"为内寒已解，故为"中病"，此解无临床依据，临床上用此方，并不作吐，而病即痊愈，若"得吐"者，是"乌头"没有煎好的中毒现象。因而"中病"的解释应该是"中毒"而发生的病变。

原文 143

其脉数而紧乃弦，状如弓弦，按之不移。脉数弦者，当下其寒；脉紧大而迟者，必心下坚；脉大而紧者，阳中有阴，可下之。

【语译】凡是脉搏至数增多，脉管的紧张度加大，便往往出现弦脉，"弦脉"好比弓上挂的弦一般，指下按着只有劲直的感觉而不很弹动，这是寒证热证复合出现的一种脉象。如果数脉中现较明显的弦象，便属于阳中有阴的证候，也就是寒实证，腹部常有坚积的症状，如"大黄附子汤"就是泻下这类寒实证的方剂。至于脉象紧大中而带迟象，或者大中带紧，同样是寒证的脉搏，同样可以采用温下法治疗。

【注解】尤在泾云："脉数为阳，紧弦为阴，阴阳参见，是寒热交至也。然就寒疝言，则数反从弦，故其数为阴凝于阳之数，非阳气生热之数矣。如就风疟言，则弦反从数，故其弦为风从热发之弦（按：指疟疾篇 60 条），而非阴气生寒之弦者，与此适相发明也。紧而迟，大而紧亦然。大虽阳脉，不得为热，正以形其阴之实也，故曰阳中有阴，可下之。"

疟疾、腹满、寒疝等，脉象都现"弦"，本条是在叙述不同性质的弦脉。数脉而弦是寒实证；弦脉而数是热实证；脉紧而迟或脉大而紧，同样是寒实证；"心下坚"是寒实证的体征；"阳中有阴"是在说寒实证的性质；"下其寒"是指用温药下其寒实，陈修园主张用"大黄附子汤"。

原文 144

问曰：人病有宿食，何以别之？师曰：寸口脉浮而大，按之反涩，尺中亦微而涩，故知有宿食，大承气汤主之。

【语译】问：患消化不良的宿食病，从脉象上怎样分辨呢？答：宿食是实证，寸口脉象反映出来一定是浮而大，但是由于宿食的阻滞，往往会损伤脾胃正气，所以在浮大脉象中还现滞涩之象，不仅寸部的脉是这样，就是尺部的脉亦还是这样，在治疗时，可先用"大承气汤"泻下宿食。

【注解】尤在泾云："寸口脉浮大者，谷气多也，谷多不能益脾而反伤脾，按之脉反涩者，脾伤而滞，血气为之不利也，尺中亦微而涩者，中气阻滞，而水谷之精气不能逮下也，是因宿食为病，则宜大承气下其宿食。"张石顽云："所谓亦微而涩，亦字从上贯下，言浮大而按之略涩，非涩弱无力之谓，见浮大中按之略涩，方可用大承气下之，设纯见微涩，按之不实，乃属胃气虚寒，冷食停滞之候，又当从枳实理中助胃消导之药矣，岂复为大承气证乎。"

原文 145

脉数而滑者，实也，此有宿食，下之愈，宜大承气汤。

【语译】

患宿食病，假使脉搏至数增加，同时还有滑利之象，这是里实证，可以用"大承气汤"一类的方剂，泻下宿食。

【注解】《医宗金鉴》云："腹满而痛，脉数而滑者，实也，此有宿食，故当下之。李彣曰：滑者，水谷之气胜也，若滑而兼数，则实热已入胃府矣，故云有宿食，可下之。"

《伤寒论》第256条颇与此相同，可参看。

原文 146

下利不欲食者，有宿食也，当下之，宜大承气汤。（见前痓病中）

【语译】患宿食病，虽然有腹泻、食欲减退等症状，如果是里实证，仍当用"大承气汤"泻下剂。

【注解】尤在泾云："谷多则伤脾，而水谷不分，谷停则伤胃，而恶闻食臭，故下利不欲食者，知其有宿食当下也。"

原文 147

宿食在上脘，当吐之，宜瓜蒂散。

瓜蒂散方

瓜蒂一分（熬黄）　赤小豆一分（煮）

上二味，杵为散，以香豉七合，煮取汁，和散一钱匕，温服之，不吐者，少加之，以快吐为度而止。（亡血及虚者不可与之）

【语译】患宿食病，假如病变在上脘、胸咽部，而为阳证、实证的，还可以用"瓜蒂散"等催吐剂，涌吐实邪。

【注解】

《医宗金鉴》云："胃有三脘，宿食在上脘者，膈间痛而吐，可吐，不可下也；在中脘者，心中痛而吐。或痛不吐，可吐可下也；在下脘者，脐上痛而不吐，不可吐，可下也。今食在上脘，故当以瓜蒂散吐之也。"

"胃脘"犹言胃囊、胃腔，《正字通》云："胃之受水谷者曰脘，脐上五寸为上脘，脐上四寸即胃之幕，为中脘，脐上二寸，当胃下口，为下脘。"

【方义】《东垣试效方》云："若有宿食而烦者，仲景以栀子大黄汤主之（见《黄疸病脉证并治篇》），气口三盛，则食伤太阴，填塞闷乱，极则心胃大疼，兀兀欲吐，得吐则已，俗呼食迷风是也。经云，上部有脉，下部无脉，其人当吐不吐者死，宜瓜蒂散之类吐之。经云：'高者，因而越之，'此之谓也。"

原文 148

脉紧如转索无常者，有宿食也。

【语译】患宿食病的脉搏，固然多呈紧急象，但亦有象纽绳索一般而忽松忽紧的。

【注解】

尤在泾云："脉紧如转索无常者，紧中兼有滑象，不似风寒外感之紧，为紧而带弦也。故寒气所束者，紧而不移，食气所发者，乍紧乍滑，如以指转索之状，故曰无常。"

魏荔彤云："转索，宿食中阻，气道艰于顺行，曲屈傍行之象。"

"转索"是形容紧象，"无常"即忽松急紧之象。没有临床经验，不能一语说破，反而穿凿晦昧了。

原文 149

脉紧，头痛风寒，腹中有宿食不化也（一云，寸口脉紧）。

【语译】 脉象紧急，外感寒寒头痛等表证可能见到，内伤宿食腹痛等里证，也可能见到，临床总以辨证为主要。

【注解】《医宗金鉴》云："脉紧头痛，是外感风寒病也；脉紧腹痛，是内伤宿食病也。李彣曰，按此脉与证似伤寒而非伤寒者，以身不疼腰脊不强故也。然脉紧亦有辨，浮而紧者为伤寒，沉而紧者为伤食。"

❀ 附方

（原书附在第 143 条后，不合体例，特移植于此）

外台乌头汤

治寒疝，腹中绞痛，贼风入攻五脏，拘急不得转侧，发作有时，使人阴缩，手足厥逆。（方见上，即乌头桂枝汤）

（本方本出《千金要方·贼风》，《外台秘要·第十四卷》也足

引《千金方》来的）

外台柴胡桂枝汤方

治心腹卒中痛者。

柴胡四两　黄芩　人参　芍药　桂枝　生姜各一两半　甘草一两　半夏二合半　大枣六枚

上九味，以水六升，煮取三升，温服一升，日三服。

【方义】魏荔彤云："有表邪而夹内寒者，乌头桂枝汤证也，有表邪而夹内热者，柴胡桂枝汤证也。以柴胡桂枝生姜，升阳透表，人参半夏甘草大枣，补中开郁，黄芩芍药治寒中有热杂合，此表里两解，寒热兼除之法也。"

（本方出《外台秘要·第七卷·寒疝腹痛》）

外台走马汤

治中恶，心痛，腹胀，大便不通。

杏仁二枚　巴豆二枚（去皮心，熬）

上二味，以绵缠，搥令碎，热汤二合，捻取白汁饮之，当下。老小量之，通治飞尸鬼击病。

【方义】沈明宗云："中恶之证，俗谓绞肠乌痧，即臭秽恶毒之气，直从口鼻入于心胸，肠胃脏腑壅塞，正气不行，故心痛腹胀，大便不通，是为实证。似非六淫侵入，而有表里清浊之分，故用巴豆极热大毒，峻猛之剂，急攻其邪，佐杏仁以利肺与大肠之气，使邪从后阴一扫尽除，则病得愈，若缓须臾，正气不通，营卫阴阳，机息则死，是取通则不痛之义也。"

（本方出《外台秘要·第七卷·卒疝》）

❀ 原文小结

以上二十六条，讨论腹满、寒疝、宿食三种病症的证治。第124条至136条共十三条讨论"腹满"病；第137条至143条共七条，讨论"寒疝"病；第144条至149条共六条，讨论"宿食"病。讨论腹满病的十三条中，第124条至131条共八条，从腹满病的脉象、症状、舌苔各方面来判断表里寒热虚实不同的证候；第132条至136条共五条，着重在辨证论治。讨论寒疝病的七条，前六条列述了六种不同的证治，第143条提出寒疝的弦脉，纵然是实证也属寒实，很少有热实证。讨论宿食病的六条，第144、145、146三条，言病在下脘，所以只宜攻下；第147条，言病在上脘，所以只宜催吐；最后两条辨别宿食之紧脉，情况比较复杂，须辨识清楚，如第144条的前半段和第148条指出，宿食病往往损伤正气，脉搏常常带微涩象，或紧如转索无常，第149条指出，要和表证的紧脉区别开来。

❀ 原文表解

表1 腹满证治

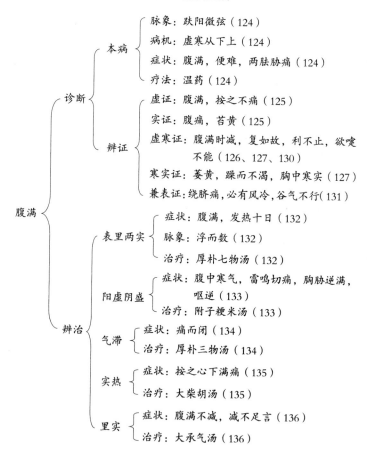

腹满
├─ 诊断
│   ├─ 本病
│   │   ├─ 脉象：趺阳微弦（124）
│   │   ├─ 病机：虚寒从下上（124）
│   │   ├─ 症状：腹满，便难，两胠胁痛（124）
│   │   └─ 疗法：温药（124）
│   └─ 辨证
│   ├─ 虚证：腹满，按之不痛（125）
│   ├─ 实证：腹痛，苔黄（125）
│   ├─ 虚寒证：腹满时减，复如故，利不止，欲嚏不能（126、127、130）
│   ├─ 寒实证：萎黄，躁而不渴，胸中寒实（127）
│   └─ 兼表证：绕脐痛，必有风冷，谷气不行（131）
└─ 辨治
     ├─ 表里两实
     │   ├─ 症状：腹满，发热十日（132）
     │   ├─ 脉象：浮而数（132）
     │   └─ 治疗：厚朴七物汤（132）
     ├─ 阳虚阴盛
     │   ├─ 症状：腹中寒气，雷鸣切痛，胸胁逆满，呕逆（133）
     │   └─ 治疗：附子粳米汤（133）
     ├─ 气滞
     │   ├─ 症状：痛而闭（134）
     │   └─ 治疗：厚朴三物汤（134）
     ├─ 实热
     │   ├─ 症状：按之心下满痛（135）
     │   └─ 治疗：大柴胡汤（135）
     └─ 里实
          ├─ 症状：腹满不减，减不足言（136）
          └─ 治疗：大承气汤（136）

表2　寒疝证治

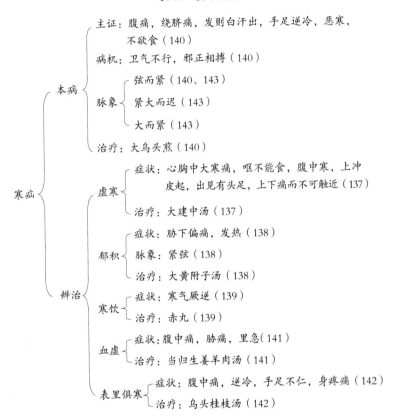

表格内容：

寒疝
- 本病
  - 主证：腹痛，绕脐痛，发则白汗出，手足逆冷，恶寒，不欲食（140）
  - 病机：卫气不行，邪正相搏（140）
  - 脉象
    - 弦而紧（140、143）
    - 紧大而迟（143）
    - 大而紧（143）
  - 治疗：大乌头煎（140）
- 辨治
  - 虚寒
    - 症状：心胸中大寒痛，呕不能食，腹中寒，上冲皮起，出见有头足，上下痛而不可触近（137）
    - 治疗：大建中汤（137）
  - 郁积
    - 症状：胁下偏痛，发热（138）
    - 脉象：紧弦（138）
    - 治疗：大黄附子汤（138）
  - 寒饮
    - 症状：寒气厥逆（139）
    - 治疗：赤丸（139）
  - 血虚
    - 症状：腹中痛，胁痛，里急（141）
    - 治疗：当归生姜羊肉汤（141）
  - 表里俱寒
    - 症状：腹中痛，逆冷，手足不仁，身疼痛（142）
    - 治疗：乌头桂枝汤（142）

表3　宿食证治

宿食
- 脉象：浮而大，按之反涩，紧如转索无常（144、148）
- 症状：下利，不欲饮食（146）
- 治疗
  - 大承气汤（144、145、146）
  - 瓜蒂散（147）

❀ 复习题

1. 根据本篇各条所述症状，是否如陆渊雷所说都是消化系统的疾病？

2. 腹满、寒疝、宿食，为什么都呈现弦紧的脉搏？

3. 大黄附子汤、大承气汤，同为泻下剂，其作用相同吗？

4. "厚朴三物汤"与"厚朴七物汤"作用有何不同？为什么都君用"厚朴"呢？

5. 什么是乌头桂枝汤证？什么是大乌头煎证？

6. 哪种宿食病当下？哪种宿食病当吐？

五脏风寒积聚病脉证并治第十一

　　"五脏"本称"五藏"，指心、肝、脾、肺、肾而言，又叫作"五中"，《素问·阴阳类论》中云"五中所主，何藏最贵"，便指此。为什么称作"藏"呢？《灵枢·本脏》中云："五藏者，所以藏精神血气魂魄者也。"《素问·宣明五气》中云："心藏神，肺藏魄，肝藏魂，脾藏意，肾藏志，是谓五藏所藏。"

　　"风寒积聚"，是病变的名称。《灵枢·五色》中云："风者，百病之始也。"又《灵枢·寿夭刚柔》中云："病在阳者，命曰风。"《素问·六元正纪大论》中云："风病行于上。"这里指出"风"的病变在上属阳。《灵枢·刺节真邪》云："虚邪与卫气相搏，阴胜者则为寒。"《素问·六元正纪大论》中云："少阴之政，其病寒下。"这里指出"寒"的病变在下属阴。同时本书第一篇第2、第13条所谈的"风寒"病变，亦可参考。"积聚"《难经·五十五难》中云："积者，阴气也，聚者，阳气也，故阴沉而伏，阳浮而动。气之所积，名曰积，气之所聚，名曰聚，故积者，五脏所生，聚者，六腑所成也。积者，阴气也，其始发有常处，其痛不离其部，上下有所终始，左右有所穷处，聚者，阳气也，其始发无根本，上下无所留止，其痛无常处，谓之聚，故以是别知积聚。"可见"积聚"仍是两种不同性质的病变。陆渊雷云："风也，寒也，积也，聚也，为四种病因。然篇中所论，究不知其为何种病？"陆氏以之为"病因"，又想和西医的病名对应起来，但不知为何种病，如认为是不同性质的病变，仍然是和中医对待疾病的原则相符合的。

❀ 原文内容

原文 150

肺中风者，口燥而喘，身运而重，冒而肿胀。

【语译】肺脏受风邪发生病变，出现口干、喘气，身体感觉沉重不能自主，并发身肿，常常昏眩等表现，总是属于阳邪为患的疾病。

【注解】尤在泾云："肺中风者，津结而气壅，津结则不上潮而口燥，气壅则不下行而喘也。身运而重者，肺居上焦，治节一身，肺受风邪，大气则伤，故身欲动，而弥觉其重也。冒者，清肃失降，浊气反上，为蒙冒也。脚胀者，输化无权，水骤而气停也。"徐忠可云："运者，如在车船之上，不能自主也，重者，肌中气滞不活动，故重也。"

这些症状，都属于阳邪为病的表现，并不同于外感太阳病的"中风"。

原文 151

肺中寒，吐浊涕。

【语译】肺脏感受寒邪发生病变，往往会吐出像鼻涕一般混浊的痰涎来。

【注解】《医宗金鉴》云："肺中寒邪，胸中之阳气不治，则津液聚而不行，故吐浊涎如涕也。"

原文 152

肺死脏，浮之虚，按之弱如葱叶，下无根者死。

【语译】肺脏机能坏死，反映出来的脉象总是浮而虚弱的，指下触觉就像按葱管一般，不仅是空的，而且还浮飘没有根蒂，这是肺气快要绝灭的象征，所以多属死证。

【注解】程林云："《内经》曰，真脏脉见者死，此五脏之死脉也。肺脏死，浮而虚，肝脏死，浮而弱，心脏死，浮而实，脾脏死，浮而大，肾脏死，浮而坚，五脏俱兼浮者，以真气涣散不收，无根之谓也。《内经》曰，真肺脉至，如以羽毛中人肤，非浮之虚乎；葱叶，中空草也，若按之弱，如葱叶之中空；下又无根，则浮毛虚弱，无胃气，此真脏已见，故死。"

《内经》中的真脏脉，见《素问·玉机真脏论》，所谓"真脏脉"，是指脏腑仅有的一点真气从脉象上反映出来，已不绝如缕了，所以"真脏脉"现者总是凶多吉少。

原文 153

肝中风者，头目瞤，两胁痛，行常伛，令人嗜甘。

【语译】肝脏感受风邪发生病变，出现头摇、目瞤、两胁肋疼痛，走动时背不能伸直而伛偻着，这是由于筋脉拘急的缘故，病人欢喜吃甜食，以弛缓筋脉拘急的情况。

【注解】程林云："肝主风，风胜则动，故头目瞤动也。肝脉布胁肋，故两胁痛也。风中于肝，则筋脉急引，故行常伛，伛者不得伸也。《淮南子》曰，木气多伛，伛之义，正背曲肩垂之状，以筋脉急引于前故也，此肝正苦于急，急食甘以缓之，是以令人嗜甘也。"

原文 154

肝中寒者，两臂不举，舌本燥，喜太息，胸中痛，不得转侧，食则吐而汗出也。（《脉经》《千金》云：时盗汗，咳，食已吐其汁）

【语译】肝脏感受寒邪发生病变的，两个臂膊不能举动，舌根干燥得极不舒服，一阵阵地大声叹气，时而胸胁部疼痛，想转动都不可能，吃了东西便吐，呕吐剧烈时还不断地出汗，这些都是寒湿内盛的证候。

【注解】魏荔彤云："肝中寒者，两臂不举，筋骨得寒邪，必拘缩不伸也。舌本燥，寒郁而内热生也。喜太息，胸中痛者，肝为寒郁，则条达之令失，而胸膈格阻，气不流畅也。不得转侧者，两肋痛满急，辗转不安也。食则吐而汗出，肝木侮土，厥阴之寒侵胃，胃不受食，食已则吐，如伤寒论中厥阴病（第359条）所云也。汗出者，胃之津液，为肝邪所乘，侵逼外越也。"

这些都是寒湿内盛的情况，所以曹颖甫主张用"柴胡加龙骨牡蛎汤"或"吴茱萸汤"。

原文 155

肝死脏，浮之弱，按之如索不来，或曲如蛇行者，死。

【语译】肝脏机能坏死所反映出来的脉搏总是浮而微弱的，在指头的触觉，好比按着绳索一般，而搏动还不十分显著，只是蛇行似地有一点屈曲的摇动就是了，这是肝气快要绝灭之象，所以多属死证。

【注解】程林云："肝脏死，浮之弱，失肝之职，而兼肺之刑，按之不如弓弦而如索，如索，则肝之本脉已失，不来，则肝之真气已绝，或有蛇行之状，蛇行者，曲折逶迤，此脉欲作弦而不能，故曲如蛇行，其死宜矣。"

"蛇行脉"，可参看《痉湿暍病脉证》篇第 24 条。

原文 156

肝着，其人常欲蹈其胸上，先未苦时，但欲饮热，旋覆花汤主之。（臣亿等校诸本旋覆花汤方，皆同）

旋覆花汤方

旋覆花三两　葱十四茎　新绛少许

上三味，以水三升，煮取一升，顿服之。

【语译】患"肝着"病，胸腔气机阻塞，病人总想有个人在其胸部蹈压着才觉得舒适些，当这种苦况没有发作前，还想喝热饮料来舒适一下，此病可用"旋覆花汤"通阳行气。

【注解】

曹颖甫云："肝着之病，胸中气机阻塞，以手按其胸则稍舒，此肝乘肺之证也，胸中阳气不舒，故未病时常引热以自救。旋覆花汤方，用葱十四茎以通阳而和肝，旋覆花三两以助肺，新绛以通络，而肝著愈矣。"

尤在泾云："肝脏气血郁滞，着而不行，故名肝着。"

原文 157

心中风者，翕翕发热，不能起，心中饥，食即呕吐。

【语译】心脏感受风邪发生病变，周身有轻度的发热症状，精神极度疲乏，不能起立行动，胃里一阵阵地感觉饥嘈，稍吃点东西便立即呕吐出来，这是风热上壅的证候。

【注解】

程林云:"心主热,中于风则风热相搏,而翕翕发热不能起,心中虽饥,以风拥逆于上,即食亦呕吐也。"

徐忠可云:"饥者,火嘈也,食即呕吐,邪热不杀谷也。"

尤在泾云:"心中饥,食则呕者,火乱于中,而热格于上也。"

曹颖甫主用黄芪、防风、大黄、甘草等,以泄风降逆。

翕翕发热症,见《伤寒论》第12条。

原文 158

心中寒者,其人苦病心如啖蒜状,剧者,心痛彻背,背痛彻心,譬如蛊注。其脉浮者,自吐乃愈。

【语译】心脏感受寒邪发生病变,病人感觉心里像吃了大量的蒜一样,辣燥燥的很不舒服。甚者更要作痛,而且还发牵掣性疼痛,心胸部和背部相互影响着,好比害"蛊注"病似的。这种寒邪病变,一直要等到阳气亢盛,脉搏转现浮象,把上焦的寒邪呕吐出来后,才可能逐渐好转。

【注解】

程林云:"《内经》曰,心恶寒,寒邪干心,心火被敛而不得越,则如啖蒜状,而辛辣愦愦然而无奈,故甚则心痛彻背,背痛彻心,如蛊注之状也。若其脉浮者,邪在上焦,得吐则寒邪越于上,其痛乃愈。"

"蛊注",是一种病候的名称。《诸病源候论》云:"蛊注,气力羸惫,骨节沉重,发则心腹烦懊而痛……故是为蛊注也。"

曹颖甫主张用"乌头赤石脂丸"治疗。

原文 159

心伤者，其人劳倦，即头面赤而下重，心中痛而自烦，发热，当脐跳，其脉弦，此为心脏伤所致也。

【语译】因虚劳病而伤损心脏的，病人不仅感觉十分劳倦疲乏，同时由于虚阳上扰而头面发赤，中气下陷而里急后重，心胸部疼痛烦躁，脐部亦悸动不安，脉搏弦紧，伴有低烧。这是心阳伤损，虚气上逆的证候。

【注解】曹颖甫云："此营虚证也。营虚则虚阳浮于上而头面赤，浊阴滞于下，浮阳吸之，则为下重，下重者，大便欲行而气滞也，此证当便脓血，但证由劳倦而见，即属虚寒，当用桃花汤以温中祛湿，或用四逆、理中，而非实热之白头翁汤证。阳气浮于上，则心中热痛、自烦、发热，浮阳吸肾邪上僭，则当脐跳动，此与发汗后欲作奔豚同（113 条）。脉弦者，阴寒上僭之脉也，此盖心阳虚而冲气上冒之证，故曰"为心脏所伤"，法当用桂枝以扶心阳，甘草、大枣以培中气，桂枝加桂汤、茯苓桂枝甘草大枣汤，正不妨随证酌用也。"

原文 160

心死脏，浮之实如麻豆，按之益躁疾者，死。

【语译】心脏机能坏死，所反映出来的脉搏总是浮而实硬的，指下好像摸着麻仁豆子一般，假使重按反而出现躁疾之象，一点不带缓和，这是心气快要绝灭的象征，所以多属死证。

【注解】曹颖甫云："心脉之绝，《内经》云，但钩无胃，谓如带钩之坚实数急而不见柔和也。此云浮之实如麻豆，即以坚实言之，按之益躁疾，即以数急不见柔和言之也。"

原文 161

邪哭，使魂魄不安者，血气少也；血气少者，属于心，心气虚者，其人则畏，合目欲眠，梦远行而精神离散，魂魄妄行。阴气衰者为癫，阳气衰者为狂。

【语译】病人无端地悲伤哭泣、精神恍惚不安，好像遇了邪祟似的，这是由于气血虚少而发生的精神病。凡是气血虚少的，多半心脏有所损伤，心脏虚弱的人，常常表现有畏怯的情态，梦远行，以致弄得精神愈来愈恍惚，意识很难自主。病变发展到了这个地步，如果是阴盛阳衰的，便成癫病；阳盛阴虚的，便成狂病。

【注解】

尤在泾云："邪哭者，悲伤哭泣，如邪所凭，此其标有稠痰浊火之殊，而其本则皆心虚而血少也，于是寤寐恐怖，精神不守，魂魄不居，为癫为狂，势有必至者矣。"

徐忠可云："心为君主之官，一失其统御，而阴虚者，邪先乘阴则癫，阳虚者，邪先乘阳则狂，癫狂虽不同，心失主宰则一也。"

曹颖甫云："太阴无阳气，则脾脏聚湿成痰，痰蒙心窍，是为癫；阳明无阴气，则肠胃积燥生热，热犯心包，是为狂。治此者，朱砂以镇之，枣仁以敛之，熟地、潞参、当归以补之，而又加远志以化痰，半夏以降逆，秫米以和胃。"

原文 162

脾中风者，翕翕发热，形如醉人，腹中烦重，皮目眴眴而短气。

【语译】脾脏感受风邪发生病变，多伴有轻度发热，头面现赤色，好像酒醉似的，同时腹中亦觉得烦乱滞重，上下眼睑跳动不止，甚而呼吸气也很迫促，这是风湿壅滞的证候。

【注解】

尤在泾云："风气中脾，外淫肌肉，为翕翕发热，内乱心意，为形如醉人也，脾脉入腹，而其合肉，腹中烦重，邪胜而正不用也，皮目瞤瞤而短气，风淫于外而气阻于中也。李氏曰，风属阳邪而气疏泄，形如醉人，言其面赤而四肢软也，皮目，上下眼胞也。"

曹颖甫云："腹为足太阴部分，风中脾脏，里湿应之，风湿相搏，故腹中烦重，风淫于上，吸水湿上行，肺气为之阻塞，故皮目瞤瞤而短气，此证湿邪不流关节而入于里，轻则为风湿，重则为风水。风邪吸于上，则湿邪壅于腹部而不行，非去其上之所吸，窃意越婢加术汤，亦可用也。"

"瞤"，作掣动解。

原文 163

脾死脏，浮之大坚，按之如覆盃洁洁，状如摇者，死。（臣亿等详五脏各有中风中寒，今脾只载中风，肾中风中寒俱不载者，以古文简乱极多，去古既远，无文可以补缀也）

【语译】 脾脏机能坏死，所反映出来的脉搏，在浮部好像是大而坚实的，但按到沉部，脉的搏动便停止了，好比倾覆了的酒杯，一点一滴也没有了，有的时候纵然再度搏动，亦极摇荡散乱，这是脾气快要绝灭之象，所以多属死证。

【注解】 曹颖甫云："脾脉之绝，《内经》言但代无胃，而不举其形状，此言浮之坚，按之如覆杯洁洁，即但代无胃之解也。浮取似实，重按绝无，或如杯中酒空，复之绝无涓滴，或忽然上出鱼际，忽然下入尺部，初如摇荡不宁，继仍卒然中绝，后人所谓雀啄脉也。"

原文 164

趺阳脉浮而涩，浮则胃气强，涩则小便数，浮涩相搏，大便则坚，其脾为约，麻子仁丸主之。

麻子仁丸方

麻子仁二升 芍药半斤 枳实一斤 大黄一斤（去皮） 厚朴一尺（去皮） 杏仁一升（去皮尖，熬，别作脂）

上六味，末之，炼蜜和丸梧子大，饮服十丸，日三，渐加，以知为度。

【语译】诊察足上趺阳脉，在浮部有滞涩之象，这往往是津液缺乏胃肠干燥的缘故，正由于胃肠干燥而阳气强盛，所以脉现浮；又由于小便频数，排泄过多而津液缺乏，所以脉现滞涩。燥热津伤的结果，大便坚硬而难出，这叫"脾约"，可以用"麻子仁丸"养液润燥。

【注解】本条与《伤寒论》第247条相同。

《医宗金鉴》云："趺阳，胃脉也，若脉涩而不浮，脾阴虚也，则胃气亦不强，不堪下矣，今脉浮现涩，胃阳实也，则为胃气强，脾阴亦虚也。脾阴虚，不能为胃上输精气，水独下行，故小便数也，胃气强，约束其脾，不化津液，故大便难也，以麻仁丸主之，养液润燥，清热通幽，不敢恣行承气者，盖因脉涩，终是虚邪也。"

【方义】尤在泾云："大黄、枳实、厚朴所以下令胃弱，麻仁、杏仁、芍药所以滋令脾胃厚，用蜜丸者，恐速下而伤及脾也。"

原文 165

肾着之病，其人身体重，腰中冷，如坐水中，形如水状，反不渴，小便自利，饮食如故，病属下焦，身劳汗出，衣（一作表）里冷湿，久久得之，腰以下冷痛，腹重如带五千钱，甘姜苓术汤主之。

甘草干姜茯苓白术汤方

甘草　白术各二两　　干姜　茯苓各四两

上四味，以水五升，煮取三升，分温三服，腰中即温。

【语译】"肾着"病，病人周身四肢都有沉重的感觉，腰间发冷，好像在冷水里坐着一般，全身还有轻微的水肿之象，口不渴，小便正常，食欲正常，这是下焦的病变。此病往往是由于劳作出了汗，衣服湿透了没有换，久而久之便发生这样的病变了，腰以下总是冷痛沉重，好像带着五千串钱似的，可用"甘姜苓术汤"燥湿除水。

【注解】陆渊雷云："肾在腰部，故腰以下之病证，古人漫称肾病，其实非肾脏病也。此因水气停积于腰部，故腰以下冷痛，如坐水中，水气即湿气，湿胜故身重腰重如带五千钱也。形如水状，《千金》作形如水洗状，谓浮肿也。凡水气病多渴，故以不渴为反。不渴与饮食如故，皆胃无停水之征，胃无停水，故曰病属下焦。水气病有冲逆证者，多小便不利，此无冲逆证，故小便自利。身劳汗出三句，言其病因，然此病不必因于衣里冷湿，但湿之伤人，下部为甚，故水气积于腰部耳。尤氏云：肾受冷湿，着而不去，则为肾着，然其病不在肾之中脏，而在肾之外脏，故其治法不在温肾以散寒，而在煖土以胜水，甘姜苓术，辛温甘淡，本非肾药，名肾着者，原其病也。"

【方义】曹颖甫云："主以甘草干姜茯苓白术汤者，作用只在温脾祛湿，盖以腹为足太阴部分，腹部之寒湿去，不待生附走水，而腰部当温也。"

原文 166

肾死脏，浮之坚，按之乱如转丸，益下入尺中者，死。

【语译】肾脏机能坏死，所反映出来的脉搏总是浮而虚坚，外硬内虚，脉搏的波动也很乱，好比弹丸在乱滚一般，尺脉动乱的，这是肾气快要绝灭之象，所以多属死证。

【注解】尤在泾云："肾脉本石，浮之坚，则不石而外鼓，按之乱如转丸，是变石之体，而为躁动，真阳将搏跃而出矣。益下入尺，言按之至尺泽，而脉犹大动也。尺下脉宜伏，今反动，真气不固而将外越，反其封蛰之常，故死。""石"是形容脉搏里外都实而不虚，"封蛰"含有"藏"的意思，犹言脉在沉部深藏而且坚实。"鼓"则外坚而中空，与"石"相反。

原文 167

问曰：三焦竭部，上焦竭，善噫，何谓也？师曰：上焦受中焦，气未和，不能消谷，故能噫耳。下焦竭，即遗溺失便，其气不和，不能自禁制，不须治，久则愈。

【语译】

问：临床上常发现有三焦各部发生气化枯竭的病变，请问上焦气化枯竭，便会噫气，这是什么道理呢？

答：上焦的气化，受气于中焦，假使中焦有了病变，气化不和，便会影响脾胃的消化功能，而不能很好地消化饮食，噫气因而发生。又如下焦的气化枯竭，往往会出现遗尿、大便失禁等症，这又多是由于上焦的气化失常，以致不能控制下焦而使二便失禁。因此，在治疗时，不必迳治下焦，首先要使上焦气化恢复正常，渐渐的二便就好转了。

【注解】

《医宗金鉴》云："三焦竭部者，谓三焦因虚竭，而不各归其部，不相为用。""部"作"所"字解。

尤在泾云："上焦在胃上口，其治在膻中，而受气于中焦，今胃未和，不能消谷，则上焦所受者，非精微之气，而为陈滞之气矣，故为噫。噫，嗳食气也。下焦在膀胱上口，其治在脐下，故其气乏竭，即遗溺失便。然上焦气未和，不能约束禁制，亦令遗溺失便，所谓上虚不能制下者也，云不须治者，谓不须治其下焦，俟上焦气和，久当自愈。"

"噫"者，胃气受到阻郁而上逆有声，便为"噫"，俗称"打饱嗳"，消化不良有这一现象。《素问·诊要经终论》云"太阴终者，腹胀闭不得息，善噫善呕"，即是指的这种现象。

原文 168

师曰：热在上焦者，因咳为肺痿；热在中焦者，则为坚；热在下焦者，则尿血，亦令淋秘不通。大肠有寒者，多鹜溏；有热者，便肠垢。小肠有寒者，其人下重、便血；有热者，必痔。

【语译】

上焦有热，肺首先受到影响，最初发生咳嗽，久了渐次演为肺痿。中焦有热的人，脾胃首先受到影响，最习见的病变是腹部痞满坚硬。下焦有热的人，膀胱首先受到影响，出现血尿，或小便淋沥不通畅。至于大肠有寒，大便多稀溏；大肠有热，便会泻痢垢腻。小肠有寒，多里急后重，或先便后血，即"远血"症；小肠有热，往往会发生痔疮。

【注解】

尤在泾云："热在上焦者，肺受之，肺喜清肃而恶烦热，肺热则咳，咳久则肺伤而痿也。热在中焦者，脾胃受之，脾胃者，所以化水谷而行阴阳者也，胃热则实而鞕，脾热则燥而闷，皆为坚也。下焦有热者，大小肠膀胱受之。小肠为心之腑，热则尿血。膀胱为肾之腑，热则癃闭不通也。鹜溏如鹜之后，水粪杂下，大肠有寒，故泌别不职，其有热者，则肠中之垢，被迫而下也，下重，谓腹中重而下坠。小肠有寒者，能腐而不能化，故下重，阳不化则阴下溜，故便血，其有热者，则下注广肠而为痔，痔，热疾也。"广肠"即直肠。

"肠垢"，《诸病源候论》中云："肠间津汁垢腻也，由热痢蕴积，肠间虚滑，所以因下痢而便肠垢也。"

曹颖甫云："先言下重，后言便血，此即先便后血之黄土汤证也。"

原文 169

问曰：病有积，有聚，在䐜气，何谓也？师曰：积者，脏病也，终不移。聚者，腑病也，发作有时，展转痛移，为可治。䐜气者，胁下痛，按之则愈，复发，为䐜气。诸积大法，脉来细而附骨者，乃积也。寸口，积在胸中；微出寸口，积在喉中；关上，积在脐傍；上关上，积在心下；微下关，积在少腹；尺中，积在气冲；脉出左，积在左；脉出右，积在右；脉两出，积在中央，各以其部处之。

【语译】

问：患积聚病，要区分积、聚、䐜气三种的不同，究竟怎样分辨呢？

答：所谓"积"，属五脏病，在病积的部位是始终不会移动的。所谓"聚"，属六腑病，病聚的部位常呈发作性的疼痛，并且移动不定。相对来说，"聚"比"积"要好治疗一些。所谓"槃气"，常在胁肋下发生疼痛，按着反而不痛，不按疼痛即发生。诊断积聚病的脉法，常见脉搏极沉且细，要重按至骨才能触到脉搏跳动。一般来说，寸口脉沉细者，是胸中有积聚之象；脉沉细，如稍超出寸口以外，是喉部积聚之象；关部脉搏沉细，是脐旁有积聚之象；沉细脉超出在关部以上，是心下有积聚之象；沉细脉超出关部以下，是少腹部有积聚之象；尺部脉沉细，是下腹横骨部（气冲）有积聚之象。以上这些是从寸、关、尺部位的不同来判断积聚病发生的部位。同时也要知道，沉细脉出现在左手，往往是积聚在左侧之象；沉细脉出现在右手，往往是积聚在右侧之象；如果两手脉搏都沉细，积聚有可能出现在身体中部。明确了这些诊断方法，临床可根据脉象所在和积聚所在部位的不同来进行治疗。

【注解】

徐忠可云："积，迹也，病气之属阴者也，脏属阴，两阴相得故不移，不移者，有专痛之处而无迁改也。聚则如市中之物，偶聚而已，病之属阳者也，腑属阳，故相比，阳则非如阴之凝，故寒气感则发，否则已，所谓有时也，既无定着，则痛无常处，故曰展转痛移，其根不深，故比积为可治。若槃气，槃者谷也，乃食气也，食伤太阴，敦阜之气，抑遏肝气，故痛在胁下，病不由脏腑，故按之可愈，然病气虽轻，按之不能绝其病源，故复发，中气强，不治自愈。"

朱震亨云："凡阴寒凝结，由渐而成者，俱谓之积，故曰诸积，非有一例之证象也，但有一定沉细之脉象，故知其为积也。病气深沉，不可不分上中下三焦以处之，脉亦必从寸关尺三部以候之。如寸口主上焦，脉细而附骨，知其积在胸中，如胸痹之类（第114、

116条）是也。出寸口，上竟上也，主积在喉中，如痰气相搏，咽中如有炙脔（指《妇人杂病篇》半夏厚朴汤证）等是也。关上主中焦，关脉细沉，主积在脐傍，如绕脐腹痛（第131、140条）之类是也。微上关上，积在心下，如胃寒脘痛之类是也。微下关，积在少腹，如少腹寒痛之类是也。尺候下焦，尺脉细沉，积在气冲（穴名，在脐腹下横骨两端），如阴寒疝证之类是也。"尤在泾云："脉来细而附骨，谓细而沉之至，诸积皆阴故也。又积而不移之处，其气血荣卫，不复上行而外达，则其脉为之沉细而不起，故历举其脉出之所，以决其受积之处，而复益之曰，脉两出积在中央，以中央有积，其气不能分布左右，故脉之见于两手者，俱沉细而不起也。各以其部处之，谓各随其积之所在之处而分治之耳。"

❀ 原文小结

本篇二十条文献，讨论了"五脏风寒病"和"积聚病"，除第169条专谈积聚病的性质、症状、诊断外，其余第150条至第168条，共19条，都是讨论"五脏风寒病"，所涉及的基本内容是：五脏各有风病、寒病、死脉。惟脾脏无"寒病"，肾脏无风、寒两病，据林亿等的校订，认为是有简脱之故。

各脏的中风病，多属阳性、实性的病变；各脏中寒病，多属于阴性、虚性的病变。因此五脏的中风、中寒，只代表两种不同性质的病变，与一般所称的"伤寒""伤风"，绝不相侔。

古人认为"三焦"是"中清之腑"，能调和内外，营养左右，宣导上下，也就是说能包举全身各个部分，所以第167、168两条，专提出"三焦"的病变来讨论，其中主要的精神，还是在辨识寒热虚实而已。

❀ 原文表解

表1　五脏风寒辨治

五脏风寒
- 肺脏风寒
  - 中风：口燥而喘，身运而重，冒而肿胀（150）
  - 中寒：吐浊涕（151）
  - 死脉：浮之虚，按之弱如葱叶，下无根（152）
- 肝脏风寒
  - 中风：头目瞤，两胁痛，行常伛，嗜甘（153）
  - 中寒：两臂不举，舌本燥，喜太息，胸中痛，不得转侧，食则吐而汗出（154）
  - 死脉：浮之弱，按之如索不来，或曲如蛇行（155）
  - 肝着
    - 症状：常欲蹈其胸，未苦时，欲饮热（156）
    - 治疗：旋覆花汤（156）
- 心脏风寒
  - 中风：翕翕发热，不能起，心中饥，食即呕吐（157）
  - 中寒
    - 症状：心如噉蒜，心痛彻背，背痛彻心，如蛊注（158）
    - 机转：脉浮者，自吐乃愈（158）
  - 死脉：浮之实，如麻豆，按之益躁疾（160）
  - 心伤
    - 症状：劳倦，头面赤而下重，心中痛而自烦，发热，当脐跳（159）
    - 脉象：弦（169）
  - 心气虚
    - 症状：邪哭，其人则畏，合目欲眠，梦远行，而精神离散，魂魄妄行（161）
    - 病机：血气少（161）
    - 辨证
      - 阴气衰为癫（161）
      - 阳气衰为狂（161）
- 脾脏风寒
  - 中风：翕翕发热，形如醉人，腹中烦重，皮目瞤瞤而短气（162）
  - 死脉：浮之大坚，按如覆盂洁洁，状如摇（163）
  - 脾约
    - 脉象：趺阳浮而涩（164）
    - 症状：小便数，大便坚（164）
    - 病机：胃气强，脾为约（164）
    - 治疗：麻子仁丸（164）
- 肾脏风寒
  - 肾着
    - 病因：身劳汗出，衣里湿冷，久久得之（165）
    - 症状：身体重，腰中冷，如坐水中，形如水状反不渴，小便自利，饮食如故，腰以下冷痛，腹重如带五千钱（165）
    - 病位：病属下焦（165）
    - 治疗：甘姜苓术汤（165）
  - 死脉：浮之坚，乱如转丸，益下入尺中（166）

表2　三焦辨证

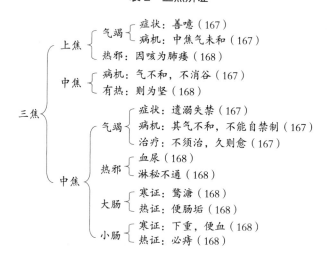

表3　积聚辨证

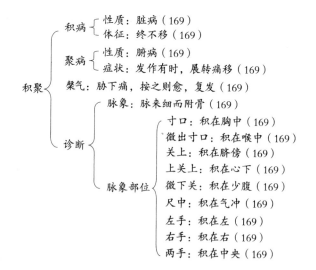

※ **复习题**

1. 本篇各脏的中风、中寒，如何理解？

2. 从各脏的死脉中，是否可以看出一个共同点来？

3. 诸积证诊断的关键在哪里？

痰饮咳嗽病脉证并治第十二

唐·慧琳《一切经音义》中云："淡阴，谓胸上液也，医方多作淡饮。"《脉经》中即作"淡饮"，篇中所有的"痰"字都作"淡"。所谓"淡饮"，即泛指体内水液停潴的一类疾病，并不是专指"痰涎"而言。陆渊雷云："痰饮者，过量之体液，停潴于局部之病也。今人多以稠黏者为痰，稀薄者为饮，此因篇中杂有呼吸器病，乃误认痰饮为痰涎，不知今之所谓痰涎，《金匮》乃名浊唾也（见《肺痿肺痈咳嗽上气病脉证治》）。痰饮与水气（第十四篇），皆为体液过剩之病，停潴于脏腑之间者为痰饮，浸润于组织中者为水气。"《肘后方》作"痰癖。"因此，"痰饮"应作"水饮"解。

❀ 原文内容

原文 170

问曰：夫饮有四，何谓也？师曰：有痰饮，有悬饮，有溢饮，有支饮。

【语译】

问：水饮病有四种类型，究竟是哪四种呢？

答曰：一痰饮，二悬饮，三溢饮，四支饮。

【注解】《医宗金鉴》云："痰饮，悬饮，溢饮，支饮，言饮病之情状也。四饮亦不外乎留饮伏饮之理，但因其流水之处，特分之为四耳，由其状而命之名，故有四也。"

原文 171

问曰：四饮何以为异？师曰：其人素盛，今瘦，水走肠间，沥沥有声，谓之痰饮。饮后水流在胁下，咳唾引痛，谓之悬饮。饮水流行，归于四肢，当汗出而不汗出，身体疼重，谓之溢饮。咳逆倚息，短气不得卧，其形如肿，谓之支饮。

【语译】

问：四种不同类型的水饮证，它们的症状有哪些不同呢？

答：例如一个人向来身体都长得很丰满，现在却逐渐消瘦了，肠中常作水鸣声，这就是痰饮症。例如患水饮病以后，胁肋部渐次发现有蓄水的情况，咳嗽唾痰，牵引胁肋部疼痛，这就是悬饮症。胸腹腔中停留有水饮，渐次浸润到手足四肢，又不排汗，以致引起全身发肿和疼痛，这叫作溢饮症。如果气逆咳嗽，呼吸喘促，不能平卧，周身有轻度的水肿，这是支饮症。

【注解】

程林云："痰饮者何？以平人水谷之气，入于胃变化精微，以充肌肉，则形盛，今不能变化精微，但化而为痰饮，此其人所以素盛今瘦，故水走肠间，沥沥作声也。"

沈明宗云："饮后水流在胁下者，乃饮积于胃，腠理不密，如汗漐漐，横溢胃外，流于胁下而为悬饮，悬饮者，犹物悬挂其处之义也。胁乃阴阳之道路，悬饮阻抑往来之气，咳则气吸吊动于胁，咳唾则引痛矣。盖脾肺之气不能转运，饮水流行泛于四肢皮肤肌肉之间，即当汗出而散，设不汗出，凝逆经隧，身体疼重，而为溢饮，经谓溢饮者，渴暴多饮，而溢入肌皮肠胃之外，是也。若溢出于胃，从下注上，贮于胸膈之间，壅遏肺气，上逆而内则咳逆倚息，短气不得卧，外应皮毛，肺气壅而不行，则如肿，故为支饮也。"饮后"是指患水饮病后，不解释为饮水以后，较妥。

原文 172

水在心，心下坚筑，短气，恶水不欲饮。

【语译】水饮停在胃里，胃部不仅膨满，还时有水在里面悸动的感觉，呼吸迫促，不欢喜喝水。

【注解】

陆渊雷云："此亦水在胃中耳，水势澹荡，故筑筑然心下悸，停水胃满，膈膜不能下推，故短气，胃中更不能容外水，故恶水不欲饮，汤本氏以此条为苓桂术甘汤之证，是也。"

"心下"是指"胃"而言。"坚筑"，尤在泾云："悸动有力，筑筑然也。"

原文 173

水在肺，吐涎沫，欲饮水。

【语译】如果肺脏有水饮，尽管随时吐些清涎稀沫，但由于津液不足，还是会出现口干、想喝水的症状。

【注解】程林云："连绵不断者曰涎，轻浮而白者曰沫，涎者，津液所化，沫者，水饮所内，酿于肺经则吐，吐多则津液亦干，故欲饮水。"

原文 174

水在脾，少气，身重。

【语译】人体"脾"的作用为吸收，加入吸收障碍而蓄水，可能会引起少气、身重等症状。

【注解】

徐忠可云："脾主肌肉，且恶湿，得水气则濡滞而重，脾精不运，则中气不足，而倦怠少气。"

陆渊雷云："水在脾，谓水气病之原因于吸收障碍者，肌肉中水气多，故少气身重。"

原文 175

水在肝，胁下支满，嚏而痛。

【语译】胁肋部感觉支撑似的胀满，打喷嚏时牵引作痛，这是肝经的水饮证，因为胁肋为肝经所循之部位。

【注解】

陆渊雷云："胁下为肝经之部位，故胁下支满为水在肝，察其证，盖是胸膜积液，实非肝脏积水之谓，嚏而痛，与咳唾引痛同意，盖亦悬饮之类证，而十枣汤所主也。"

尤在泾云："支满，犹偏满也。"

原文 176

水在肾，心下悸。

【语译】肾脏有水饮，水气上冲，亦可使心下这个部位悸动不安。

【注解】程林云："水在肾，则肾气凌心，故筑筑然悸也。"

原文 177

夫心下有留饮，其人背寒冷如掌大。

【语译】胃里停留有水饮的时候，背上适与胃相当的部位，往往会出现手掌般大的区域发冷。

【注解】尤在泾云："留饮，即痰饮之留而不去者也，背寒冷如掌大者，饮留之处，阳气所不入也。"

原文 178

留饮者，胁下痛引缺盆，咳嗽则辄已（一作转甚）。

【语译】凡是胁肋停留水饮而疼痛，影响到颈下缺盆这些部位，咳嗽时痛得更厉害，这是支饮症。

【注解】曹颖甫云："下焦不通，则留积胁下，水停腰部，而痛引缺盆（俗名琵琶骨，在肩内齐颈处），咳嗽则痛不可忍，故欲咳而辄已，已者，中止之谓，此为支饮之十枣汤证。"

原文 179

胸中有留饮，其人短气而渴，四肢历节痛，脉沉者，有留饮。

【语译】胸胁部停留有水饮，病人出现喘气、发渴、四肢关节疼痛，脉搏在沉部出现，这是溢饮症。

【注解】曹颖甫云："胸膈阳微，不能作汗，则水留膈上，阻塞肺脏出纳之气，因病短气，水在胸中，津液不得上承，故渴（必喜热饮），水不循三焦故道下行，乃流溢四肢而历节痛，此为当发汗之溢饮证，于麻黄加术汤为宜。水寒不得阳热之化，则其脉沉弦，故曰脉沉者有留饮，若脉不见沉而浮，则犹为风湿证耳。"

原文 180

膈上病痰，满喘咳吐，发则寒热，背痛腰疼，目泣自出，其人振振身瞤剧，必有伏饮。

【语译】胸膈上停留有水饮的人，常出现胸满、喘气、咳嗽、吐痰等症状，发作厉害时，还发热恶寒、腰背疼痛、眼泪多，甚至全身振栗动摇站立不稳，这是阳虚而有里水的证候。

【注解】

尤在泾云："伏饮，亦即痰饮之伏而不觉者，发则始见也，身热、背痛、腰疼，有似外感，而兼见喘满、咳唾，则是《活人》所谓痰之为病，能令人憎寒发热，状类伤寒者也，目泣自出，振振身瞤动者，饮发而上逼液道，外攻经隧也。""活人"指《活人书》而言。

陆渊雷云："此条，真武汤证也。"

"伏饮"的"伏"字，作"里"字解。

原文 181

夫病人饮水多，必暴喘满，凡食少饮多，水停心下，甚者则悸，微者短气，脉双弦者寒也，皆大下后善虚，脉偏弦者饮也。

【语译】 患水饮病的人，水喝多了，往往会突然出现喘气、胀满，如果饮食很少，而喝水却很多，于是水停留在胃里，严重的还会感觉胃部悸动，轻微的亦会喘息不安。这时诊其脉搏，如两手脉弦，这是里寒证，万不能用泻下剂，泻下了反而会损伤正气；如仅是一只手的脉弦，说明水饮症还不十分严重。

【注解】

程林云："饮水多，则水气泛溢于胸膈，必暴喘满也。凡人食少饮多，则胃土不能游溢精气，甚者必停于心下而为悸，微者则填于胸膈而为短气也。"

尤在泾云："双弦者，两手皆弦，寒气周体也，偏弦者，一手独弦，饮气偏注也。"

曹颖甫云："脉双弦为寒，即为大下后里虚，附子理中汤，偏弦为饮，为小青龙及苓甘五味姜辛半夏汤证。"

原文 182

肺饮不弦，但苦喘短气。

【语译】肺脏有水饮，在病的初期，脉搏虽还没有出现弦象，但喘促气紧等难堪的症状便先已出现了。

【注解】曹颖甫云："肺为水之上源，水气积而不降，但见吸入气短，寒湿犹未甚也，肾脏虚寒，寒水上逆，乃见弦脉，肺饮在上而不在下，故其脉不弦，此苓桂术甘汤及肾气丸之证，但利小便而即愈者也。"

原文 183

支饮亦喘而不能卧，加短气，其脉平也。

【语译】患支饮病的初期，亦同肺饮证一样，气喘不能平卧，甚至喘促的情况比肺饮证有加无已，但这时的脉搏往往还是很正常的，并不现"弦"象。

【注解】曹颖甫云："肺饮支饮，一在胸中，一在膈间，心下留饮在胸，未及中下二焦，故曰肺饮；上有湿痰之凝沍，下有太阳标热之支撑，故曰支饮……二证初起，皆在阳位，未涉阴寒，故其脉不弦者，特为始病而言，未可据为成例。"

原文 184

病痰饮者，当以温药和之。

【语译】患水饮病，多半是由于阳衰阴盛的结果，在治疗原则上应该用"温"药来行水化湿。

【注解】沈明宗云："此言痰饮属阴，当用温药也，脾失健运，水湿酿成痰饮，其性属湿而为阴邪，故当温药和之，即助阳而胜脾湿，俾阳运化，湿自除矣。"

原文 185

心下有痰饮，胸胁支满，目眩，苓桂术甘汤主之。

苓桂术甘汤方

茯苓四两　　桂枝三两　　白术三两　　甘草二两

上四味，以水六升，煮取三升，分温三服，小便则利。

【语译】凡当心下停有水饮，以致胸胁出现支撑胀满，甚至头目眩晕的，这是支饮证，可服用"苓桂术甘汤"扶阳利水。

【注解】曹颖甫云："夫胸胁支满，属手少阳三焦，主焦水道不通，乃病支饮，目眩者，水饮上冒而眩晕不定也。用苓桂术甘汤者，则以饮邪初起，水气仅在三焦而不及内脏，故但扶脾脏以通阳气，使上焦气散，无吸水之力，而水道自通，水道通而饮邪去矣。"

【方义】徐忠可云："苓桂术甘汤，正所谓温药也。桂、甘之温化气，术之温健脾，苓之平而走下以消饮气，茯苓独多，任以君也。"

原文 186

夫短气有微饮，当从小便去之，苓桂术甘汤主之（方见上），肾气丸亦主之（方见脚气中）。

【语译】患水饮病，呼吸气促者，总宜从小便排除水饮。如胸胁部胀满的，可用"苓桂术甘汤"；如脐下悸动，甚至有麻木不仁感觉的，可用"肾气丸"。

【注解】

徐忠可云："短气有微饮，即上文微者短气也（181 条）。然支饮、留饮、水在心，皆短气，总是水停心下，故曰当从小便去之。"

尤在泾云："气为饮抑则短，欲引其气，必蠲其饮。饮，水类也，治水必自小便去之，苓桂术甘，益土气以行水，肾气丸养阳气以化阴，虽所主不同，而利小便则一也。"

陆渊雷云："二方皆能利小便，而苓桂术甘以胸胁逆满为候，肾气丸以脐下不仁为候。"

原文 187

病者脉伏，其人欲自利，利反快，虽利，心下续坚满，此为留饮欲去故也，甘遂半夏汤主之。

甘遂半夏汤方

甘遂大者三枚　半夏十二枚（以水一升，煮取半升，去滓）　芍药五枚　甘草如指大一枚（炙，一本作无）

上四味，以水二升，煮取半升，去滓，以蜜半升，和药汁煎取八合，顿服之。

【语译】患水饮病，由于气血阻滞，脉搏沉伏到不可触摸到的时候。假如突然现腹泻，泻后有轻快的感觉，这是水饮从腹泻排除了一部分的缘故；如泻利后，心下部仍坚硬胀满，便该用"甘遂半夏汤"来荡涤水饮。

【注解】

魏荔彤云："病者脉伏，为水邪压溺，气血不通，故脉反伏而不见也，其人欲自利，利反快，水流湿而就下，以下为暂泄其势，故暂安适也。然旋利而今下续坚满，此水邪有根蒂以维系之，不可以顺其下利之势而为削灭也，故曰，此为留饮欲去故也，盖阴寒之气立其基，水饮之邪成其穴，非开破导利之，不可也。"

《医宗金鉴》云："此为留饮欲去故也句，当在利反快之下。"

【方义】曹颖甫云："方中甘遂三枚，半夏十二枚，所以去水，芍药五枚，炙甘草一枚，所以疏通血络而起沉伏之脉，盖脉伏者，水胜而血负也，药去滓而和蜜者，欲其缓以留中，使药力无微不达，并取其润下之性，使内脏积垢易去也。"

原文 188

脉浮而细滑，伤饮。

【语译】凡初患水饮病的，往往脉搏在浮部出现细小滑利之象。

【注解】《医宗金鉴》云："凡饮病得脉浮而细滑者，为痰饮初病，水邪未深之诊也。"

"伤"字作"患"字解。

原文 189

脉弦数，有寒饮，冬夏难治。

【语译】患寒饮病，本当用温热药，但伏有里热，脉搏不仅现"弦"象，而至数亦增加了，这样寒热夹杂的证候，治疗起来很困难。

【注解】曹颖甫云："水邪不去，由胸及胁，乃见弦脉，是为寒饮，饮邪内陷，阳气郁伏，脉转弦数，寒饮则须温药，伏热尤须凉剂，二者不可兼顾，故冬夏难治。"

"冬夏"即寒热、水火的代名词，不作"季节"的意义解。

原文 190

脉沉而弦者，悬饮内痛。

【语译】凡患悬饮症，不仅胁肋里作痛，脉搏在沉部还现弦紧之象。

【注解】

《医宗金鉴》云："赵良曰，脉沉，病在里也，凡弦者，为痛为饮为癖。悬饮结积，在内作痛，故脉见沉弦。"

尤在泾云："脉沉而弦，饮气内聚也。饮内聚而气击之则痛。"

"内痛"，即指胁肋内作痛。

原文 191

病悬饮者，十枣汤主之。

十枣汤方

芫花（熬）　**甘遂**　**大戟**各等分

上三味，捣筛，以水一升五合，先煮肥大枣十枚，取九合，去滓，内药末，强人服一钱匕，羸人服半钱，平旦温服之。不下者，明日更加半钱，得快下后，糜粥自养。

【语译】患悬饮病而为实证者，可用"十枣汤"利水峻剂。

【注解】徐忠可云："盖悬饮原为骤得之证，故攻之不嫌峻而骤，若稍缓而为水气喘急浮肿。"

【方义】徐忠可云："甘遂性苦寒，能泻经隧水湿，而性更迅速直达。大戟性苦辛寒，能泻脏腑之水湿，而为控涎之主。芫花性苦温，能破水饮窠囊，故曰破癖须用芫花，合大枣用者，大戟得枣，即不损脾也。《三因方》以十枣汤药为末，枣肉和丸以治之，可谓善于变通者矣。"

原文 192

病溢饮者，当发其汗，大青龙汤主之，小青龙汤亦主之。

大青龙汤方

麻黄六两（去节）　桂枝二两（去皮）　甘草二两（炙）　杏仁四十个（去皮尖）　生姜三两（切）　大枣十二枚　石膏如鸡子大（碎）

上七味，以水九升，先煮麻黄，减二升，去上沫，内诸药，煮取三升，去滓，温服一升，取微似汗，汗多者，温粉粉之。

小青龙汤方

麻黄三两（去节）　芍药三两　五味子半升　干姜三两　甘草三两（炙）　细辛三两　桂枝三两（去皮）　半夏半升（洗）

上八味，以水一斗，先煮麻黄，减二升，去上沫，内诸药，煮取三升，去滓，温服一升。

【语译】患溢饮病而有表证者，可以用"大青龙汤"发汗剂，如果只是有水饮，可以用"小青龙汤"温散水饮。

【注解】陆渊雷云："溢饮者，四肢水肿，身体惰重疼痛，有表证，故以大青龙汗之，若无表证者，仍宜越婢汤之类，否则水虽去而阳随亡矣。小青龙主水气在心下而咳者，心下之水久不除，泛溢于四肢，亦为益饮也，喘咳而手足微肿者，临床上往往见之，仍用小青龙者，治其本也。"

【方义】

徐忠可云："大青龙合麻桂而去芍药加石膏，则水气不甚而夹热者，宜之。"

徐忠可云："咳多而寒伏，则必小青龙为当，盖麻黄去杏仁，桂枝去生姜，而加五味干姜半夏细辛，虽表散，而实欲其寒饮之下出也。"

原文 193

膈间支饮，其人喘满，心下痞坚，面色黧黑，其脉沉紧，得之数十日，医吐下之不愈，木防己汤主之。虚者即愈，实者三日复发，复与不愈者，宜木防己汤去石膏加茯苓芒硝汤主之。

木防己汤方

木防己三两　石膏十二枚（鸡子大）　桂枝二两　人参四两

上四味，以水六升，煮取二升，分温再服。

木防己加茯苓芒硝汤方

木防己二两　桂枝二两　人参四两　芒硝三合　茯苓四两

上五味，以水六升，煮取二升，去滓，内芒硝，再微煎，分温再服，微利则愈。

【语译】患支饮病，喘、胸膈膨满，甚至蔓延到心下部位也是痞塞坚硬的，脸色苍黑，脉搏在沉部摸着有紧急的感觉，这些症状持续了几十天不见减轻。有医者见着喘气、胸满、脸色黑等症状表现，先以为是上焦寒湿，曾用过催吐剂来催吐，用了无效；又见心下痞满等症状，认为寒湿邪气在下焦，再用泻下剂，结果还是不效。没有想到久患寒湿已渐热化，要用"木防己汤"这类泻热除湿、通阳生津的方剂才有效验。对此病要辨别虚实，如上述证候属于虚证，服用"木防己汤"后便可以好转，如果是实证，胃肠停滞有水饮，纵然给以"木防己汤"，轻松了三两天后也会复发的，复发了再给以"木防己汤"，仍不会有效，这时最好是用"木防己去石膏加茯苓芒硝汤"来通滞利水。

【注解】曹颖甫云："饮邪留于膈间，支撑无己，肺气伤于水，太阳阳气不得外达则喘，胸中阳痹，水液内停则满，由胸及于心下，则心下痞坚，寒湿在上，阻遏三阳之络，血色不荣于面，故其色黧黑，此与湿家身色如熏黄同。水盛于上，血分热度愈低，故其脉沉紧。得之数十日，病根渐深，医以为水在上也，而用瓜蒂散以吐之，吐之不愈，又以心下痞坚，而用泻心汤以下之，若仍不愈，医者之术穷矣。不知寒湿久郁，则生里热，胃热合胆火上抗，因病喘逆，饮邪留积不去，则上满而下痞坚，故宜苦寒之防己以泄下焦，甘寒体重之石膏以清胃热，又以心阳之不达也，用桂枝以通之，以津液之伤于吐下也，用人参以益之，此仲师用木防己汤意。但此证，胃中无宿垢，但有胃热上冲，阻水饮下行之路而喘满痞坚者为虚，故但于方剂中用石膏以清胃热，中脘已无阻碍，盖即阳明虚热用白虎汤之义也。若胃中有宿垢，虽经石膏清热，上冲之气稍平，但一经复发，此方即无效力，故必去清虚热之石膏，加茯苓以利水道，芒硝以通腑滞，膈间支饮，乃得由胃中下走小肠大肠，而一泄无余，盖即阳明实热用大承气汤之义也，此虚实之辨也。"

【方义】

徐忠可云："木防己为君，通水气壅塞也，人参为佐，恐虚不能运邪也，然膈属太阳之分，非桂则气不化，故加桂枝，痞则胸中必郁虚热，故加石膏。彼汉防己能泻血中湿热而通其壅滞，故下焦湿肿，及皮水淋涩，除膀胱积热宜之，而上焦气分热证禁用，若木防己，则通湿壅而兼主虚风，故与石膏并用以治膈。"

程林云："加芒硝之咸寒，可以软痞坚，茯苓之甘淡，可以渗淡饮，石膏辛寒，近于解肌，不必杂于方内，故去之。"

原文 194

心下有支饮，其人苦冒眩，泽泻汤主之。

泽泻汤方

泽泻五两　　白术二两

上二味，以水二升，煮取一升，分温再服。

【语译】患支饮症，心下有水饮，水饮不断地刺激，往往会使人发生昏冒、眩晕等脑症状，可以用"泽泻汤"来治疗。

【注解】尤在泾云："水饮之邪，上乘清阳之位则为冒眩。冒者，昏冒而神不清，如有物冒蔽之也；眩者，目眩转而乍见玄黑也。"

【方义】程林云："白术之甘苦以补脾，则痰不生，泽泻之甘咸以入肾，则饮不蓄，小剂以治支饮之轻者。"

原文 195

支饮胸满者，厚朴大黄汤主之。

厚朴大黄汤方

厚朴一尺　　大黄六两　　枳实四枚

上三味，以水五升，煮取二升，分温再服。

【语译】患支饮病，胸腹部胀满而有里实证的，可以用"厚朴大黄汤"来泻下剂。

【注解】

尤在泾云："胸满，疑作腹满。支饮多胸满，此何以独用下法，厚朴大黄，与小承气同，设非腹中痛而闭者，未可以此轻试也。"

《医宗金鉴》云："支饮胸满，邪在肺也，宜用木防己汤、葶苈大枣汤，饮满腹满，邪在胃也，故用厚朴大黄汤，即小承气汤也。"

【方义】张石顽云："此即小承气，以大黄多，遂名厚朴大黄汤，若厚朴多，则名厚朴三物汤。此支饮胸满者，必缘其人素多湿热，浊饮上逆所致，故用荡涤中焦药治之。"

原文 196

支饮不得息，葶苈大枣泻肺汤主之。（方见肺痈中）

【语译】患支饮症，肺气被水饮阻塞而喘息的，可以用"葶苈大枣泻肺汤"逐水泄闭。

【注解】徐忠可云："肺因支饮，满而气闭也，一呼一吸曰息，不得息，是气既闭，而肺气之布，不能如常度也，葶苈苦寒，体轻象阳，故能泄阳分肺中之闭，惟其泄闭，故善逐水，今水气相扰，肺为邪实，以葶苈泄之，故曰泻肺，大枣取其能补胃，且以制葶苈之苦，使不伤胃也。"

原文 197

呕家本渴，渴者为欲解，今反不渴，心下有支饮故也，小半夏汤主之。（《千金》云小半夏加茯苓汤）

小半夏汤方

半夏一升　生姜半升

上二味，以水七升，煮取一升半，分温再服。

【语译】一般呕吐的，由于损伤了津液，所以多有"口渴"的现象，但是这种口渴，是病邪从呕吐而消除之象。现病人只是呕吐，并不发"渴"，这正是由于患支饮病而有水饮的缘故，可以用"小半夏汤"来燥湿除饮。

【注解】沈明宗云："此支饮上溢而呕之方也，凡外邪上逆作呕，必伤津液，应当作渴，故谓呕家本渴，渴则病从呕去，谓之欲解，若心下有支饮，停蓄胸膈致燥，故呕而不渴，则当治饮。"

【方义】尤在泾云："半夏味辛性燥，辛可散结，燥能蠲饮，生姜制半夏之悍，且以散逆止呕也。"

原文 198

腹满，口舌干燥，此肠间有水气，己椒苈黄丸主之。

己椒苈黄丸方

防己　椒目　葶苈（熬）　大黄各一两

上四味，末之，蜜丸如梧子大，先食饮服一丸，日三服，稍增，口中有津液，渴者，加芒硝半两。

【语译】水饮病的病人，由于津液缺乏，所以口腔、舌头感觉非常干燥，又由于肠道里的积水不消，所以腹部胀满。可以用"己椒苈黄丸"攻下肠中的积水。

【注解】

程林云："痰饮留于中则腹满，水谷入于胃，但为痰饮而不为津液，故口舌干燥也。上证曰水走肠间沥沥有声（171 条），故谓之痰饮，此肠间有水气，亦与痰饮不殊，故用此汤以分消水饮。"

尤在泾云："水既聚于下，则无复润于上，是以肠间有水气，而口舌反干燥也，后虽有水饮之入，只足以益下趋之势，口燥不除，而腹满益甚矣。"

【方义】程林云："此水气在小肠也，防己椒目，导饮于前，清者得从小便而出，大黄葶苈，推饮于后，浊者得从大便而下也，此前后分消，则腹满减而水饮行，脾气转而津液生矣。若渴则甚于口舌干燥，加芒硝佐诸药，以下腹满，而救脾土。"

原文 199

卒呕吐，心下痞，膈间有水，眩悸者，半夏加茯苓汤主之。

小半夏加茯苓汤方

半夏一升　生姜半斤　茯苓三两（一法四两）

上三味，以水七升，煮取一升五合，分温再服。

【语译】胸膈间有水饮的病人，有的卒然现呕吐，心下痞满、悸动，同时伴有眩晕等症状，这是水饮冲逆的缘故，可以用"小半夏加茯苓汤"降逆利水。

【注解】

尤在泾云："饮气逆于胃则呕吐，滞于气则心下痞，凌于心则悸，蔽于阳则眩，半夏生姜，止呕降逆，加茯苓去其水也。"

陆渊雷云："此方之证，即小半夏汤证，而加心下痞与眩悸，故方中加茯苓以镇悸行水，心下痞，因胃中水满之故，以其疑于泻心汤证之痞，故自注曰膈间有水，可知胃部必有振水音，更参合呕吐眩悸，知非泻心证之气痞也。""泻心证"可参见《伤寒论》第151、154、155、157、158、159等条。

【方义】《医宗金鉴》中云："赵良曰，经云以辛散之，半夏生姜皆味辛，本草半夏可治膈上痰，心下坚呕逆眩者，亦上焦阳虚不能升发，所以半夏生姜并治之，悸则心受水凌，非半夏可独治，必加茯苓去水下肾逆以安神，神安则悸愈也。"

原文 200

假令瘦人脐下有悸，吐涎沫而癫眩，此水也，五苓散主之。

五苓散方

泽泻一两一分　猪苓三分（去皮）　茯苓三分　白术三分　桂二

分（去皮）

上五味，为末，白饮服方寸匕，日三服，多饮暖水，汗出愈。

【语译】一般说来，肌瘦的人是很少有水饮的，假使肚脐以下悸动不安，常时呕吐清涎痰沫，并伴有头目眩晕，这是水饮症，可以用"五苓散"分利水饮。

【注解】曹颖甫云："语云，肥人多痰，瘦人似不当有痰，为其肌肉皮毛中所含水分少也。水分多者，心下有水，则心下悸，水分少者，水在脐下，则脐下亦悸。水气微薄，虽不至卒然呕吐，然引动上焦，亦必吐涎沫而头目眩晕，此可见仲师出五苓散方治，正所以泄在下之水以顺而导之也。"

【方义】徐忠可云："以桂苓伐肾邪，猪苓泽泻白术泻水而健胃，比痰饮之苓桂术甘汤（185条），去甘草加猪、泽，彼重温药和胃，此则急于去水耳，且云饮暖水汗出愈，内外分消其水也。"

原文 201

咳家，其脉弦，为有水，十枣汤主之。（方见上）

【语译】患支饮病而咳嗽，脉搏现弦象，是由于水饮冲逆的缘故，可用"十枣汤"利水。

【注解】魏荔彤云："咳家，尚为痰饮在内，逆气上冲之咳嗽言也，故其脉必弦，无外感家之浮，无虚劳家之数，但见弦者，知有水饮在中为患也。"

本条与第202条合看，亦是属于支饮症。

原文 202

夫有支饮家，咳烦，胸中痛者，不卒死，至一百日或一岁，

宜十枣汤。（方见上）

【语译】支饮病的病人，出现咳嗽、烦躁、胸部疼痛等症状，一时不至死亡，但积月经年绵缠难愈，纵然久病多虚，而水饮病根没有拔除，还是需用"十枣汤"攻逐水邪。

【注解】徐忠可云："夫有支饮家，乃追原之词也，谓支饮本不痛，蔓延至胸痹而痛，气上逆为咳，火上壅为烦，已有死道矣，不卒死，甚至一百日或经年之久，其虚可知，幸元气未竭也。原其病，支饮为本，病本不拔，终无愈期，逡巡不愈，正坐医家以虚故畏缩，故曰宜十枣汤，以见攻病不嫌峻，不得悠悠以待毙也。"

原文 203

久咳数岁，其脉弱者可治，实大数者死，其脉虚者，必苦冒，其人本有支饮在胸中故也，治属饮家。

【语译】支饮病的病人，已经咳嗽几年了，正气相当的衰弱，所以脉搏的表现亦极其虚弱。相反，假如脉搏突变成实大之象，动数亦加快了，这是病变恶化之象，多属凶兆。这种久病水饮的人，脉搏尽管虚弱，但饮邪是一直存在着的，胸腔水饮不断地冲逆，所以常常发生头晕、眼花的昏冒情况，为了拔除病根，还需依据疗水饮的法则来治疗。

【注解】沈明宗云："久咳数载，是非虚劳咳嗽，乃脾肺素本不足，肺气滞而不利，津化为饮，上溢胸中肺叶空窍之处，即支饮伏饮之类，内之伏饮相招，风寒袭入，内外合邪而发，世谓痰火屡屡举发者是矣。然久咳必是邪正两衰，其脉故弱，脉证相应，故为可治。实大数者，邪热炽盛，阴气大亏，甚者必造于亡，故主死也。脉虚者，乃上焦膻中宗气不布，痰饮浊阴上溢胸中，气逆上冲，所以苦冒，冒者，瞑眩黑花昏晕之类，因其人本有支饮存蓄胸中，则当治其支饮而咳自宁，故治属饮家。"

原文 204

咳逆倚息不得卧，小青龙汤主之。（方见上，文肺痈中）

【语译】患支饮，咳嗽、气逆喘息，只能凭倚坐着，不能平卧，急用"小青龙汤"来发散饮邪。

【注解】尤在泾云："倚息，倚几而息，能俯而不能仰也。肺居上焦而司呼吸，外寒内饮，壅闭肺气，则咳逆上气，甚则但坐不得卧也。麻黄桂枝散外入之寒，半夏消内积之饮，细辛干姜治其咳满，芍药五味监麻、桂之性，使入饮去邪也。"

本条即第 171 条所述之支饮症。

原文 205

青龙汤下已，多唾，口燥，寸脉沉，尺脉微，手足厥逆，气从小腹上冲胸咽，手足痹，其面翕热如醉状，因复下流阴股，小便难，时复冒者，与茯苓桂枝五味甘草汤治其气冲。

桂苓五味甘草汤方

茯苓四两　桂枝四两（去皮）　甘草三两（炙）　五味子半升

上四味，以水八升，煮取三升，去滓，分温三服。

【语译】患支饮证而属阴阳两虚的，服用了"小青龙汤"后，尽管不断地吐出很多痰唾，而口腔还现干燥，诊脉，寸沉，尺部更沉而微细，这说明不仅水饮存在，且正气亦很虚弱，所以手足时发厥冷，病人一阵阵地感觉像有股气从小腹上冲至胸腔、咽部，同时伴有手足麻痹，脸色发热现赤似酒醉一般，一会儿又感觉这股气一直下降到下阴股部，同时伴有小便困难、头目眩晕，这是由于"小青龙汤"过分地开泄阳气的缘故，可以用"茯苓桂枝五味甘草汤"来平定虚阳的冲逆。

【注解】曹颖甫云："阳气张于上，则冲气动于卜，小青龙汤发其阳气太甚，则口多浊唾而燥。寸脉沉为有水，尺脉微为阴虚，手足厥逆者，中阳痹也。气从小腹上冲胸咽者，以麻黄、细辛之开泄太甚，少阴水气，被吸而上僭也。中阳既痹，故手足不仁，虚阳上浮，故其面翕热如醉状，且浮阳之上冒者，复下流阴股而吸其水道，致小水不利，阳不归根，故时上冒巅顶。方用苓桂五味甘草汤，与《伤寒·太阳篇》发汗后欲作奔豚之苓桂大枣甘草汤（《伤寒论》65 条）略同，但彼为脾阳因汗后而虚，不能厚中道之堤防，故用大枣，此为肾气被热药牵引，不能摄下焦之浮阳，故用五味。要其为降冲逆则一也。"

【方义】沈明宗云："用桂苓以逐冲气归源，五味收敛肺气之逆，甘草安和脾胃，不使虚阳上浮，此乃救逆之变方也。"

原文 206

冲气即低，而反更咳，胸满者，用桂苓五味甘草汤去桂加干姜细辛，以治其咳满。

苓甘五味姜辛汤方

茯苓四两　甘草三两　干姜三两　细辛三两　五味半升

上五味，以水八升，煮取三升，去滓，温服半升，日三。

【语译】服用"桂苓五味甘草汤"后，气的冲逆固然被平伏了，但咳嗽、胸满等症状更加厉害起来，这是上焦水饮还没有除去的缘故，可以用原方去"桂枝"加干姜、细辛来治疗。

【注解】尤在泾云："服前汤已，冲气即低，而反更咳胸满者，下焦冲逆之气既伏，而肺中伏匿之寒饮续出也。故去桂枝之辛而导气，加干姜、细辛之辛而入肺者，合茯苓、五味、甘草，消饮驱寒，以泄满止咳也。"

"低"作"平"字解。"反"作"又"字解。

【方义】徐忠可云："青龙汤已用桂，桂苓五味甘草汤又用桂，两用桂而邪不服，以桂能去阳分凝滞之寒，而不能驱脏内沉匿之饮，故从不得再用桂枝之例而去之，唯取细辛入阴之辛热，干姜纯阳之辛热，以泻满驱寒而止咳也。"

原文207

咳满即止，而更复渴，冲气复发者，以细辛、干姜为热药也，服之当遂渴，而渴反止者，为支饮也。支饮者，法当冒，冒者必呕，呕者复内半夏，以去其水。

桂苓五味甘草去桂加姜辛夏汤方

茯苓四两　甘草二两　细辛二两　干姜二两　五味子　半夏各半升

上六味，以水八升，煮取三升，去滓，温服半升，日三。

【语译】服用"苓甘五味姜辛汤"后，胸满、咳嗽等症状固然减轻了，却又出现口渴，同时冲气又有点发作的情况，这可能是由于细辛、干姜等辛热药引发燥热的缘故，所以出现口渴。假使"口渴"很快消失，而冲气仍然发作，这是支饮病根尚存的缘故。支饮病既没有根除，不仅冲气可复发，头目昏冒、呕吐等症也会发作，这还需用"苓甘五味姜辛汤加半夏"来治疗，继续消除水饮之邪。

【注解】沈明宗云："此支饮内蓄而复发也。咳满即止，肺之风寒已去，而更发渴，冲气复发者，饮滞外邪，留于胸膈未除也，即以细辛干姜热药推之，若无痰饮内蓄而服细辛干姜热药助其燥热，应当遂渴，而渴反止者，是内饮上溢喉间，浸润燥热，故不作渴，但阻胸中阳气，反逆上行而冒，然冒家阳气上逆，饮亦随之而上，故冒者必呕。呕者于前去茯苓五味甘草汤，复内半夏消去其水，呕即止矣。"

【方义】徐忠可云："同是冲气，而此不用桂枝者，盖冒而呕则重驱饮，以半夏为主，桂枝非所急也。"

原文 208

水去呕止，其人形肿者，加杏仁主之，其证应内麻黄，以其人遂痹，故不内之。若逆而内之者，必厥，所以然者，以其人血虚，麻黄发其阳故也。

苓甘五味加姜辛半夏杏仁汤方

茯苓四两　甘草三两　五味半升　干姜三两　细辛三两　半夏半升　杏仁半升（去皮尖）

上七味，以水一斗，煮取三升，去滓，温服半升，日三。

【语译】服用"桂苓五味甘草去桂加姜辛夏汤"后，水饮已经基本消除，病人不再呕吐，但出现身肿，这是水饮已不太严重，而血虚气弱的缘故，可于原方中加"杏仁"，借以疏利肺气。本来这种气滞水肿证，还应该加"麻黄"的，但因病人血虚而现手足发麻，所以就不加"麻黄"了，假如不照顾到病人这一特点，竟加用麻黄，可能会导致手足厥冷。这是因为病人已经血虚，再用麻黄来发泄阳气，便会导致阴阳两虚了。

【注解】徐忠可云："形肿，谓身肿也。肺气已虚，不能遍布，则滞而肿，故以杏仁利之，气不滞，则肿自消也。其证应内麻黄者，水肿篇云，无水虚肿者，谓之气水，发其汗则已，发汗宜麻黄也。以其人遂痹，即前手足痹（205 条）也。咳不应痹而比，故曰逆。逆而内之，谓误用麻黄，则阴阳俱虚而厥，然厥之意尚未明，故曰所以必厥者，以其人因血虚不能附气，故气行涩而痹，更以麻黄汤药发泄其阳气，则亡血复汗，温气去而寒气多，焉得不厥，正如新产亡血复汗，血虚而厥也。"

【方义】尤在泾云："呕止而形肿者，胃气和而肺壅未通也，是惟麻黄可以通之，而血虚之人，阳气无偶，发之最易厥脱，麻黄不可用矣。杏仁味辛能散，味苦能发，力虽不及麻黄，与证适宜也。"

原文 209

若面热如醉，此为胃热上冲，熏其面，加大黄以利之。

苓甘五味加姜辛半杏大黄汤方

茯苓四两　甘草三两　五味半升　干姜三两　细辛三两　半夏半升　杏仁半升　大黄三两

上八味，以水一斗，煮取三升，去滓，温服半升，日三。

【语译】假使病人脸发热像酒醉一般，这是由于胃里有热，胃热不断地上冲，熏灼头面的结果，可于原方中加"大黄"泻利胃热。

【注解】徐忠可云："面属阳明，胃气盛则面热如醉，是胃气之热上熏之也，既不因酒而如醉，其热势不可当，故加大黄以利之，虽有姜辛之热，各自为功而无妨矣。"

【方义】尤在泾云："水饮有夹阳之热者，若面热如醉，则为胃热随经上冲之证，胃之脉上行于面故也。即于消饮药中，加大黄以下其热，此属中焦阳明之阳，故以苦寒下之。"

原文 210

先渴后呕，为水停心下，此属饮家，小半夏茯苓汤主之。（方见上）

【语译】本来口渴想喝水，但水喝下去便呕吐，这是胃中有水邪停蓄的缘故，应该依照疗水饮的方法来医治，可以选用"小半夏茯苓汤"一类的方剂。

【注解】尤在泾云："先渴后呕者，本无呕病，因渴饮水，水多不下而反上逆也，故曰此属饮家。小半夏止呕降逆，加茯苓去其停水，盖始虽渴而终为饮，但当治饮，而不必治其渴也。"

本条与第 197 条相互发明。

附方

（原载第 200 条"五苓散方"后）

外台茯苓饮

治心胸中有停痰宿水，自吐出水后，心胸间虚，气满，不能食。消痰气，令能食。

茯苓　人参　白术各三两　枳实二两　橘皮二两半　生姜四两

上六味，水六升，煮取一升八合，分温三服，如人行八九里进之。

【方义】沈明宗云："脾虚不与胃行津液，水蓄为饮，贮于胸膈之间，满而上溢，故自吐出水后，邪去正虚，虚气上逆，满而不能食也，所以参术大健脾气，使新饮不聚，姜橘枳实，以驱胃家未尽之饮，日消痰气，令能食耳。"

（本方出《外台秘要·第八卷·痰饮食不消及呕逆不下食门》引延年方）

❀ 原文小结

本篇共四十一条，可分作两大部分。第一部分，讨论了水饮病的类型、诊断、治疗等问题。如第 170、171 两条，依据水饮病的症状，分作痰饮、悬饮、溢饮、支饮等四大类；第 172、173、174、175、176、177、182 等七条，依据水饮所在的部位，分作心水、肺水、脾水、肝水、肾水等五大类；第 180、181、188、189 等四条，讨论不同性质水饮病的诊断辨识；第 186、187、198、199、200、210 等六条，讨论水饮病的辨证施治。第二部分，分别对痰饮、悬饮、溢饮、支饮四大证进行讨论。第 184 条提出痰饮病的治疗方法；第 190、191 两条，讨论对悬饮病的诊断和治疗；第 179、192 两条，辨识溢饮病的症状和处方；第 178、183、185、193、194、195、196、197、201、202、203、204、205、206、207、208、209 等十七条，都是讨论关于支饮病的辨证论治。

❀ 原文表解

表1 痰饮咳嗽病脉证总论

总论
- 分类
  - 痰饮：素盛今瘦，水走肠间，沥沥有声（171）
  - 悬饮：饮后，水流在胁下，咳唾引痛（171）
  - 溢饮：饮水流行，归于四肢，当汗出而不汗出，身体疼重（171）
  - 支饮：咳逆倚息，短气不得卧，其形如肿（171）
  - 心水：心下坚筑，短气不得卧，恶水不欲饮，背寒冷如手大（172、177）
  - 肺水：吐涎沫，欲饮水，苦喘短气（173、182）
  - 脾水：少气身重（174）
  - 肝水：胁下支满，嚏而痛（175）
  - 肾水：心下悸（176）
- 辨证
  - 阳虚证：膈上病痰，满喘咳吐，发则寒热，背痛腰疼，目泣自出，振振身瞤剧（180）
  - 里寒证
    - 脉象：弦（181）
    - 症状：食少饮多，暴喘满，水停心下，悸，短气（181）
  - 寒热夹杂
    - 脉象：弦数（189）
    - 症状：寒饮（189）
    - 预后：难治（189）
  - 脉象：浮而细滑（188）
- 治疗
  - 利小便
    - 症状：短气有微饮（186）
    - 处方：苓桂术甘汤、肾气丸（186）
  - 排水
    - 脉象：伏（187）
    - 症状：下利，心下续坚满（187）
    - 处方：甘遂半夏汤（187）
  - 泻下
    - 症状：腹满，口舌干燥，肠间有水气（198）
    - 处方：己椒苈黄丸（198）
  - 降气利水
    - 症状：卒呕吐，心下痞，膈间有水，眩悸，先渴后呕（199、210）
    - 处方：半夏加茯苓汤（199、210）
  - 平水逆
    - 症状：脐下悸，吐涎沫，癫眩（200）
    - 处方：五苓散（200）

表2 痰饮咳嗽病脉证分论

痰饮：温药和之（184）

悬饮
- 脉象：沉而弦（190）
- 症状：内痛（197）
- 治疗：十枣汤（191）

溢饮
- 脉象：沉（179）
- 症状：胸中有留饮，短气而渴，四肢历节痛（179）
- 疗法：发汗（192）
- 处方：大青龙汤、小青龙汤（192）

分论

支饮
- 脉象：虚（203）
- 症状：胁下痛引缺盆，咳嗽，喘而不能卧，短气，苦冒（178、183、203）

辨证
- 苓桂术甘汤证：心下有痰饮，胸胁支满，目眩（185）
- 木防己汤证
  - 症状：膈间支饮，喘满，心下痞坚，面色黧黑（193）
  - 脉象：沉紧（193）
- 木防己去石膏加茯苓芒硝汤证：即木防己汤实证（193）
- 泽泻汤证：心下支饮，苦冒眩（194）
- 厚朴大黄汤证：胸满（195）
- 葶苈大枣泻肺汤证：不得息（196）
- 小半夏汤证：呕不渴（197）
- 十枣汤证
  - 症状：咳烦，胸中痛（201、202）
  - 脉象：弦（201）
  - 预后：不卒死（202）
- 小青龙汤证：咳逆倚息不得卧（204）
- 苓桂五味甘草汤证
  - 症状：多唾口燥，手足厥逆，气从少腹上冲胸咽，手足痹，面翕热如醉状，因复下流阴股，小便难，时复冒（205）
  - 脉象：寸脉沉，尺脉微（205）
- 苓桂五味甘草去桂加姜辛汤证：咳，胸满（206）
- 苓甘五味姜辛半夏汤证：渴，冲气，冒，呕（207）
- 苓甘五味加姜辛半夏杏仁汤证：形肿（208）
- 苓甘姜味辛夏仁黄汤证：面热如醉（209）

预后：脉弱可治，实大数者死（203）

❀ 复习题

1. 四饮中痰饮是否有独立成为一病的必要?

2. 试从支饮证不同的处方中分析其不同治法的关键所在。

3. 第 186 条同一症候中, 既用"苓桂术甘汤", 又用"肾气丸", 而处方理由都是为"利尿", 为什么要用两个不同的方剂呢?

消渴小便利淋病脉证并治第十三

《外台秘要》引《古今录验》论云："消渴病有三，一渴而饮水多，小便数，无脂似麸片甜者，皆是消渴病也。二吃食多，不甚渴，小便少，似有油而数者，此是消中病也。三渴饮水不能多，但腿肿，脚先瘦小，阴痿弱，数小便者，此是肾消病也。"又引近效祠部李郎中论云："消渴者，原其发动，此则肾虚所致，每发即小便至甜。"

陆渊雷云："消渴，大抵为糖尿病与尿崩症。"又云："小便利，徐、周、尤、朱氏诸注本，并作小便不利，是也。"也就是说，小便或多或少，总是不正常。

《素问·六元正纪大论》中云："脾受积湿之气，小便黄赤，甚则淋。"

《三因极一病证方论》中云："淋，古谓之癃，名称不同也。癃者，罢也，淋者，滴也，今名虽俗，于义为得。"

条文中说："淋之为病，小便如粟状。""粟状"就是小便淋沥像粟粒般点点滴滴的描述。

❀ 原文内容

原文211

厥阴之为病，消渴，气上冲心，心中疼热，饥而不欲食，食即吐，下之不肯止。

【语译】厥阴肝经发生血虚热亢的病变，就会引发"消渴"病。假如热重了，病人还会感到有股气上冲心胸部，以致心胸热沸沸地疼烦不安，有时虽感觉饿却不想吃东西，因为吃下去会吐出来。对这种血虚热亢之证只能养阴清热，万不可误诊为里实证而用泻下剂，如果错用了，可能会引起严重的腹泻。

【注解】曹颖甫云："消渴所以起于厥阴者，始于肝脏血虚，血虚则内风生，胆寄肝叶之内，赖肝液为滋养，肝爆而胆不濡，则浮火易动，风与火相搏，于是肺液耗损，引水自救，水能胜有形之火，不能胜无形之风燥，于是饮者自饮，渴者自渴，此消渴所以起于厥阴也。风阳上薄，故气上撞心；热郁心房，故心中疼热；风阳上逆，故饥不欲食；风阳吸于上，胃气逆行，故食即吐，若疑为宿食而误下之，风性疏泄，脾湿随之下陷，乃至一下而不肯止，气上冲则肺燥，屡吐则胃燥，下之不止，则肠亦燥，此为消渴所由成。推本穷源，则但清肝热，滋营血，而阳自息，此证似宜黄连阿胶汤合百合地黄汤。"

《伤寒论》第326条与此相同，只是《伤寒论》里"冲心"作"撞心"，"吐"字下有"蚘"字，"不肯止"作"利不止"。历来注家多认为，是《伤寒论》第326条错简到这里，我则认为是本篇的本文，不应列入《伤寒论》。因为《伤寒论》各篇的首条都有"提纲"之意，而这条文献完全不能代表"厥阴病"，只是冠有"厥阴病"而已。

原文 212

寸口脉浮而迟，浮即为虚，迟即为劳，虚则卫气不足，劳则荣气竭。趺阳脉浮而数，浮即为气，数即为消谷而大坚（一作紧），气盛则溲数，溲数即坚，坚数相搏，即为消渴。

【语译】患消渴病，诊察寸口的脉搏，往往在浮部出现，至数缓慢，且脉体极不充实，这说明病人的气血相当虚弱的。再诊察足上的趺阳脉搏，既在浮部出现，搏动至数亦比较快，这是胃气强实而有热之象，所以病人的食欲很好，也能消化，只是大便干燥，而小便排量却增多，这是消渴病的主要症状。

【注解】

徐忠可云："此段论消渴之脉，当从寸口趺阳，合而证之也。病消渴者，虽非形病，然中气不纯，运化促急，元气不厚，荣卫自虚，故寸口脉浮而迟，浮不因表，是属气不敛矣，故曰浮即为虚，迟不因寒，是属荣不充盛矣，故曰迟即为劳，劳者，犹言罢劳也。气既不敛，则不能并力内入而循运度之常，故曰虚则卫气不足。荣不充盛，则不能辅气健运，而见迟慢之状，故曰劳则荣气竭。盖消渴证本属热，而寸口脉但见虚状，不见数脉，可知消渴为结热在下，不必见之寸口脉也。若趺阳则专主二阳之脉，乃浮而数，浮则为气鼓不下，故曰浮则为气，数则脾强而约，谷易消而热愈坚，故曰数即为消谷而大坚。溲者，溺也，气有余即是火，火性急速，故溲数，溲数而阴气耗，阳亢无制，故坚。坚者，热结甚也，热不为溲解，阳亢阴亡，故曰相搏。阴亡而阳愈亢，故曰即为消渴。此言消渴之病，结在二阳，脉当全责趺阳也。然前云饥不欲食，此言消谷，则似与邪结厥阴者，微有虚实之不同矣。"

"寸口脉"一段，指出消渴病的根本病机是营虚气弱；"趺阳脉"一段，指出消渴病的热亢现象。

第211条中的"饥",与这条的"消谷"是一致的,前条的不欲食,是因气上冲而呕的关系,这条气不上冲,所以就不呕。

"大坚"应作"大便坚"解。程林云:"谷消热盛,则水偏渗于膀胱,故小便数而大便硬,胃无津液,则成消渴矣。"

原文213

男子消渴,小便反多,以饮一斗,小便一斗,肾气丸主之。

（方见脚气中）

【语译】男子肾亏火旺的人患消渴病,小便排泄量大大增加,如若喝一斗水,排除的小便量亦有一斗,此种情况应该用"肾气丸"补肾清火。

【注解】

沈明宗云:"男子二字,是指房劳伤肾,火旺水亏而成消渴者。"

程林云:"小便多则消渴,《内经》曰,饮一溲二者不治（见《素问·气厥论》）,今饮一溲一,故与肾气丸治之。肾中之气,犹水中之火,地中之阳,蒸其精微之气,达于上焦,则云升而雨降,上焦得以如雾露之溉,肺金滋润,得以水精四布,五经并行,斯无消渴之患,今其人也,摄养失宜,肾水衰竭,龙雷之火,不安于下,但炎于上,而刑肺金,肺热叶焦,则消渴引饮,其饮入于胃,下无火化,直入膀胱,则饮一斗,溺亦一斗也,此属下消。"

原文214

脉浮,小便不利,微热消渴者,宜利小便,发汗,五苓散主之。（方见上）

【语译】患伤寒太阳病，表不解而里热动，脉搏现浮象，小便不通利，些微有点发热，伴有口渴思饮，极像消渴症，但究不是真正的消渴病，只须利尿、发汗，用表里两解的方法就行了，可考虑用"五苓散"治疗。

【注解】徐忠可云："脉浮微热，是表未清也，消渴小便不利，是里有热也，故以桂枝主表，白术、苓、泽主里，而多以热水助其外出下达之势，此治消渴之浅而近者也。按此与上条同是消渴，上条小便多，知阴虚热结，此条小便不利而微热，即为客邪内入，故治法迥异，然客邪内入，非真消渴也，合论以示辨耳。"

本条症状与《伤寒论》第71条后半段完全相同。

原文215

渴欲饮水，水入则吐者，名曰水逆，五苓散主之。（方见上）

【语译】病人口渴思饮，但水喝下去便呕吐，这是胃中停饮之"水逆"，也不是消渴病，可以用"五苓散"来降逆利水。

【注解】

尤在泾云："热渴饮水，热已消而水不行，则逆而成呕，乃消渴之变证，曰水逆者，明非消渴而为水逆也，故亦宜五苓散去其停水。"

沈明宗云："此亦非真消渴也。"

本条与《伤寒论》第74条后半段完全相同。

原文216

渴欲饮水不止者，文蛤散主之。

文蛤散方

文蛤五两

上一味，杵为散，以沸汤五合，和服方寸匕。

【语译】口渴很厉害而不断喝水者，可以用"文蛤散"来生津止渴。

【注解】《医宗金鉴》中云："渴欲饮水，水入则吐，小便不利者，五苓散证也。渴欲饮水，水入则消，口干舌燥者，白虎加人参汤证也。渴欲饮水，而不吐水，非水邪盛也，不口干舌燥，非热邪盛也，惟引饮不止，故以文蛤一味，不寒不温，不清不利，专意于生津止渴也。"

本条热虽不盛，仍属于里热水饮证，不是真消渴。

【方义】尤在泾云："文蛤味咸性寒，寒能除热，咸能润下，用以折炎上之势，而除热渴之疾也。"

"文蛤"即"花蛤壳"，又叫"海蛤"，《三因方》谓"文蛤"即"五倍子"，按法治之名"百药煎"，大能生津止渴。临床上固可参考应用，但"五倍子"为汉以后药，本方仍以"花蛤"为是。

原文 217

淋之为病，小便如粟状，小腹弦急，痛引脐中。

【语译】患淋病，其主要症状是小便像粟粒般点滴而出，即小便非常困难，同时伴有小腹部呈现紧张性疼痛，并可牵引到肚脐中。

【注解】尤在泾云："按巢氏云，淋之为病，由肾虚而膀胱热也，肾气通于阴，阴，水液下流之道也，膀胱为津液之腑，肾虚则小便数，膀胱热则水下涩，数而且涩，淋涩不宣，故谓之淋，其状小便出少起多，小腹弦急，痛引于脐，又有石淋、劳淋、血淋、气淋、膏淋之异，详见本论。"

"如粟状"指小便点滴而出，颇像粟屑似的。

原文 218

跌阳脉数，胃中有热，即消谷引食，大便必坚，小便即数。

【语译】足上跌阳脉搏跳动得很快，同时食欲强，易饥，大便坚硬，小便频数，这是由于胃中热盛的缘故，不是淋病。

【注解】尤在泾云："胃中有热，消谷引饮，即后世所谓消谷善饥为中消者是也。胃热则液干，故大便坚，便坚则水液独走前阴，故小便数，亦即前条（212 条）消渴胃坚之证，而列于淋病之下，疑错简也。"

本条与第 214、215、216 各条的性质相同，主要是在说明这种"小便数"是胃中有热，而非淋症，因此亦不必疑为错简。

原文 219

淋家不可发汗，发汗则必便血。

【语译】患淋病的人，阴虚血热，不要轻易使用发汗剂，如果发汗，辛温药动了血热，可能导致下血的恶果。

【注解】程林云："膀胱蓄热则为淋，发汗以迫其血，血不循经，结于下焦，又为便血。"

本条与《伤寒论》第 84 条同。

原文 220

小便不利者，有水气，其人若渴，用栝蒌瞿麦丸主之。

栝蒌瞿麦丸方

栝蒌根二两　茯苓三两　薯蓣三两　附子一枚（炮）　瞿麦一两

上五味，末之，炼蜜丸梧子大，饮服三丸，日三服。不知，增至七八丸，以小便利，腹中温为知。

【语译】如小便不通畅，又内停有水饮的病人，多半会发渴，这是由于阳弱停饮的缘故，可以用"栝蒌瞿麦丸"扶阳、生津、利水。

【注解】尤在泾云："此下焦阳弱气冷，而水气不行之证，故以附子益阳气，茯苓、瞿麦行水气，观方后云，"腹中温为知"，可以推矣。其人若渴，则是水寒偏结于下，而燥火独聚于上，故更以薯蓣、栝蒌根除热生津液也。夫上浮之焰，非滋不熄，下积之阴，非暖不消，而寒润辛温，并行不悖，此方为良法矣，欲求变通者，须于此三复焉。"

【方义】程林云："薯蓣、栝蒌润剂也，用以止渴生津，茯苓、瞿麦，利剂也，用以渗泄水气，膀胱者，州都之官，津液藏焉，气化则能出焉，佐附子之纯阳，则水气宣行，而小便自利，亦肾气丸之变制也。"

原文 221

小便不利，蒲灰散主之，滑石白鱼散、茯苓戎盐汤并主之。

蒲灰散方

蒲灰七分　　滑石三分

上二味，杵为散，饮服方寸匕，日三服。

滑石白鱼散方

滑石二分　　乱发二分（烧）　　白鱼二分

上三味，杵为散，饮服方寸匕，日三服。

茯苓戎盐汤方

茯苓半斤　　白术二两　　戎盐（弹丸大）一枚

上三味。

【语译】患小便不通利，如由湿胜热郁者，可以用"蒲灰散"，如系水血并结者，可以用"滑石白鱼散"；如淋闭不通者，可以用"茯苓戎盐汤"。

【注解】曹颖甫云："小便不利，证情不同，治法亦异，所谓蒲灰散主之者，湿胜热郁之证也。滑石白鱼散，为水与血并结膀胱之方治也；茯苓戎盐汤，为膏淋血淋阻塞水道通治之方也。"

【方义】

曹颖甫云："水胜则肾阳被遏，由输尿管下结膀胱而小便不利，用咸寒泄水之蒲灰，合淡渗清热之滑石，则水去而热亦除矣。"

徐忠可云："蒲灰，即蒲蓆烧灰也，能去湿热利小便。"

曹颖甫云："水蓄于下，与胞中血海混杂，乃生里热，热郁则水道不通，故渗之以滑石，佐以善导血淋之发灰。白鱼俗名蠹鱼，喜蚀书籍，窜伏破书中，不见阳光，虽性味不可知，大约与土鳖子鼠妇相等，善于攻瘀而行血者，盖瘀与热俱去，而小便自通矣。"

曹颖甫云："茯苓、白术以补中而抑水，戎盐以平血热，泄瘀浊，而小便乃无所窒碍矣。"

"戎盐"据《本草纲目》记载，即"青盐"也。

原文 222

渴欲饮水，口干舌燥者，白虎加人参汤主之。（方见中暍中）

【语译】口渴思饮，口舌干燥，这是胃热伤津证，可以用"白虎加人参汤"生津解热，此不是消渴病。

【注解】尤在泾云："此肺胃热盛伤津，故以白虎清热，人参生津止渴，盖即所谓上消膈消之证，疑亦错简于此也。"

本条与《伤寒论》第222条同。

原文223

脉浮发热，渴欲饮水，小便不利者，猪苓汤主之。

猪苓汤方

猪苓（去皮）　茯苓　阿胶　滑石　泽泻各一两

上五味，以水四升，先煮四味，取二升，去滓，内胶烊消，温服七合，日三服。

【语译】脉搏现浮象，发烧，口渴思饮，小便不通畅，这是热盛伤阴而有水饮的证候，也不是真消渴症，可以用"猪苓汤"养阴清热利水。

【注解】沈明宗云："此亦非真消渴也，伤寒太阳、阳明热邪未清，故脉浮发热，渴欲饮水，胃热下流，则小便不利，故以猪苓汤。导热滋干，而驱胃邪下出也。"

本条与《伤寒论》第223条同。

【方义】徐忠可云："既以苓泽导水，而加阿胶滑石，则滋阴荡热为急耳，然独以猪苓名汤，盖猪苓善去胃中水饮，则知此方以去水饮为主也。"

❀ 原文小结

本篇共十三条分述消渴、小便不利、淋病等三种疾病。第211、212、213等三条，叙述消渴病的原因、症状、诊断和治疗方法。第214、215、216、222、223等五条，从各种类似消渴的症状来与消渴病进行鉴别，也就是五条所述，都不是真正的消渴病。第217、219两条，综述淋病的症状和治疗的禁忌。第218、220、221

等三条，讨论不同性质的小便不利症，有的为胃热，有的为阳弱，有的为热郁，有的为血瘀等等，应该用不同方法来治疗。

❀ 原文表解

表 1　消渴辨治

```
         ┌ 病因：病在厥阴（211）
         │ 症状：消渴，气上冲心，心中疼热，饥而不欲食，食即吐，消谷而
         │       大便坚，溲数，小便反多，饮一斗，溲一斗（211、212、213）
         │ 诊断：寸口脉浮而迟，趺阳脉浮而数（212）
         │ 病机：卫气不足，营气竭，坚数相搏，即为消渴（212）
         │ 治疗：肾气丸（213）
消渴 ┤
         │          ┌ 表寒里热 ┌ 脉象：浮（214）
         │          │         │ 症状：小便不利，微热消渴（214）
         │          │         │ 疗法：利小便发汗（214）
         │          │         └ 处方：五苓散（214）
         │          │ 小逆证 ┌ 症状：渴欲饮水，水入则吐（215）
         │          │        └ 处方：五苓散（215）
         └ 类似证 ┤ 津液干涸 ┌ 症状：渴欲饮水不止（216）
                    │         └ 处方：文蛤散（216）
                    │ 里热伤津 ┌ 症状：渴欲饮水，口舌干燥（222）
                    │         └ 处方：白虎加人参汤（222）
                    └ 阴伤停水 ┌ 脉象：浮（223）
                              │ 症状：发热，渴欲饮水，小便不利（223）
                              └ 处方：猪苓汤（223）
```

表2　淋病辨治

淋病
- 症状：小便如粟状，小腹弦急，痛引脐中（217）
- 治疗：不可发汗，发汗则必便血（219）

表3　小便不利辨治

小便不利
- 胃热证
  - 症状：消谷引食，大便坚，小便数（218）
  - 诊断：趺阳脉数（218）
  - 病机：胃中有热（218）
- 阳弱停水
  - 症状：小便不利，渴（220）
  - 处方：栝蒌瞿麦丸（220）
- 选方
  - 蒲灰散：主治湿盛热郁证（221）
  - 滑石白鱼散：主治水血并蓄证（221）
  - 茯苓戎盐汤：主治癃闭不通（221）

✿ 复习题

1. "消渴"属于什么性质的病症？

2. "淋病"不可发汗的道理何在？

3. 试述"栝蒌瞿麦丸证"的病理变化及其方药的配伍作用。

水气病脉证并治第十四

《素问·气厥论》中云："肺移寒于肾，为涌水，涌水者，按腹不坚，水气客于大肠，疾行则鸣濯濯如囊裹浆，水之病也。"这是水气病最早的文献，所谓"水气"就是"水肿"。《灵枢·水胀》中云："水始起也，目窠上微肿，如新卧起之状，其颈脉动，时咳，阴股间寒，足胫瘇，腹乃大，其水已成矣。以手按其腹，随手而起，如裹水之状，此其候也。"《诸病源候论》解释"水气"的意义说："胃虚不能传化水气，使水气渗液经络，浸渍腑脏。脾得水湿之气，加之则病，脾病则不能制水，故水气独归于肾。三焦不泻，经脉闭塞，故水气溢于皮肤而令肿也。"可见"水肿"是指症状而言，"水气"是指病机而言。

❀ 原文内容

原文224

师曰：病有风水，有皮水，有正水，有石水，有黄汗。风水，其脉自浮，外证骨节疼痛，恶风。皮水，其脉亦浮，外证胕肿，按之没指，不恶风，其腹如鼓，不渴，当发其汗。正水，其脉沉迟，外证自喘。石水，其脉自沉，外证腹满不喘。黄汗，其脉沉迟，身发热，胸满，四肢头面肿，久不愈，必致痈脓。

【语译】"水气病"可以分作风水、皮水、正水、石水、黄汗等五种类型。

所谓风水病，脉搏现浮象，而有周身骨节疼痛、怕风等全身症状，这是脾阳顿滞的证候。

所谓皮水病，脉搏现浮象，周身浮肿，用手按之便成凹陷状，一时不能复原，并不怕风，只是肚腹肿大如鼓，口不渴，这是卫阳被遏证候，可以用发汗剂通泄卫气以解表。

正水病，脉沉而迟缓，伴有喘气。

石水病，脉虽沉，但症状与"正水"不同，只是肚腹胀满而不喘，这两种水气病均属里水证。

至于黄汗病，脉搏和"正水"一样，但伴有发烧、胸部胀满、四肢头面肿大等症状，这是湿热瘀积在营分证候，假如不及时治疗，时间拖久了，还会溃疡成痈脓症。

【注解】

曹颖甫云："风水之病，起于中风，中风不愈，汗液凝于肌理，乃病风湿，风湿不愈，水气因寒凝聚，乃病风水，故脉浮恶风与中风同，外证骨节疼痛与风湿同，盖湿不甚者为湿，湿胜者即为水，表阳一日不达，即里气一日不和，此水气之病，由于脾阳顿滞者也。"

曹颖甫云："皮水之病，或起于中暍，《痉湿暍篇》所谓'身热疼重，夏月伤冷水'，水行皮中所致（第44条）者是也。或起于伤寒，《痉湿暍篇》所谓'伤寒八九日，风湿相搏，身体疼烦，不能自转侧，大便坚，小便自利者，服桂枝附子汤去桂加术，尽三服，如冒状，术附并走皮中'，逐水气未得除（第40条）者是也。盖人身生气一日不绝，外来之水，断不能溃入毛孔，惟水饮入胃，挟胸中阳气外泄之汗液外著冷水及寒气，乃留滞于皮中，病起于太阳，故脉浮，太阳之腑为膀胱，部位最下，膀胱不行，水从旁溢，故其病为跗肿，皮毛外闭，故不恶风，水湿在皮里而不入大肠，故其腹如鼓，而无洞泄下利之变，水不在中脘，不能隔绝上承之液，故不渴，病在表分，故当开皮毛而发汗，此水气之病，由于卫阳被遏，而肺阴不达者也。"惟"跗"仍应作"胕"，读作"符"音，《素问·水热穴论》中云："上下溢于皮肤，故为胕肿，胕肿者，聚水而生病也。"郭璞注《山海经》释"胕"字云："胕，肿也。"可见"胕肿"即是"水肿"。

《医宗金鉴》中云："正水，水之在上病也，石水，水之在下病也，故在上则胸满自喘，在下则腹满不喘也，其邪俱在内，故均脉沉迟，皆当从下从温解也。"

魏荔彤云："黄汗者，其脉亦沉迟，与正水石水，水邪在内无异也。然所感之湿客于皮毛者，独盛于他证，故身发热，热必上炎，故胸满头面肿，湿热肆行，故四肢亦肿，久久不愈，瘀隆蕴酿，致成疮痈，溃烂成脓，必至之势也，热逼于内，汗出于外，湿瘀乎热，汗出必黄，此又就汗出之色，以明湿热之理，名之曰黄汗。"

曹颖甫云："黄汗之病，郁于营分，久而后发，此与水气之郁在气分者不同。"

原文 225

脉浮而洪，浮则为风，洪则为气，风气相搏；风强则为隐疹，身体为痒，痒为泄风，久为痂癞；气强则为水，难以俯仰。风气相击，身体洪肿，汗出乃愈，恶风则虚，此为风水。不恶风者，小便通利，上焦有寒，其口多涎，此为黄汗。

【语译】"风水病"是由"风邪"和"水气"两相结合而成的，所以风水病病人的脉搏往往在浮部出现而且洪大。正因有风邪，所以脉现"浮"；正因为水气盛，所以脉现"洪大"。假使风邪强过水气，身上便会出现风疹，并且瘙痒，甚至久了演变成为痂癞和疥疮，即所谓"泄风"。假使水气强过风邪，便会发生水肿，周身肿胀，俯仰伸屈都很艰难。这样风邪和水气相合而成的风水病，尽管身肿，但却有"恶风"的表虚症，治疗应当先从汗解。如果既不恶风，小便又很通畅，口涎又多，这属于上焦停有寒饮的"黄汗"。

【注解】

徐忠可云："此段详风之所以成水，并与黄汗分别之，因谓脉得浮，而洪浮为风是矣，洪乃气之盛也，风气相搏，是风与气两不相下也。其有风稍强者，则风主其病，故侵于血为隐疹，因而火动则痒，然风稍得疏泄，故曰泄风，久则荣气并风而生虫，为痂癞厉风之属，不成水也。若气强则风为气所使，不得泄于皮肤，逆其邪乘阴分，以致阴络受病而为水，难以俯仰者，成水后肿胀之状也，然气虽强，风仍不去，故曰相系（按徐本作风水相系），风气无所不到，故身体洪肿，洪肿者，大肿也，汗出则风与气皆泻，故愈。恶风为风家本证，既汗而仍恶风，则当从虚而不当从风，故补注一句曰恶风则虚，而总结之曰，此为风水，谓水之成虽由于气，而实原于风也。其有不恶风者，表无风也，小便通利者，非三阴结也，更口多涎，是水寒之气缠绵上焦也，此唯黄汗之病，因汗出而伤水，则内入于胸膈，故即别之曰，上焦多寒，其口多涎，此为黄汗，不脱前黄汗证中胸满之意也。"

曹颖甫云："所以上焦有寒，其口多涎者，黄汗始病，营热为寒水所郁，胸膈无阳热之化也。"

原文 226

寸口脉沉滑者，中有水气，面目肿大，有热，名曰风水。视人之目窠上微拥，如蚕新卧起状，其颈脉动，时时咳，按其手足上，陷而不起者，风水。

【语译】患水气病，脉搏尽管现沉滑象，而面部和两眼都肿大，同时伴有发热，这还是风水病。风水病的病人，初起时往往首见上眼睑轻微肿，像一条横卧的蚕，和刚睡醒一般，颈动脉搏动明显，还常常伴有咳嗽，如果用指头按病人手足发肿的地方，皮肤凹陷不起，这些体征都足以反映是风水病。

【注解】尤在泾云："风水，其脉自浮，此云沉滑者，乃水脉，非风脉也。至面目肿大有热，则水得风而外浮，其脉亦必变而为浮矣，仲景不言者，以风水该之也。目窠上微肿，如蚕新卧起状者，《内经》所谓水为阴，而目下亦阴，聚水者，必微肿先见于目下是也。颈脉动者，颈间人迎脉动甚，风水上凑故也。时时咳者，水渍入肺也。按其手足上陷而不起，与《内经》以手按其腹，随手而起，如裹水之状者不同。然腹中气大，而肢间气细，气大则按之随手而起，气细则按之窅而不起，而其浮肿则一也。"《灵枢·论疾诊尺》篇云："视人之目窠上微肿，如新卧起状，其颈脉动，时咳，按其手足上，窅而不起者，风水肤胀也。"这就是本条的根据。同时《灵枢·水胀》篇云："水已成矣，以手按其腹，随手而起，如裹水之状，此其候也。帝曰：肤胀何以候之？岐伯曰：肤胀者，寒气客于皮肤之间，鼕鼕然不坚，腹大，身尽肿，皮厚，按其腹窅而不起。"

可见按之窅而不起，是寒气较重之肤胀；随手而起，是水饮盛之水证，并不以在肢、在腹来区分。

原文 227

太阳病，脉浮而紧，法当骨节疼痛，反不疼，身体反重而痠，其人不渴，汗出即愈，此为风水。恶寒者，此为极虚，发汗得之。渴而不恶寒者，此为皮水。身肿而冷，状如周痹，胸中窒，不能食，反聚痛，暮躁不得眠，此为黄汗。痛在骨节。咳而喘，不渴者，此为脾胀，其状如肿，发汗即愈。然诸病此者，渴而下利，小便数者，皆不可发汗。

【语译】若患太阳病，脉搏现浮紧，周身骨节疼痛，而此病尽管脉象浮紧，但骨节并不疼痛，只是身体有些发酸和沉重的感觉，也不口渴，这是风水病，如及时发汗，便可好转。但发汗不要太过，过汗而使表虚，反而会增加"恶寒"等症状。假使病人不口渴而有发冷现象的，这应是皮水病。

周身水肿，有些作冷，就像害"周痹"似的，胸部窒塞不爽快，虽没有进饮食，里面却像有东西聚积在一起似的，伴有疼痛，晚上极烦躁，不能安眠，骨节疼痛有增无减，这些是"黄汗病"的症状。

至于咳嗽、气喘，口不渴，面部有些发肿，这是"肺胀"，并不是"水气"，如有表证，可以通过发汗治疗，促其好转。

出现以上这些病症，总的要注意一点，如果伴有口渴、腹泻、尿多时，便不能采用"发汗"的方法来治疗了。

【注解】尤在泾云："太阳有寒，则脉紧骨疼；有湿，则脉濡身重；有风，则脉浮体瘀，此明辨也。今得伤寒脉而骨节不疼，身体反重而瘀，即非伤寒，乃风水外胜也。风水在表而非里，故不渴。风固当汗，水在表者亦宜汗，故曰汗出即愈。然必气盛而实者，汗之乃愈，不然，则其表益虚，风水虽解，而恶寒转增矣，故曰恶寒者，此为极虚发汗得之。若其渴而不恶寒者，则非病风，而独病水，不在皮外，而在皮中，视风水为较深矣。其证身肿而冷，状如周痹，周痹为寒湿痹其阳也，皮水为水气淫于皮肤。胸中窒、不能食者，寒袭于外而气窒于中也，反聚痛、暮躁不得眠者，热为寒郁而寒甚于暮也。寒湿外淫，必流关节，故曰此为黄汗，痛在骨节也。其咳而喘不渴者，水寒伤肺，气攻于表，有如肿病，而实同皮水，故曰发汗则愈。然此诸病，若其人渴而下利，小便数者，则不可以水气当汗而概发之也。仲景叮咛之意，岂非虑人之津气先亡耶。或问前二条云，风水外证，骨节疼，此云骨节反不疼，身体反重而瘀，前条云皮水不渴，此云渴，何也？曰：风与水合而成病，其流注关节者，则为骨节疼痛，其浸淫肌体者，则骨节不疼而身体瘀重，由所伤之处不同故也。前所云皮水不渴者，非言皮水本不渴也，谓腹如鼓而不渴者，病方外盛而未入里，犹可发其汗也，此所谓渴而不恶寒者，所以别于风水之渴而恶风也。程氏曰：水气外留于皮，内薄于肺，故令人渴，是也。"

"周痹"为病名，是风寒湿气病的一种，主要表现为肌肉游走痛、时而发热、时而发寒，可参见《灵枢·周痹》。

"脾胀"除魏程二家外，均改作"肺胀"，与临床所见相合，所以同意诸家注本的修改。

原文 228

里水者，一身面目黄肿，其脉沉，小便不利，故令病水。假如小便自利，此亡津液，故令渴也。越婢加术汤主之。（方见下）

【语译】患里水证，周身头面发黄疸，且肿胀，脉搏现沉象，小便亦不通畅，这是水饮停留在体内发生的病变，可以用"越婢加术汤"行气排水。如果小便已经通利，而又发渴者，这说明虽停有里水，但津液已有亡失的现象，便不能用"越婢加术汤"了。

【注解】程林云："里有水则脉沉，小便不利，溢于表则一身面目黄肿，故与越婢加术汤以散其水，若小便自利，此亡津液而渴，非里水之证，不用越婢也。越婢加术汤，当在故令病水之下。"

"里水证"，即内有水饮而无表证的证候。

原文 229

趺阳脉当伏，今反紧，本自有寒，疝瘕腹中痛，医反下之，下之即胸满短气。

【语译】患水气病的人，足上趺阳脉一般多见沉伏之象，但病人趺阳脉却现"紧急"，是因病人素往有疝瘕腹痛宿疾的缘故，疝瘕腹痛属阴寒证，医生没有了解清楚这一点，居然用排水的泻下剂，殊不知泻下后会大伤阳气，反而会出现胸烦满、喘息等症。

【注解】

魏荔彤云："趺阳有水邪则当伏，以胃阳为水湿阴寒所固闭，故阳明之脉不出也。今反紧，不惟水盛于里，而且寒盛于中矣。盖其人不仅有水气之邪，而更兼平日有积寒疝瘕，腹中常常作痛，水邪中又兼寒邪也。医者不识其为阴寒，乃以为水邪可下，虽水下沉，而寒邪上逆，故胸满短气矣。"

"疝瘕"，痛症病之一，《素问·平人气象论》中云："……疝瘕，少腹宛热而痛，出白，烦热者，一名曰蛊。""出白"即出汗的意思；"疝"即疝痛；"瘕"是指疝痛发作时小腹部出现似包块样物。

原文 230

跌阳脉当伏，今反数，本自有热，消谷，小便数，今反不利，此欲作水。

【语译】水气病病人，足上跌阳脉现沉伏象，现跌阳脉反数，这是病人体质向来有热的缘故。一般体内有热者，多半食欲强，消化力强，小便排泄量多，而此病病人小便反而不畅，说明水饮病还在发展。

【注解】尤在泾云："跌阳虽系胃脉，而出于阴部，故其脉当伏……其反数者，以其胃中有热故也，热则当消谷而小便数，今反不利，则水液日积，故欲作水。"

原文 231

寸口脉浮而迟，浮脉则热，迟脉则潜，热潜相搏，名曰沉。跌阳脉浮而数，浮脉即热，数脉即止，热止相搏，名曰伏。沉伏相搏，名曰水。沉则络脉虚，伏则小便难，虚难相搏，水走皮肤，即为水矣。

【语译】患水气病，寸口脉搏于浮部现"迟慢"，脉浮是阳热在外之象，脉迟则是下焦所潜的真阳不足之象，浮阳在外和潜阳不足，这是造成阴沉证水气病的一个方面。再诊跌阳脉在浮部现数象，脉浮仍是阳热在外之象，脉数便主里有热邪结止，表里结热，这是造成伏热证水气病的另一个方面。但是阴沉证之水气病，为经络血脉里阳气不足的虚证，伏热证之水气病为下焦热结而小便困难之实证，尽管一个是虚证，一个是实证，同样会使水饮走窜全身皮肤，而形成"水肿"。

【注解】曹颖甫云："寸口脉明系浮迟，仲师乃名之曰'沉'，趺阳脉明系浮数，仲师反名之曰'伏'。浮迟浮数，主脉象言，沉与伏主病情言，两者不当蒙混，沉伏相搏，名曰水，此即专指病情之显著者也。浮迟在寸口，则营气下寒而不上应，营气下寒则水不化气，水就下，故名曰沉。浮数在趺阳，则卫气下阻而不上行，卫气下阻，则水道反为所吸，而不得流通，故名曰伏。然则仲师言浮脉则热，迟脉则潜，热潜相搏者，以水气上闭，血寒不能蒸化为汗言之也。言浮脉则热，数脉则止，热止相搏者，以热结膀胱，小溲不利言之也。营气不上应，因见络脉之虚，络脉虚则身冷无汗。卫气不上行，因见小便之难，小便难则瘀热苦水，于是一身上下阳气不通，乃逆走皮肤而成水矣。此证仲师未有方治，陈修园消水圣愈汤，尚有古意，附存之；大乌头、牡桂、细辛、净麻黄、炙甘草、知母、防己、生姜、大枣，日夜三服，当汗出如虫行皮中，即愈。"

"沉""伏"，作"阴""寒"解，就是指"水气"而言。

本条的前半段，若用公式来表示，即是：寸口脉浮＋迟＝"沉"；趺阳脉浮＋数＝"伏"；沉＋伏＝"水"。后半段是解释前半段的意义。

原文232

寸口脉弦而紧，弦则卫气不行，即恶寒，水不沾流，走于肠间。

【语译】患水气病，寸口脉搏现弦紧象，这预示着病人的阳气不畅旺，所以外表既有恶寒，体内亦积有水饮，正因为卫阳虚弱，水气不能循行三焦，沾溉百脉，反而停蓄在肠道里了。

【注解】徐忠可云："此言水病将成之脉，有夹弦紧者，以明水不循故道之由。谓紧脉属寒，弦而紧，乃即弦状如弓弦，按之不移者，弦则卫气为寒所结而不行，外无卫气，所以恶寒，不能运水，故随其所至，不复沾流，走于肠间，水既不直走于肠间，自不能不横出于肌肤矣。"

"走于肠间"，是水气病变之一，不应释为正常现象。

原文233

少阴脉紧而沉，紧则为痛，沉则为水，小便即难。

【语译】患水气病，足少阴脉于沉部现紧急之象，"脉紧急"多为痛症的反应，"脉沉"是水气病常见之脉象，少阴肾脏有水气病变，故小便排泄多半有困难。

【注解】沈明宗云："少阴肾脉，紧则寒邪凝滞正气于内，曰紧则为痛；沉则卫气郁而不宣，三焦壅闭，水即泛滥，曰沉则为水；决渎无权，小便即难。"

原文234

脉得诸沉，当责有水，身体肿重，水病脉出者死。

【语译】周身及四肢发肿，并伴有极沉重感，而脉搏又于沉部出现，这是水气病。假若脉搏突然转变为"虚浮"之象，这是孤阳外脱之凶兆，最要注意。

【注解】

尤在泾云："水为阴，阴盛故令脉沉。又，水行皮肤，营卫被遏，亦令脉沉。若水病而脉出，则真气反出邪水之上，根本脱离而病气独盛，故死。出与浮迥异，浮者盛于上而弱于下，出则上有而下绝无也。"

陆渊雷云："沉脉不皆是水，盖身体肿重，而脉得诸沉者，当责有水，倒句法也。"

原文 235

夫水病人，目下有卧蚕，面目鲜泽，脉伏，其人消渴，病水。腹大，小便不利，其脉沉绝者，有水，可下之。

【语译】患水气病，有的头面部先出现水肿，尤其是两眼睑好像是横卧着的蚕儿一般，颜面也呈显出光亮的水肿色泽，假使脉现沉伏，还有消渴病的一些症状，这种水气病很严重。如肚腹益渐肿大，小便不通利，脉象沉极到不能切按，这是水气病之寒实证，可用温下法来治疗。

【注解】曹颖甫云："《内经》云，诸有水气者，微肿先见于目下，盖水困脾阳，必见于所主之部分，目胞及腹，皆足太阴所主，故目下有卧蚕而腹大，目鲜泽者，水之标，小便不利者，水之本，消渴者，水外浮而内竭，且水寒不能化气故也。脉沉固当有水，至于沉绝，则肾中阳气将亡，便当急下以存阳，譬犹伤寒少阴证之急下存阴（第320、321、322各条），仲师于此条，不出方治，予意当与大黄附子细辛汤（第138条），是即寒疝之脉，状如弓弦之不移，阳中有阴，可下之例也。"

原文 236

问曰：病下利后，渴饮水，小便不利，腹满因肿者，何也？

答曰：此法当病水，若小便自利，及汗出者，自当愈。

【语译】

问：病腹泻后，口渴思饮，小便不通畅，渐次腹部肿胀膨满，这是什么道理呢？

答：这是病后，脾阳衰弱不能运化而发生的水气病。如果脾阳能够运化，小便通畅无阻，或者出点汗，就会逐渐好转的。

【注解】《医宗金鉴》云："病下利，则虚其土伤其津也，土虚则水易妄行，津伤则必欲饮水，若小便自利及汗出者，则水精输布，何水病之有，惟小便不利，则水无所从出，故必病水，病水者，脾必虚不能制水，故腹满也，肾必虚不能制水，故因肿也，于此推之，凡病后伤津，渴欲饮水，小便不利者，皆当防病水也。"

原文 237

心水者，其身重而少气，不得卧，烦而躁，其人阴肿。

【语译】患心性水气病者，全身有沉重感，气喘不能平卧，阵发心烦、躁扰，下阴部也发生了水肿。

【注解】曹颖甫云："水道行于三焦，而出于膀胱，故六腑有水，五脏不当有水，以五脏真有水者妄也。然则仲师何以言五脏水？曰此以部分言之，以脏气之受病言之也。水气凌心，则心阳受困，脾肺不能承受心阳，故身重而少气，心气不能降，故心肾不交而不得卧寐，心火郁于上，则烦而躁，阳不下达，水气独留，故阴肿。"

原文 238

肝水者，其腹大不能自转侧，胁下腹痛，时时津液微生，小便续通。

【语译】患肝性水气病者，肚腹肿胀得很大，以致身子要转侧都难，甚至伴有胁肋痛、腹痛，口水很多，小便虽然排泄得不少，而腹水并不因此而减轻。

【注解】魏荔彤云："肝经有水，必存两胁，故腹大而胁下痛，少阳阴阳往来之道路，有邪室碍，故不能自转侧，肝有水邪必上冲胸咽，故时时津液微生，及上升而下降，小便不利者又续通，此水邪随肝木往来升降之气上下为患也。""津液"指病人口水。

原文 239

肺水者，其身肿，小便难，时时鸭溏。

【语译】患肺性水气病者，全身发肿，小便不通畅，大便稀溏。

《医宗金鉴》中云："赵良曰，肺主皮毛，行营卫，与大肠合，今有水病，则水充满皮肤。肺本通调水道，下输膀胱，为尿溺，今既不通，水不得自小便出，反从其合，与糟粕混，成鸭溏也。"

尤在泾云："鸭溏，如鸭之后，水粪杂下也。"

原文 240

脾水者，其腹大，四肢苦重，津液不生，但苦少气，小便难。

【语译】患脾性水气病者，腹肿得很大，四肢感觉沉重，运动不自如，口干燥没有津液，并伴有气喘，小便亦不通畅。

【注解】尤在泾云："脾主腹，而气行四肢，脾受水气，则腹大四肢重。津气生于谷，谷气运于脾，脾湿不运，则津液不生而少气。小便难者，湿不行也。"

原文 241

肾水者，其腹大，脐肿，腰痛，不得溺，阴下湿如牛鼻上汗，其足逆冷，面反瘦。

【语译】患肾性水气病者，腹肿得很大，肚脐因发肿而挺出，腰部持续胀痛，小便难出，外阴湿得像牛鼻上的汗一般，两足冷冰，面部渐渐消瘦。

【注解】程林云："肾者，胃之关也，关门不利，故令聚水而生病，是以有腹大脐肿之证也。腰者肾之外候，故令腰痛，膀胱者肾之腑，故令不得溺也，以其不得溺，则水气不得泄，浸渍于睾囊而为阴汗，流注于下焦而为足冷。夫肾为水脏，又被水邪，则上焦之气血，随水性而下趋，故其人面反瘦，非若风水里水之面目浮肿也。"

原文 242

师曰：诸有水者，腰以下肿，当利小便；腰以上肿，当发汗，乃愈。

【语译】凡患水气病，首先要分别水肿发生在上半身或下半身。如下半身肿，应该用利尿药导水下行；如上半身肿，应该用发汗剂让水外散。这样，就不难治疗了。

【注解】《医宗金鉴》中云："诸有水者，谓诸水病也，治诸水之病，当知表里上下分消之法。腰以上肿者，水在外，当发其汗乃愈，越婢青龙等汤证也；腰下肿者，水在下，当利小便乃愈，五苓猪苓等汤证也……即《内经》开鬼门，洁净腑法也。""鬼"应读如

"魄"。

原文 243

师曰：寸口脉沉而迟，沉则为水，迟则为寒，寒水相搏。趺阳脉伏，水谷不化，脾气衰则鹜溏，胃气衰则身肿。少阳脉卑，少阴脉细，男子则小便不利，妇人则经水不通。经为血，血不利，则为水，名曰血分。

【语译】水气病的病变是极复杂的，如果是由肺寒气伤而来，寸口脉搏往往现沉而迟慢之象，脉沉是水气之象，脉迟是肺气虚寒之象，肺气虚寒，使水不行而发肿。如果是由脾胃阳气受伤而来，足上趺阳脉便现沉伏之象，脾胃亦不能消化水谷了，因为脾气衰弱，消化不良而大便溏泻，胃气衰弱，便排泄障碍而发水肿。如果是由于三焦或肾脏的病变，少阳三焦脉便现沉弱之象，少阴肾脉便现沉细之象，若三焦和肾都没有了排水能力，在男性就会出现小便不利而水肿，在妇人就会出现月经障碍而水肿。但是，还要知道，月经障碍和水气病的另一问题，即，如果是月水先不利，而后才发水气病的，其病变主要责之"血分"。

【注解】

曹颖甫云："寸口为手太阴动脉，仲师言寸口脉沉而迟，寒水相搏者，谓肺寒而气不行于太阳之表，太阳寒水，相并而下陷也。言趺阳脉伏水谷不化者，为胃中原有之热，为寒水所夺而水将泛滥也。言少阳脉卑，少阴脉细，男子则小便不利，妇人则经水不通者，谓手少阳三焦水道与肾脏俱寒，水气遏于膀胱，胞中血海（在少腹两角），乃并为寒水所困，血凝成瘀，水道愈塞，故有水肿之病，无论何种利水猛药，水终不行者，职是故也。然则桃核承气、抵当汤丸、大黄䗪虫丸，为万不可少矣。且病机所在，起于肺脏之寒，而太阳寒水不行于表里，继乃延至中脘，而阳明燥化无权，终乃寒水阻于肾膀，累及胞中血海，自非大温大泄，并行不背，恐徒事攻瘀，瘀卒不行，则麻黄附子细辛合干姜甘草参用抵当丸尚矣。或曰，此证阳虚血寒，正恐不胜重药，故但用泽兰茺蔚已足，若施之后一证，犹为近是。"

《伤寒论·平脉法》云："荣气弱，名曰卑。"王宇泰云："荣主血，为阴，如按之沉而无力，故谓之卑也。"可见"脉卑"即指沉弱脉，是血虚之象。

《脉经》中云："问曰：病有血分，何谓也？师曰：经水前断，后病水，名曰血分，此病为难治。问：病有水分，何谓也？师曰：先病水，后经水断，名曰水分，此病易治。""血分"之"分"，读成去声，即指血分有病变的意思。

这条主要在说明病水气有因于肺、因于脾胃、因于三焦和肾、因于血分之不同。

原文 244

问曰：病者苦水，面目身体四肢皆肿，小便不利，脉之，不言水，反言胸中痛，气上冲咽，状如炙肉，当微咳喘，审如师言，其脉何类？师曰：寸口脉沉而紧，沉为水，紧为寒，沉紧相搏，结在关元。始时当微，年盛不觉，阳衰之后，荣卫相干，阳损阴盛，结寒微动，肾气上冲，喉咽塞噎，胁下急痛。医以为留饮而大下之，气击不去，其病不除。后重吐之，胃家虚烦，咽燥欲饮水，小便不利，水谷不化，面目手足浮肿。又与葶苈丸下水，当时如小差，食饮过度，肿复如前，胸胁苦痛，象若奔豚，其水扬溢，则浮咳喘逆。当先攻击冲气，令止，乃治咳，咳止，其喘自差。先治新病，病当在后。

【语译】

问：水气病病人，周身、四肢、头面发肿，小便不通畅，这显然是水气病。诊断时，医者并不重视病人的水气，反而侧重讨论胸痛、逆气上冲咽头、咽头好像有干脉堵塞着等症状，同时预测病人应有轻微咳嗽、气喘等症，果真如此，请问这时病人的脉象应是怎样呢？

答：诊断水气病，病人脉搏现沉紧之象，脉沉是水气病的典型脉象，脉紧说明内本虚寒，尤其是关元的阳气微弱，这更容易使水气停蓄。此病在开始时，若年当少壮，还没有什么感觉，随之阳气逐渐衰减，影响到营血卫气的运行，便演变成阳虚阴盛的寒虚证，于是停结在关元的水气便逐渐发动，引发肾气向上冲逆，一直冲激到咽喉部，所以咽喉像有物阻塞似的，甚至胁肋出现拘急疼痛。若医者只看到水饮停留的一面，便用大量泻下剂排水，而忽视病人阳气衰微的另一面，因而寒气冲逆而病不除。若医者见到寒气冲击不止，再用重剂催吐，则再伤胃气，病人愈觉烦闷，因津液受损，咽干思饮，小便不通利，食物不消化，面目、四肢浮肿。若医者再用"葶苈丸"来利水，服药后排除了一部分水邪，病人一时感到轻松，但饮食稍有过量，水肿又恢复原样，胸胁疼痛加剧，好像奔豚病要发作一般，由于水饮不断向上蔓延，寒气不断向上冲逆，而出现咳嗽、气喘等症。对此病的治疗，应当是首先平定冲逆的寒气，再行止咳，咳被止住，气自然亦不喘逆了。总之，凡是因旧疾而引发新病的，新病应该尽先治疗，把旧疾摆在后一步医治。

【注解】

曹颖甫云:"治病之法,当辨虚实缓急,始之不慎,乃有误治之变。救逆之法,则当从先治客病,后治本病之例,学者不可不知也。即如病者苦水,面目身体四肢皆肿,小便不利,此水气泛滥,乃本证也。然病人不言苦水,而反苦胸中痛,及气上冲咽,状如炙脔,微喘咳,似非水气本病,而与痰饮之冲气上逆者略相似。仲师所谓脉沉而紧者,盖此证本属虚寒蓄水,沉紧为在里之象,故本病结在关元,关元者,少阴之穴,在脐下一寸,年盛不觉,迨阳衰阴盛,水气漫延。先病卫分,而后及于营分,寒气溜于肾,则肾气上冲咽喉而胁下急痛,胁下本肾脏所居,为水道下通之门户,悬饮内痛,正在胁下,故医者误以为留饮,用十枣汤大下之,水去而寒气独留,胁下之痛如故,又疑痰阻上膈,用瓜蒂散吐之,于是胃中虚热上浮,而咽燥渴饮矣,渴饮无度,肾寒不能制水,小便不利矣。脾阳吐后益虚,而水谷不化矣。寒水泛滥逆行,而面目手足浮肿矣。医者至此,尚不觉悟,泥于葶苈止胀之说,更用葶苈丸以下水,非不小差也,食饮过度,肿复如前,所以然者,胃阳虚而不能消谷,肾阳虚而不能消水也,所以胸胁苦痛状若奔豚者,胸为上焦所自起,胁为中下二焦水道所从出,屡经误治,阳气益虚,阴寒乃乘虚而上僭,水气冲激于肺,肺不能受,故咳而喘逆,然则治之之法奈何?曰,此当先治冲气喘咳,为误治后之新病,《痰饮篇》治冲气之苓桂五味甘草汤,当可借用,冲气既低而咳如故,又当用苓甘五味姜辛汤以治咳,而喘自止,由是治其本病,而防己茯苓汤、麻黄附子甘草汤、栝蒌瞿麦汤、茯苓戎盐汤、滑石白鱼散,俱可随证酌用矣。"

"炙肉"，是形容咽中的窒塞感。

《诸病源候论·伤寒咳嗽候》云："水停心下，则肺为之浮，肺主于咳，水气乘之，故咳嗽。"又《诸病源候论·水肿候》云："肺得水而浮，浮则上气而咳嗽也。"可见"浮咳"即是"肺咳"的意思。

"病当在后"犹言本病当放在最后治疗，"病"指水气病而言，与第15条"后乃治其痼疾"句，同一意义。

原文 245

风水，脉浮，身重，汗出恶风者，防己黄芪汤主之。腹痛，加芍药。

（方见痉湿暍病脉证治第二）

【语译】患风水病，脉搏现浮，周身有沉重感，出汗、怕风，这是里水表虚证，酌用"防己黄芪汤"利水固表，如伴有腹痛者，可以加"芍药"止痛。

【注解】曹颖甫云："此条与风湿（39条）同，脉浮为风，身重为湿，湿甚即为水。汗出恶风，表虚而汗泄不畅也，按此亦卫不与营和之证。防己以利水，黄芪固表而托汗外出，白术、炙甘草补中以抑水，而风水可愈矣。所以腹痛加芍药者，芍药味甘微苦，其性疏泄，能通血分之瘀，伤寒桂枝汤用之以发脾脏之汗而达肌理者也。脾为统血之脏，腹为足太阴部分，腹痛则其气郁于脾之大络，故加芍药以泄之，妇人腹痛用当归芍药散，亦正以血分凝瘀而取其疏泄，若以为酸寒敛阴，则大误矣。"

原文 246

风水恶风，一身悉肿，脉浮不渴，续自汗出，无大热，越婢汤主之。

越婢汤方

麻黄六两　石膏半斤　生姜三两　大枣十五枚　甘草二两

上五味，以水六升，先煮麻黄，去上沫，内诸药，煮取三升，分温三服。恶风者，加附子一枚（炮）；风水，加术四两。（《古今录验》）

【语译】患风水病，全身水肿，脉搏现浮象，口不渴，不断出汗，发热不高，这是水气在表的证候，可用"越婢汤"发散水气。

【注解】沈明宗云："此风多水少之证也，风多伤表，外应肌肉，内连及胃，故恶风一身悉肿，胃气热蒸，其机外向，不渴而续自汗出，无大热者，则知表有微热而为实也。"

【方义】沈明宗云："麻黄通阳气而散表，石膏入胃，能治气强壅逆，风化之热，甘草姜枣以和荣卫。若恶风者，阳弱而为卫虚，故加附子。《录验》加术，并驱湿矣。"

"石膏"和"麻黄"配伍，主要在发散肌表的水气，"麻黄"走表，"石膏"走肌肉，临床经验固如此。

原文 247

皮水为病，四肢肿，水气在皮肤中，四肢聂聂动者，防己茯苓汤主之。

防己茯苓汤方

防己三两　黄芪三两　桂枝三两　茯苓六两　甘草二两

上五味，以水六升，煮取二升，分温三服。

【语译】皮水病病人，四肢发肿，这是由于水气充斥在皮肤里面，所以四肢肌肉经常都有跳动的现象，可用"防己茯苓汤"通阳利水。

【注解】沈明宗云："此邪在皮肤而肿也，风入于卫，阳气虚滞，则四肢肿，皮毛气虚，受风而肿，所谓水气在皮肤中，邪正相搏，风虚内鼓，故四肢聂聂𥆧动，是因表虚也。"

"聂聂"，据《小补韵会》的解释为动貌。

【方义】曹颖甫云："黄芪以达皮毛，桂枝以解肌肉，使皮毛肌肉疏畅，不至吸下行之水，更加甘草以和脾，合桂枝之温，使脾阳得旁达四肢，但得脾精稍舒，而肢肿当消，所以用黄芪不用麻黄者，此亦痰饮病形肿，以其人遂痹，故不内之之例也。"

原文 248

里水，越婢加术汤主之，甘草麻黄汤亦主之。

越婢加术汤方

（见上，于内加白术四两，又见脚气中）

甘草麻黄汤方

甘草二两　麻黄四两

上二味，以水五升，先煮麻黄，去上沫，内甘草，煮取三升，温服一升，重覆汗出，不汗，再服，慎风寒。

【语译】患里水病而有里热的，可以用"越婢加术汤"；没有里热的，可以用"甘草麻黄汤"。

【注解】徐忠可云："里水，即前一身面目黄肿，脉沉而渴正水（228条）也，越婢方解见前。又甘草麻黄汤亦主之者，麻黄发其阳，甘草以和之，则阳行而水去，即有里热，不治自清耳，且以防质弱者，不堪石膏也。"

【方义】尤在泾云："甘草麻黄，亦内助土气，外行水气之法也。"

原文249

水之为病，其脉沉小，属少阴。浮者为风，无水，虚胀者，为气水，发其汗即已。脉沉者，宜麻黄附子汤；浮者，宜杏子汤。

麻黄附子汤方

麻黄 三两　　甘草 二两　　附子 一枚（炮）

上三味，以水七升，先煮麻黄，去上沫，内诸药，煮取二升半，温服八分，日三服。

杏子汤方

（未见，恐是麻黄杏仁甘草石膏汤）

【语译】观察水气病，首先要分辨表里，如脉象沉小，而有少阴的病变表现，这是里证。如脉象浮，体内没有停潴水饮，只是虚胀者，这仅是风湿水气不运化的缘故，用发汗法祛风除湿即可。脉沉的里水证，可以用"麻黄附子汤"温里行水；脉浮的表水证，可以用"杏子汤"解表祛风湿。

【注解】曹颖甫云："水病始于太阳，而终于少阴，太阳当得浮脉，少阴即见沉脉。按太阳伤寒未经发汗，水气由三焦下注寒水之脏，即为少阴始病，少阴为病，其脉当沉，为其在里也。小即微细之渐，《伤寒论·少阴篇》所谓脉微细者，指阴寒太甚者言之也。此时水邪未经泛滥，溢入回肠而下利，故但见脉小而不见微细，水邪虽陷，与表气未曾隔绝，寒水下陷，要为中阳之虚，方治特于麻黄附子汤内加炙甘草以益中气，使中气略舒，便当外达皮毛肌腠，变为汗液，而水病自除。若夫脉浮为风，与太阳中风之脉浮同，此证尚属风湿，而未成为水，水气壅在皮毛而发为虚胀，故曰气水，气水者，汗液欲出不出，表气不能开泄之谓，发其汗，则水还化气成汗，故其胀即消。杏子汤方阙，窃意可用风湿证之麻杏甘苡汤，要以发汗为一定之标准也。"

【方义】徐忠可云："麻黄附子甘草汤方，即麻黄甘草二味耳，以少阴而加附子，发其龙火之真阳，协力麻黄甘草，以开久蚀之阴。"

原文 250

厥而皮水者，蒲灰散主之。（方见消渴中）

【语译】患皮水病，四肢现冷者，这是水气阻碍阳气的缘故，可以用"蒲灰散"通阳行水。

【注解】尤在泾云："厥而皮水者，水邪外盛，隔其身中之阳，不行于四肢也，此厥之成于水者，去其水，则厥自愈，不必以附子桂枝之属，助其内伏之阳也。"

原文 251

问曰：黄汗之为病，身体肿（一作重），发热汗出而渴，状如风水，汗沾衣，色正黄如药汁，脉自沉，何从得之？师曰：以汗出入水中浴，水从汗孔入得之，宜芪芍桂酒汤主之。

黄芪芍桂苦酒汤方

黄芪五两　芍药三两　桂枝三两

上三味，以苦酒一升，水七升，相和，煮取三升，温服一升，

当心烦，服至六七日，乃解，若心烦不止者，以苦酒阻故也。（一方，用美酒醯代苦酒）

【语译】

问：黄汗病的病人，周身、四肢肿，发热、出汗、口渴，有些像风水病的表现，汗水沾染衣服，衣服颜色就像被黄柏汁水浸过似的，脉象现沉，为什么会患这种病呢？

答：这种人本来就是表虚爱出汗，汗还没有停便去沐浴，于是水湿之气将汗孔阻塞住了，汗不得排泄，郁久成热，演变为黄汗病，可以用"芪芍桂酒汤"固表解郁清热。

【注解】尤在泾云："黄汗之病，与风水相似，但风水脉浮，而黄汗脉沉，风水恶风，而黄汗不恶风为异，其汗沾衣，色正黄如柏汁，则黄汗之所独也。风水为风气外合水气，黄汗为水气内遏热气，热被水遏，水与热得，交蒸互郁，汗液则黄。按前第二条（第225条）云小便通利，上焦有寒，其口多涎，此为黄汗。第四条（第227条）云，身肿而冷，状如周痹。此云黄汗之病，身体肿，发热汗出而渴。后又（指第252条）云，剧者不能食，身疼重，小便不利。何前后之不侔也，岂新久微甚之辨欤！夫病邪初受，其未郁为热者，则身冷、小便利、口多涎，其郁久热甚者，则身热而渴，小便不利，亦自然之道也。"

【方义】曹颖甫云："以表虚也，故君黄芪，以荣郁之当宣也，故用芍药桂枝，又惧药力之不胜病气也，故煎以具挥发性通调血分之苦酒，而营分之郁热始解，今人用醋和面涂伤，能去瘀血，其明证也。妇人肝郁内痛，用醋炒柴胡、醋磨青皮白芍，其痛立解，当亦以其能达血郁之故，则苦酒之作用可知矣，庸工动称能敛肝阴，岂仲师用苦酒之旨乎。所以六七日乃解者，以久郁之邪，未易战胜也。所以心烦者，营分久郁，而主血之脏虚，一时不胜药力也。"魏荔彤云："古人称醋为苦酒，非另有所谓苦酒也。美酒醯，即人家所制社醋，即镇江红醋是也。又醋之劣者，即白酒醋，各处皆是，总以社醋入药。"

原文 252

黄汗之病，两胫自冷；假令发热，此属历节。食已汗出，又身常暮盗汗出者，此劳气也。若汗出已反发热者，久久其身必甲错；发热不止者，必生恶疮。若身重，汗出已辄轻者，久久必身瞤，瞤即胸中痛，又从腰以上必汗出，下无汗，腰髋弛痛，如有物在皮中状，剧者不能食，身疼重，烦躁，小便不利，此为黄汗，桂枝加黄芪汤主之。

桂枝加黄芪汤方

桂枝三两　芍药三两　甘草二两　生姜三两　大枣十二枚　黄芪二两

上六味，以水八升，煮取三升，温服一升，须臾饮热稀粥一升余，以助药力，温服取微汗，若不汗，更服。

【语译】黄汗病病人，两膝胫多觉冷，如果两胫发热，那是历节病的症状，这是辨别是否黄汗病的第一点。其次，从"出汗"情况来观察，如吃东西便出汗，这往往是胃气外泄之象；如晚上睡觉出盗汗，这一般是虚劳病的症状；而黄汗病的出汗，汗出热不退，这是辨别是否黄汗病的第二点。假使发热久不退，轻则阴伤而现皮肤枯燥，就像鳞甲一般粗糙；重则会使皮肉溃疡而发恶疮。黄汗病是湿胜热郁的病变，所以还伴有周身沉重的症状。如果汗出多了，汗出湿去，虽有一时轻快之感，但阳气却因此而受到损伤，久则周身肌肉瞤动，渐而胸部掣痛，此后便汗只在上半身出，下半身不仅没有汗，腰下髋骨部还胀痛，好像有东西在皮肤下堵塞住似的，甚至影响饮食，不想吃东西，周身感觉疼痛、沉重，心中烦躁，小便不通畅，这是表虚而湿郁的黄汗病演变过程，可以酌用"桂枝加黄芪汤"固表行阳散湿。

【注解】程林云："湿就下而流关节，故黄汗病，两胫冷，若两胫热，则属历节之病。其食已汗出，为胃气外泄，暮而盗汗，为荣气内虚，又属虚劳之证，二者俱汗出，皆非黄汗也。欲作黄汗之证，汗出已，而热不为汗衰，反发热，而热不止，薄于外，则销铄皮肤，故令身体枯槁，薄于里，则溃脉烂筋，故令生恶疮也。夫湿胜则身重汗出，虽湿去身轻，而正气未必不损，如此久久，必耗散诸阳，故身瞤而胸痛，是以上焦阳虚，则腰以上汗出，下焦湿胜，而为腰髋弛痛，如有物在皮中状也，剧则内伤于脾，而不能食，外伤肌肉而身体疼重，若烦躁小便不利，则水气无从出，蕴蓄肌中，必为黄汗。"

【方义】尤在泾云："桂枝黄芪，亦行阳散邪之法，而尤赖饮热稀粥取汗，以发交郁之邪。"曹颖甫云："要知黄汗一证，肌表以久汗而虚，不同中风之为卒病，此桂枝汤所以加固表之黄芪也。"

原文 253

师曰：寸口脉迟而涩，迟则为寒，涩为血不足。趺阳脉微而迟，微则为气，迟则为寒。寒气不足，则手足逆冷；手足逆冷，则荣卫不利；荣卫不利，则腹满胁鸣相逐；气转膀胱；荣卫俱劳，阳气不通，即身冷；阴气不通，即骨疼；阳前通，则恶寒；

阴前通，则痹不仁；阴阳相得，其气乃行，大气一转，其气乃散。实则失气，虚则遗尿，名曰气分。

【语译】患水气病，有偏于气分的，诊察其寸口脉搏迟慢而带滞涩，这是血虚里寒之象；诊察其跌阳脉搏微弱而兼迟慢，这是气虚里寒之象。气血虚弱而里寒，说明病人卫气、营气都不能运行全身，所以阳气不通于四肢而手足发冷；阴寒水气充塞腹、胸、胁部而胀满，甚作水鸣声。水气在胸腹部争逐不已，膀胱虽勉力发挥气化机转作用，奈何营气卫气都极度竭乏，结果卫阳不振，进而全身作冷，营阴不振，连骨节也发疼痛。假如病有了转机，卫阳逐渐通畅，周身四肢不冷了，仅有点恶寒现象，营阴逐渐通畅，骨节不疼痛了，只是有点麻痹而已。只要卫阳、营阴逐渐协调，畅行无阻，于是正气在体内运转自如，水气便会渐次消散。邪之消散的出路有二：如果偏于水少气实者，往往会不断地放些屁出来；如果偏于气虚水多者，便会排出大量的尿液。总之，这都是属于气分病变的水饮病。

【注解】尤在泾云："微则为气者，为气不足也，寒气不足，该寸口跌阳为言，寒而气血复不足也，寒气不足，则手足无气而逆冷，荣卫无源而不利，由是脏腑之中，真气不充，而客寒独胜，则腹满胁鸣相逐，气转膀胱，即后所谓失气、失溺之端也。荣卫俱劳者，荣卫俱乏竭也。阳气温于表，故不通则身冷，阴气荣于里，故不通即骨疼，不通者，虚极而不能行，与有余而壅者不同。阳前通则恶寒，阴前通则痹不仁者，阳先行而阴不与俱行，则阴失阳而恶寒，阴先行而阳不与俱行，则阳独滞而痹不仁也。盖阴与阳常相须也，不可失，失则气机不续而邪乃著，不失则上下交通，而邪不容，故曰阴阳相得，其气乃行，大气一转，其气乃散，失气、遗溺皆相失之征，曰气分者，谓寒气乘阳之虚，而病于气也。"《诸病源候论》中云："夫气分者，由水饮搏于气，结聚所成，气之流行，常无壅滞，若有停积，水饮搏于气，则气分结而住，故云气分。"

原文 254

气分，心下坚大如盘，边如旋杯，水饮所作，桂枝去芍药加麻辛附子汤主之。

桂枝去芍药加麻黄细辛附子汤方

桂枝三两　生姜三两　甘草二两　大枣十二枚　麻黄二两　细辛二两　附子一枚（炮）

上七味，以水七升，煮麻黄，去上沫，内诸药，煮取二升，分温三服，当汗出，如虫行皮中，即愈。

【语译】患水气病，病在气分者，心下坚硬，有如盘子大小，周围像圆杯般地坚硬，这是由于水饮寒邪停积心下而成，用"桂枝去芍药加麻辛附子汤"温散水寒。

【注解】尤在泾云："气分，即寒气乘阳之虚而结于气者，心下坚大如盘，边如旋杯，其势亦已甚矣，然不直攻其气，而用辛甘温药行阳以化气，视后人之袭用枳、朴、香砂者，工拙悬殊矣。"

"旋"作"圆"字解。

【方义】《医宗金鉴》中云："用桂枝去芍药加麻黄附子细辛汤者，温养荣卫阴阳，发散寒邪之气也。"尤在泾云："当汗出如虫行皮中者，盖欲使既结之阳，复行周身而愈也。"

原文 255

心下坚大如盘，边如旋盘，水饮所作，枳术汤主之。

枳术汤方

枳实七枚　白术二两

上二味，以水五升，煮取三升，分温三服，腹中耎即当散也。

【语译】心下坚硬，有如盘子大小，周围像圆盘样地坚硬，如果是湿邪盛的水饮证，可以用"枳术汤"攻坚除湿。

【注解】曹颖甫云："诊病之法，惟外证同而虚实异治者，为不易辨也，同一心下坚、大如盘、边如旋杯之证，何以一则宜上下表里通行温散，汗出如虫行皮中而愈，一则用攻坚燥湿，三服后腹中软而愈，盖气分之脉必兼迟涩，水饮之脉必见沉弦，此脉之易辨者也。气分则见窒塞，水饮必将内痛，此证情之易辨者也，气为寒约，则温以散之，寒因水实，则攻而和之，此仲师所以称医圣也。"

【方义】《医宗金鉴》中云："李彣曰，枳实消胀，苦以泄之也，白术去湿，苦以燥之也。后张元素治痞，用枳术丸，亦从此汤化出，但此乃水饮所作，则用汤以荡涤之，彼属食积所伤，则用丸以消磨之，一汤一丸，各有深意，非漫无主张也。"

🌸 附方

外台防己黄芪汤

治风水，脉浮为在表，其人或头汗出，表无他病，病者但下重，从腰以上为和，腰以下当肿及阴，难以屈伸。（方见风湿中）

（出《外台秘要·二十卷·风水门》，引深师）

【方义】沈明宗云："此乃湿从下受，湿多风少，故用黄芪实表，使水不得上溢，以防己驱除风湿，术草健脾，姜枣以俾营卫和而湿自除矣。"

❀ 原文小结

以上三十二条讨论水气病，讨论了水气病的病变、诊断、治疗等三大问题。水气病从证候分，可分作风水、皮水、里水、黄汗四种；从五脏分，可分作心性水气病、肝性水气病、肺性水气病、脾性水气病、肾性水气病等五种。第231、232、236、243、244、253等六条，侧重讨论水气病的病理变化。第229、230、231、233、234、235、249等七条，侧重讨论对水气病的诊断。第227、229、235、242、244、249、254、255等八条，侧重讨论水气病的治疗宜忌。第224、225、226、297、245、246等六条，均讨论风水病，第224、227、247、250等四条，均讨论皮水病，第224、228、248等三条，讨论里水病，正水、石水均属于里水。第224、225、227、251、252等五条，均讨论黄汗病。其余第237条为心水，第238条为肝水，第239条为肺水，第240条为脾水，第241条为肾水。具体内容的归纳分析，略如下表。

✿ 原文表解

表1 水气病总论

水气病总论 ─┬─ 病变 ─┬─ 阳虚 ─┬─ 1. 热潜相搏，名曰沉，沉则络脉虚（231）
　　　　　　　　　　　　　　├─ 2. 卫气不行，水不沾流，走于肠间（232）
　　　　　　　　　　　　　　├─ 3. 下利后，腹满因肿（236）
　　　　　　　　　　　　　　├─ 4. 寒水相搏，水谷不化，脾气衰则鹜溏，胃气衰则身肿（243）
　　　　　　　　　　　　　　├─ 5. 沉紧相搏，结在关元，阳衰阴盛（244）
　　　　　　　　　　　　　　└─ 6. 少阳脉卑，少阴脉细（284）
　　　　　　　　├─ 阴阳两虚：营卫不利，腹满胁鸣相逐，气转膀胱，阴阳气不通（253）
　　　　　　　　├─ 里热：热止相搏，名曰伏，伏则小便难（231）
　　　　　　　　├─ 血分：经水不通（243）
　　　　　　　　└─ 气分：实则失气，虚则遗尿（253）
　　　　├─ 诊断 ─┬─ 脉象 ─┬─ 本脉：沉（234）─┬─ 趺阳脉：伏（229、230）
　　　　　　　　　　　　　　　　　　　　　　└─ 少阴脉：紧沉（233）
　　　　　　　　　　　　├─ 表证：浮（249）
　　　　　　　　　　　　├─ 里证：沉小（249）
　　　　　　　　　　　　└─ 死证：脉出（234）
　　　　　　　　└─ 症状：小便不利，小便难，身体肿重，目下有卧蚕，面目鲜泽（230、233、234、235）
　　　　└─ 治疗 ─┬─ 表证 ─┬─ 太阳病，汗出即愈（227）
　　　　　　　　　　　　　├─ 腰以上肿，当发汗（242）
　　　　　　　　　　　　　└─ 浮者为风，发其汗即愈（249）
　　　　　　　　├─ 里证 ─┬─ 小便不利，脉沉绝者，可下之（235）
　　　　　　　　　　　　　└─ 腰以下肿，当利小便（242）
　　　　　　　　├─ 里寒：脉沉者，宜麻黄附子汤（249）
　　　　　　　　├─ 气分：桂枝去芍药加麻辛附子汤（254）
　　　　　　　　├─ 水分：枳术汤（255）
　　　　　　　　├─ 并发病：先治新病，病当在后（244）
　　　　　　　　└─ 禁忌 ─┬─ 忌汗：渴而下利，小便数者（227）
　　　　　　　　　　　　　└─ 忌下：阳衰（244）

表2 水气病辨治

- 水气病
  - 五脏水
    - 心水：身肿，少气，不得卧，烦而躁，阴肿（237）
    - 肝水：腹大不能转侧，胁下腹痛，时时津液微生，小便续通（238）
    - 肺
      - 肺水：身肿，小便难，鸭溏（239），阴盛（244）
      - 肺胀：痛在骨节，咳而喘，不渴，状如肿（227）
    - 脾水：腹大，四肢苦重，津液不生，苦少气，小便难（240）
    - 肾水：腹大脐肿，腰痛，不得溺，阴下湿，足逆冷，面反瘦（241）
  - 风水
    - 症状：骨节疼痛，恶风，面目肿大，有热，目裹如蚕新卧起，颈脉动，时时咳，按其手足上陷而不起，身体重而痠，不渴，一身悉肿，续自汗出，无大热（224、226、227、246）
    - 脉象：浮、浮洪，沉滑（224、225、226）
    - 病机
      - 风气相搏（225）
      - 风强：隐疹，身痒，痂癞（225）
      - 气强：难以俯仰，身体洪肿（225）
    - 治疗：防己黄芪汤、越婢汤（245、246）
  - 皮水
    - 症状：胕肿，按之没指，不恶风，其腹如鼓，四肢肿，水气在皮肤中，聂聂动，厥（224、227、247、251）
    - 脉象：浮（224）
    - 治疗：防己茯苓汤、蒲灰散（247、250）
  - 里水
    - 症状：一身面目黄肿，小便不利（228）
    - 脉象：沉（228）
    - 治疗
      - 里热：越婢加术汤（228、248）
      - 无热：甘草麻黄汤（248）
    - 辨证
      - 正水：喘，脉象沉迟（224）
      - 石水：腹满，不喘，脉象沉（224）
  - 黄汗
    - 症状：身发热，胸满，四肢头面肿，久不愈，痈脓，小便通利，其口多涎，身肿而冷，状如周痹，胸中窒，不能食，反聚痛，暮躁不得眠，汗出而渴，汗沾衣色正黄如药汁，两胫自冷，久久身必甲错，身瞤，胸中痛，下无汗，腰髋弛痛如有物在皮中状（224、225、227、251、252）
    - 脉象：沉迟（224）
    - 病因：汗出入水中浴，水从汗孔入得之（251）
    - 病机：上焦有寒（252）
    - 治疗：黄芪芍桂苦酒汤、桂枝加黄芪汤（251、252）

复习题

1. 水气病的病因是什么？

2. 治疗水气病，为什么说"渴而下利，小便数者，皆不可发汗"？

3. 宿疾并发新病，要先治新病后治宿疾（本病），这有什么意义？

4. 第 235 条"脉沉绝"而用下法，应如何理解？临床应如何处理？

黄疸病脉证并治第十五

《素问·玉机真脏论》中云："肝传之脾，病名曰脾风，发瘅，腹中热，烦心，出黄。""瘅"与"疸"通。《灵枢·经脉》云："脾足太阴之脉，是主脾所生病者，溏瘕泄，水闭，黄疸。"又云："肾足少阴之脉，是主肾所生病者，口热、舌干、烦心、黄疸。"可见"黄疸"病，病位与脾肾两经关系密切。

陆渊雷云："《金匮》分黄疸为谷疸、女劳疸、酒疸三种。谷疸盖指十二指肠之病变，凡胃肠之炎症，古人概以伤食为原因，故知谷疸为肠炎并发之黄疸也。酒精中毒能使肝脏硬变，使肝细胞显原发性变坏，是酒家之发生卡他性黄疸，亦属可能。惟女劳疸于今世病理未有明证，考其所举证候，乃阿狄森氏病之色素沉着，非黄疸也。"中西医的病症，很难一一对应，陆氏之说，存作参考。

✿ 原文内容

原文 256

寸口脉浮而缓，浮则为风，缓则为痹，痹非中风，四肢苦烦，脾色必黄，瘀热以行。

【语译】黄疸病人的脉象，寸口脉呈浮象而迟缓，"脉浮"是风热之象，"脉迟缓"是风热痹着在体内不能排泄之象，这里所谓"痹"，不同于一般的外感风邪，而是湿热瘀蓄在里发生的病变，所以四肢现烦热，并呈现脾土之黄色。

【注解】程林云："脉得浮缓者，必发黄。故伤寒脉浮而缓者，系在太阴，太阴者，必发身黄（《伤寒论》278条）。今浮为风，缓为痹，非外证之中风，乃风热蓄于脾土，脾主四肢，故四肢苦烦，瘀热行于外，则发黄也。"

原文 257

跌阳脉紧而数，数则为热，热则消谷；紧则为寒，食即为满。尺脉浮为伤肾，跌阳脉紧为伤脾。风寒相搏，食谷即眩，谷气不消，胃中苦浊，浊气下流，小便不通，阴被其寒，热流膀胱，身体尽黄，名曰谷疸。额上黑，微汗出，手足中热，薄暮即发，膀胱急，小便自利，名曰女劳疸，腹如水状，不治。心中懊侬而热，不能食，时欲吐，名曰酒疸。

【语译】黄疸病还有多种原因和不同类型。

谷疸。足部跌阳脉如现紧急而快速，这是寒热交病的现象。脉搏增快，固然显系有热；而脉象紧急，便还有寒。正因为有热而又有寒，所以胃腑虽能消磨饮食，脾脏却不能为之运输而出现胀满。再诊寸口尺脉却现浮象，说明肾脏亦伤了风热，结合跌阳脉紧的情况来看，为脾肾两伤寒热交错的结果，脾胃克化不了饮食，稍微吃点东西便发眩晕，胃中浊气停留，浊气下流侵犯肾脏，肾阴被浊邪侵犯，不惟小便不通利，同时腐浊之气流入膀胱瘀积起来，致使周身发现黄疸，这就是"谷疸"。

女劳疸。病人额部现黄黑色，些微有点出汗，手心足心有烧热感，傍晚时烧热感加重，小腹（膀胱部）拘急不舒，但小便却是通畅的，这就是"女劳疸"阴虚证候了。假使再发生水肿，说明肾阳亦亏败极了，会很难治疗。

酒疸。患黄疸病，心中烦躁，伴有发热，食欲大大减退，不能吃东西，只是想吐，这是里热盛的"酒疸"。

【注解】

程林云："趺阳，胃脉也，数为热，紧为寒，此胃中阴阳不分，清浊相干，寒热混杂，虽消谷不能传导，故食即满也。尺脉以候肾，浮为风，则伤肾，趺阳以候胃，紧则寒，不伤胃而伤于脾，风寒相搏，邪不清谷，得谷气则熏蒸头目，故作眩也，谷不消，则胃中之浊气下流，而小便又不通利，正以肾为胃关，脾寒被于少阴，则不能行宣泄之令；胃热流于膀胱，则热瘀蓄而不行，一身尽黄，因作谷疸也。"

尤在泾曰："肾劳而热，黑色上出，犹脾病而黄外见也。额于部为庭，灵枢云：庭者，颜也。又云，肾病者，颧与颜黑。微汗出者，肾热上行，而气通于心也。手足心热，暮薄即发者，病在里在阴也。膀胱急者，肾热所逼也。小便自利，病不在腑也。此得之房劳过度，热从肾出，故名曰女劳疸，若腹如水状，则不特阴伤，阳亦伤矣，故曰不治。懊侬，郁闷不宁之意。热内蓄则不能食，热上冲则时欲吐，酒气熏心而味归脾胃也，此得之饮酒过多所致，故名酒疸。"

本条综合分析来看，"谷疸"是寒热交错证，"女劳疸"是阴伤证，"酒疸"是里热证。

原文 258

阳明病，脉迟者，食难用饱，饱则发烦头眩，小便必难，此欲作谷疸，虽下之，腹满如故，所以然者，脉迟故也。

【语译】阳明胃中有寒湿者，脉搏现迟慢，病人消化不好，稍吃饱一点，便发生烦闷、眩晕等症状，同时伴有小便不通畅，这往往是要发作"谷疸"的征象。对脾胃寒湿证，虽有胸腹胀满，但不能轻率地用泻下剂，下法不能减轻胀满等症状，这是因为从脉象现迟慢和所有的症状来看都是寒证表现，而不是热实证表现。

【注解】《医宗金鉴》中云："谷疸属胃热，脉当数，今脉迟，脾脏寒也，寒不化谷，所以虽饥欲食，食难用饱，饱则烦闷，胃中填塞，健运失常也。清者阻于上升，故头眩。浊者阻于下降，故小便难也。此皆欲作谷疸之征，其证原从太阴寒湿郁黩而生，若误以为阳明热湿发黄下之，虽腹满暂减，顷复如故，所以然者，脉迟寒故也。此发明欲作谷疸，属脾阴寒化而不可下者也。"

陆渊雷于本条主张用理中汤、真武汤之类。

又本条与《伤寒论》第195条相同，只是"发烦"两字作"微烦"，可以参看。

这里的"阳明"是指"胃"，甚至整个消化道，不同于"六经"的"阳明经证"。

原文 259

夫病酒黄疸，必小便不利，其候，心中热、足下热，是其证也。

【语译】患酒疸病，小便不通畅，心中有烧热感，两只脚亦有烧热感，这些症状是酒疸最常见的。

【注解】程林云："夫小便利则湿热行，不利则热留于胃，胃脉贯膈，下足跗，上熏胃脘，则心中热，下注足跗，则足下热也。"程氏所云之"胃"，是在解释条文中的"心中"两字。

原文 260

酒黄疸者，或无热，请言小腹满欲吐，鼻燥；其脉浮者，先吐之，沉弦者，先下之。

【语译】酒疸病病人，心中和脚下都无烧热感，只是小腹胀满，时时想吐，鼻腔非常干燥，这是里热证。假使脉象现浮，病变在上，可用涌吐剂泻热；假使脉象沉而弦急，病变在下，可用泻下剂排除湿热。

【注解】尤在泾云："酒黄瘅者，心中必热，或亦有不热，静言了了者，则其热不聚于心中，而或从下积为腹满，或从上冲为欲吐、鼻燥也。腹满者，可下之，欲吐者，可因其势而越之，既腹满且欲吐，则可下，亦可吐，然必审其脉浮者，则邪近上，宜先吐，脉沉弦者，则邪近下，宜先下也。"

"请言"，许多坊本都改作"靖言"；"小"字，改作两个"了"字，解释为"神色安靖"。但既"腹满"且"欲吐"，就不会有如此安静的神态。酒疸病小便不利，当然"小腹"现"满"。"请言"，是病人"口述"的意思，不必改易。

原文 261

酒疸，心中热，欲呕者，吐之愈。

【语译】患酒疸病，心中烦热，作呕吐者，这是胃中湿热之象，用涌吐剂把湿热涌吐出来就好了。

【注解】程林云："前证（第 257 条）热深，则懊憹欲吐，今热微则心中热亦欲吐，病属上焦，故一吐之可愈。"

原文262

酒疸，下之，久久为黑疸，目青面黑，心中如啖蒜齑状，大便正黑，皮肤爪之不仁，其脉浮弱，虽黑微黄，故知之。

【语译】患酒疸病，误用泻下剂，损伤了血分，便演变成"黑疸"。表现为，眼青、面黑、心烦闷，像吃了生蒜似的很不舒服，大便为深黑色，皮肤麻痹，抓搔亦没有感觉，这些症状很像"女劳疸"。但有区别：女劳疸是阴虚，脉象必虚，黑疸浮中带弱；女劳疸的颜色相当黑，黑疸是黑中现有黄色。

【注解】尤在泾云："酒疸，虽有可下之例，然必审其腹满脉沉弦者而后下之，不然，湿热乘虚陷入血中，则变为黑疸，目青面黑，皮肤不仁，皆血变而瘀之征也。然虽曰黑疸，而其原则仍是酒家，故心中热气熏灼如啖蒜状，一如懊憹之无奈也。且其脉当浮弱，其色虽黑当微黄，必不和女劳疸之色纯黑而脉必沉也。"

曹颖甫主张用"黄连阿胶汤"或"百合地黄汤"滋阴清血。

原文263

师曰：病黄疸，发热烦喘，胸满口燥者，以病发时火劫其汗，两热所得。然黄家所得，从湿得之，一身尽发热而黄，肚热，热在里，当下之。

【语译】患黄疸病，症见发热、烦躁、气喘、胸部胀满、口腔干燥等症状者，这是因为病之初就是"阳热证"，医者误用火疗法，过分地劫持了病人的汗液，于是体内之阳热和火劫之热气胶合起来而演变成的。一般的黄疸病，多数都是由于湿热蕴积而成，像这样出现高热的黄疸，肚腹部特别的热，说明里热亢盛，可以用攻里的泻下法来治疗。

【注解】曹颖甫云："黄疸所由成，胃热与脾湿相参杂者为多，独有发热烦渴胸满口燥之证，为亢热而无湿。推原其故，则以方遘他病时，证属阳热，复以火劫发汗，两热相得，便与湿热参杂之证判若天渊，概云从湿得之可乎？一身尽发热面黄、肚热，仲师既明示人以瘀热在里，直可决为独阳无阴之大黄硝石汤证。伤寒阳明病之但恶热不恶寒，宜大承气汤者，即其例也。谓根据伤寒发黄证而推求之，太阳魄汗未尽，瘀湿生热，亦必发黄，此时湿尚未去，要不在当下之例。故有阳明病无汗，小便不利，心中懊侬者，身必发黄（《伤寒论》199条）。阳明病被火，额上微汗出，小便不利者，必发黄（《伤寒论》200条）。但头汗出，剂颈而还，小便不利，渴饮水浆者，此为瘀热在里，身必发黄，茵陈蒿汤主之（《伤寒论》236条）。何以同一阳明病，仲师于前二证不出方治？非以其从湿得之，湿未尽者，不当下乎？本条热在里，与伤寒之瘀热在里同，法在可下，况本条一身尽发热而黄，肚热，阳明腑实显然，予故曰宜大黄硝石汤也。"

本条，沈明宗用"栀子大黄汤"治疗。

原文 264

脉沉，渴欲饮水，小便不利者，皆发黄。

【语译】脉搏在沉部出现，这是病在里之象，再加上口渴饮水，小便不通畅，说明湿热在里，无从消散，有极大的发黄可能性。

【注解】《医宗金鉴》中云："脉沉，主里也，渴欲饮水，热瘀也，小便不利，湿郁也，热瘀郁于里，故发黄也；首条谓脉浮缓紧数，皆令发黄（第256条），是得之于外因也，此条脉沉，亦令发黄，是得之于内因也，故治黄有汗下二法也。李彣曰：脉沉而渴，渴欲饮水，小便不利，则湿热内蓄，无从分消，故发黄也。"

原文 265

腹满，舌痿黄，燥不得睡，属黄家。（舌痿，疑作身痿）

【语译】肚腹胀满，舌苔腻，苔色现枯痿腻黄，口干得不能睡，这也是黄疸病常见的症状。

【注解】曹颖甫云："夫腹为足太阴部分，舌苔黄腻属湿，则湿在脾脏可知。阳明病多不寐证，缘胃中燥实不和也，此云燥不得睡，其为胃热无疑。此证治湿则增燥，润燥则滋湿，如欲两全，但用白虎汤加苍术可矣，因其胃中有燥矢，用茵陈蒿汤亦足矣。"

"痿"字同"萎"，舌苔痿黄，腻垢不润的意思。

原文 266

黄疸之病，当以十八日为期，治之十日以上瘥，反极为难治。

【语译】黄疸病的疗程，一般以半个月多一点为率，所以往往在十多天便可以治好，如果十多天后反而更严重者，治疗起来便比较困难了。

【注解】《医宗金鉴》中云："高世栻曰：十八日，乃脾土寄旺于四季之期。十日，土之成数也。黄疸之病，在于脾土，故当以十八日为期，然治之宜先，故治之十日以上，即当瘥，至十日以上不瘥，而疸病反剧者，是谓难治，谓土气虚败，不可治也。"

"十八日"，等于半个月多一点；"十日"，等于一周左右。病在一周左右好转的，病势较轻，病超过十天以上不见好转者，病势要严重些。

原文 267

疸而渴者，其疸难治，疸而不渴者，其疸可治；发于阴部，其人必呕，阳部，其人振寒而发热也。

【语译】患黄疸病，口干渴者为热盛津伤，较难治疗；假如口不渴者是热不太盛之象，治疗起来较容易。黄疸病变伤及太阴脾者，往往有呕吐的症状；如病变只是在太阳表部，会有寒战、发热等症状。

【注解】沈明宗云："此言表病易治，里病难治也。胃中湿热，蒸越皮肤，则一身尽黄，虽发于外，当以表里阴阳辨证，则知可治与难治，若疸而渴者，邪虽外越，胃中湿热，半居于内，耗竭津液则渴，阳火亢盛，表里皆邪，故曰难治；不渴者，热邪一发，尽越于表，里无余蕴，一解表而即散，故曰可治。然邪在胸膈胃腑之里为发阴部，内逆上冲，其人必呕，其邪尽发皮壳之表为阳部，乃太阳所主，故振寒而发热也。"

原文 268

谷疸之为病，寒热不食，食即头眩，心胸不安，久久发黄，为谷疸，茵陈汤主之。

茵陈汤方

茵陈蒿六两　　栀子十四枚　　大黄二两

上三味，以水一斗，先煮茵陈，减六升，内二味，煮取三升，去滓，分温三服，小便当利，尿如皂角汁状，色正赤，一宿腹减，黄从小便去也。

【语译】患谷疸病的初期，往往有发冷、发热的症状，食欲不好，吃点东西便头晕、目眩，心胸部胀满不舒服，久而久之出现黄疸，这是胃肠中有湿热瘀积的缘故，可以用"茵陈蒿汤"清利湿热。

【注解】陆渊雷云："此急性热病之遗后病发为黄疸者，故曰久久发黄，其寒热不食，食即头眩，心胸不安，皆未发黄时之状，寒热盖原发病未愈之症，不食，即前第三条（第258条）所谓食难用饱，食即头眩、心胸不安，即所谓饱则发烦头眩也，此因消化不良，胃有积水之故，与苓桂术甘证（《伤寒论》第67条）、真武证（《伤寒论》第82条）之头眩同理。消化不良而勉强纳谷，则胃内容物腐败发酵，即旧说所谓湿热瘀热，此等腐败发酵物，最易引起十二指肠之炎证，其发黄乃意中事也。"

【方义】曹颖甫云："用苦平之茵陈以去湿，苦寒清热之栀子以降肺胃之浊，制大黄走前阴，疏谷气之瘀，俾湿热从小溲下泄，则腹胀平而黄自去矣。按此节后仲师言分温三服，小便当利，尿如皂角汁状。鄙意大黄当走大肠，惟制大黄走小便，服制大黄者，小便多黄，而其色极深，以意会之，当是脱去'制'字。既成谷瘅，大便必少，或大便行后，继以黄浊之小便，亦未可知也。"

原文 269

黄家，日晡所发热，而反恶寒，此为女劳得之；膀胱急，少腹满，身尽黄，额上黑，足下热，因作黑疸，其腹胀如水状，大便必黑，时溏，此女劳之病，非水也。腹满者，难治，用硝矾散主之。

硝石矾石散方

硝石　矾石（烧）等分

上二味，为散，以大麦粥汁和服方寸匕，日三服，病随大小便去，小便正黄，大便正黑，是候也。

【语译】一般患黄疸病的发热，在午后傍晚时要厉害些，但多没有怕冷的现象，如果恶寒作冷，这是阴虚发热的"女劳疸"，同时少腹膀胱部有拘急胀满的感觉，全身发黄，头额部现黄黑色，两只脚明显有烧热感，这些都是女劳、黑疸病的具体表现。有的病人肚腹胀满很厉害，像得了水肿病似的，但病人大便呈黑褐色，时而还是稀溏的，这是女劳疸的特征性表现，绝不同于一般水肿。这种女劳疸的腹胀，是很难治疗的，必要时可用"硝矾散"来急下存阴。

【注解】《医宗金鉴》中云："此详申女劳疸之为病。黄疸日晡所发热，乃阳明热证，当不恶寒也，而反恶寒者，非阳明热，此或为女劳得之也。女劳得之疸证，虽膀胱急，少腹满，而小便自利，身虽尽黄，而额上则黑，虽发热，惟足下甚，此少阴热，因作黑疸也，故腹胀如水状，而大便必黑时溏，知非水胀病，乃为女劳得之疸胀病也，时溏黑色者，亦脏病及血之征也，血病者，颜必变，岂有色黑而血不病者乎。女劳疸腹满者，为难治，以其脾肾两败也。以消石入血消坚，矾石入气胜湿，然此方治标固宜，非图本之治。"

【方义】曹颖甫云："硝石，即芒硝之成块者。矾石，即皂矾。方用消石以去垢，矾石以化燥屎，和以大麦粥汁以调胃而疏肝，使病从大小便去，此亦在下者引而竭之之例也。"

原文 270

酒黄疸，心中懊侬，或热痛，栀子大黄汤主之。

栀子大黄汤方

栀子十四枚　大黄二两　枳实五枚　豉一升

上四味，以水六升，煮取二升，分温三服。

【语译】患酒疸病，心中极度烦闷，现懊憹表现，甚而还有热痛感，这是里热实证，可用"栀子大黄汤"清泻热实。

【注解】曹颖甫云："酒气留于心下，上逆心脏则心气亢而不下，往往有虚烦失眠之证，于是心阳不敛，转为懊憹，酒之标气为热，从胃系上迫于心，故热痛。方用栀豉，与《伤寒·太阳篇》治心中懊憹（第76条）同，加枳实则与栀子厚朴汤（第79条）同，而必用大黄者，以酒疸胃热独甚也，但使胃热一去，则黄从大便去，心下诸病，将不治自愈矣。"

【方义】尤在泾云："栀子、淡豉，彻热于上，枳实、大黄，除实于中，亦上下分消之法也。"

原文 271

诸病黄家，但利其小便；假令脉浮，当以汗解之，宜桂枝加黄芪汤主之。（方见水病中）

【语译】凡患黄疸病而湿邪重者，分利小便最要紧；若脉象现浮而有表证者，便应发汗解表，如果是表虚证，可用"桂枝加黄芪汤"解肌固表。

【注解】沈明宗云："诸病黄家，乃胃中湿热酿成，而湿性下流，当从下驱为顺，故但利小便，而为常法。假令脉浮，则湿少风多，而风性轻扬，邪机在表，当从汗解，不可拘利小便为常矣，故用桂枝汤和营卫而解肌表之邪，风为表虚，加黄芪而实腠理。"

原文 272

诸黄，猪膏发煎主之。

猪膏发煎方

猪膏半斤　　**乱发**如鸡子大三枚

上二味，和膏中煎之，发消药成，分再服。病从小便出。

【语译】凡一切黄疸而有燥热的，可以用"猪膏发煎"之清润剂。

【注解】尤在泾云："此治黄疸不湿而燥者之法。按《伤寒类要》云：男子女人黄疸，饮食不消，胃胀，热生黄衣，在胃中有燥屎使然，猪膏煎服则愈。盖湿热经久，变为坚燥，譬如盦曲，热久则湿去而干也。《本草》猪脂利血脉，解风热；乱发消瘀，开关格，利水道。"

【方义】徐忠可云："猪膏润肾燥，发灰利阴血，合而服之，则胃燥和而郁解。"

原文 273

黄疸病，茵陈五苓散主之。（一本云，茵陈汤及五苓散并主之）

茵陈五苓散方

茵陈蒿末十分　　**五苓散**五分（方见痰饮中）

上二物和，先食饮方寸匕，日三服。

【语译】一般属湿热盛的黄疸病，用"茵陈五苓散"除湿清热最妙。

【注解】曹颖甫云："黄疸从湿得之，此固尽人知之，治湿不利小便非其治，此亦尽人知之，五苓散可利寻常之湿，不能治湿热交阻之黄疸，倍茵陈，则湿热俱去矣。"

【方义】尤在泾云："此正治湿热成疸者之法。茵陈散结热，五苓利水祛湿也。"

原文 274

黄疸腹满，小便不利而赤，自汗出，此为表和里实，当下之，宜大黄硝石汤。

大黄硝石汤方

大黄　黄柏　硝石_{各四两}　栀子_{十五枚}

上四味，以水六升，煮取二升，去滓，内硝，更煮取一升，顿服。

【语译】患黄疸病，肚腹胀满，小便不通畅，尿色亦呈黄赤色，虽曾患表病，但由于出了汗，表证已随汗而解除了，现在只留下里热证，可用"大黄硝石汤"清泻里热。

【注解】曹颖甫云："腹满、小便不利而赤，虽证属黄疸，其为阳明里实，则固同于伤寒，自汗出则为表和，病气不涉太阳，故宜大黄消石汤以攻下为主，疸病多由胃热上熏，故用苦降之栀子，湿热阻塞肾膀，故加苦寒之黄柏。"

【方义】《医宗金鉴》中云："李彣曰：里病者，湿热内甚，用栀子清上焦湿热，大黄泻中焦湿热，黄柏清下焦湿热，消石则于苦寒泻热之中而有燥烈发散之意，使药力无所不至，而湿热悉消散矣。"

原文 275

黄疸病，小便色不变，欲自利，腹满而喘，不可除热，热除必哕。哕者，小半夏汤主之。（方见消渴中）

【语译】患黄疸病，小便正常，大便稍微有点泻利，肚腹胀满，气喘，此属寒湿证，不能用寒凉药来清热，否则脾胃阳气受损，势必引起呃逆，对这种胃寒呃逆症，要用"小半夏汤"温胃止哕。

【注解】尤在泾云："便清自利，内无热征，则腹满非里实，喘非气盛矣，虽有疸热，亦不可以寒药攻之，热气虽除，阳气则伤，必发为哕。哕，呃逆也。魏氏谓胃阳为寒药所坠，欲升而不能者是也。小半夏温胃止哕，哕止然后温理中脏，使气盛而行健，则喘满除，黄病去，非小半夏能治疸也。"

原文 276

诸黄，腹痛而呕者，宜柴胡汤。（必小柴胡汤，方见呕吐中）

【语译】患黄疸，如腹痛、呕吐，这是少阳证，可用"小柴胡汤"两解表里。

【注解】《医宗金鉴》中云："呕而腹痛，胃实热也，然必有潮热便鞭，始宜大柴胡汤两解之，若无潮热，便软则当用小柴胡汤，去黄芩加芍药和之可也。"

原文 277

男子黄，小便自利，当与虚劳小建中汤。（方见虚劳中）

【语译】男子脾气虚弱而患黄疸病者，小便很清畅，说明毫无里热，应采用疗虚痨病的"小建中汤"温补脾阳。

【注解】尤在泾云："小便利者，不能发黄，以热从小便去也，今小便利而黄不去，知非热病，乃土虚而色外见，宜补中，而不可除热者也。"

❀ 附方

瓜蒂汤

治诸黄。（方见暍病中）

（出《外台秘要·第四卷·诸黄》所载删繁第二方）

【方义】陆渊雷云："此治病毒结聚于胃脘，非直接治疸，当有烦喘懊恢，温温欲吐之证。"

千金麻黄醇酒汤

治黄疸。

麻黄三两

上一味，以美清酒五升，煮取二升半，顿服尽。冬月用酒，春月用水煮之。

（出《千金要方·第十卷·伤寒发黄》）

【方义】沈明宗云："外感风寒，湿热在表，郁盦成黄，或脉自浮，当以汗解者，用此一味，煮酒使其彻上彻下，行阳开腠，而驱营分之邪，则黄从表解矣。"

※ 原文小结

以上讨论黄疸病二十二条，主要包括三方面内容。第一，第256条，提出黄疸病的病变是由于热瘀所致。第二，关于黄疸病的分类，基本可分作谷疸、酒疸、女劳疸（黑疸）三种类型，第257、258、268三条为谷疸，第257、259、260、261、262、270六条为酒疸，第257、269两条为女劳疸。第三，辨证施治是本篇的主要内容，除第266条论治疗黄疸的最佳时限、第267条提出治疗黄疸病要分寒热表里之外，第263、274两条为里热证治，第264、265、273三条为湿热证治，第271条为表虚证治，第277条为里虚证治，第276条为半表半里证治，第272条为燥邪证治，第275条为寒湿证治。

✤ 原文表解

表1 黄疸病概说

黄疸病概说
- 病机：风痹，瘀热以行（256）
- 脉象：寸口脉浮而缓（256）
- 治疗
  - 诸黄家，当利小便（271）
  - 寒湿证，不可除热（275）
- 分类
  - 谷疸
    - 热证
      - 脉象
        - 趺阳脉：紧而数（257）
        - 尺脉：浮（257）
      - 病机：风寒相搏，谷气不消，胃中苦浊，浊气下流，热流膀胱（257）
      - 症状：小便不通，身体尽黄，食谷即眩（257）
      - 治疗：茵陈蒿汤（268）
    - 寒证
      - 脉象：迟（258）
      - 本脉：沉（234）
      - 症状：食难用饱，饱则发烦头眩，小便必难，腹满（258）
      - 治疗：不可下（258）
  - 女劳疸
    - 症状：额上黑，微汗出，手足中热，薄暮即发，膀胱急，小便自利，腹如水状，恶寒，少腹满，身尽黄，大便必黑，时溏（257、269）
    - 治疗：硝石矾石散（269）
  - 酒疸
    - 脉象：浮、弦、浮弱（260、262）
    - 症状：心中懊侬而热，不能食，时欲吐，小便不利，心中热，足下热，小腹满，鼻燥，心中懊侬或热痛，肤色虽黑微黄（257、259、260）
    - 治疗
      - 脉浮欲吐：宜吐法（260）
      - 脉弦：宜下法，栀子大黄汤（260、270）
      - 误治：久久为黑疸（262）
- 预后
  - 当以十八日为期（266）
  - 疸而渴者难治（267）
  - 疸而不渴者可治（267）
  - 治之十日以上瘥，反剧者难治（266）

表2 黄疸病证治

```
黄                 ┌ 症状：发热，一身尽黄，烦喘，胸满，口燥，小便不利
疸          里热  ┤       而赤（263、274）
病         ┌    ┤ 原因：病发时，火劫其汗（263）
证         │     │ 病机：两热所得，热在里，里实（263、274）
治         │     └ 治疗：当下之，大黄硝石汤（263、274）
           │      ┌ 脉象：沉（264）
           │ 湿热 ┤ 症状：渴欲饮水，小便不利，发黄，腹满，舌痿黄，
           │     │       燥不得睡（264、265）
           │     └ 治疗：茵陈五苓散（273）
           │      ┌ 脉象：浮（271）
           │ 表虚 ┤ 治疗：桂枝加黄芪汤（271）
           │      ┌ 症状：男子黄，小便自利（277）
           │ 里虚 ┤ 治疗：小建中汤（277）
           ┤         ┌ 症状：诸黄，腹痛而呕（276）
           │ 半表里证 ┤ 治疗：小柴胡汤（276）
           │      ┌ 症状：诸黄（272）
           │ 燥证 ┤ 治疗：猪膏发煎（272）
           │      ┌ 症状：小便色不变，欲自利，腹满而喘，哕（275）
           └ 寒湿 ┤ 病因：误治，除热（275）
                  └ 治疗：小半夏汤（275）
```

❀ 复习题

1. 本篇对黄疸病的分类和辨证其有何异同？

2. 什么是茵陈蒿汤证？什么是茵陈五苓散证？

3. 里热证和湿热证有哪些不同？

4. 女劳疸病似是虚证，却又在用"硝矾散"攻下剂，为什么？

惊悸吐衄下血胸满瘀血病脉证治第十六

《素问·至真要大论》中云："少阳之胜，热客于胃……善惊。"又《素问·四时刺逆从论》云："阳明有余病脉……涩则病积，时善惊。"可见"惊"为阳病，多属热。"悸"为怔忡，即是心动，是"惊"之结果。《素问·举痛论》云："惊则心无所倚，神无所归，虑无所定，故气乱矣。"这些就是惊悸的具体描述。沈明宗云："惊从外入，悸是内发。悸者，心神恍惚，跳动不能自主之貌也。"

《素问》无"吐血"记载，只包括在呕血、唾血中。《灵枢》中只有一处有"吐血"一词。《素问·脉要精微论》云："肺脉搏坚而长，当病唾血。"《素问·邪气脏腑病形》中云："肺脉微滑，为上下出血，涩甚为呕血。"《灵枢·经筋》中云："手太阴之筋……其病……胁急吐血。"是"吐血"主要和肺脏有关，符合临床实际，真正"胃出血"的并不多见。

《灵枢·百病始生》中云："阳络伤则血外溢，血外溢则衄血；阴络伤则血内溢，血内溢则后血。"所谓"后血"即是便血，是古人明确指出，一般的失血症主要还是络脉出血，络脉是细小血管，这点观察极与临床事实吻合。

许多注家，怀疑"惊悸"与"血症"是两不相属的，不应列在一起，这却不然。《素问·调经论》中云："血有余则怒，不足则

恐。"又《素问·气厥论》中云："脾移热于肝，则为惊衄。"可见
"惊"与"血"不仅相属，而且关系密切，因为肝既藏"血"，"惊"
又为肝病，心既主"血"，"悸"又为心病，其关联作用可以推而
知之。

原文内容

原文278

寸口脉动而弱，动即为惊，弱则为悸。

【语译】凡受惊恐之人，寸口脉搏一般呈现动摇不稳而又相当
虚弱之象。脉象动摇，是由于惊恐的刺激；脉象虚弱，是阳虚心悸
的反应。

【注解】曹颖甫云："寸口之脉，暴按则动，细按则弱，盖仓猝
之间，暴受惊怖，则心为之跳荡不宁，而寸口之动应之，故动则为
惊，既受惊怖，气馁而惕息，寸口之弱应之，故弱则为悸，此证不
得卧寐，才合目则惊叫，又复多疑，用炙甘草汤加枣仁、辰砂。"

脉弱而动摇不定，便是"动脉"，形象现"短促"，所以徐忠可
云："动者，有粒如豆也。"

原文279

师曰：夫脉浮，目睛晕黄，衄未止。晕黄去，目睛慧了，知
衄今止。

【语译】患衄血，脉搏现浮，眼睛发黄而昏晕，这是肝、肾两
经热气重所致，意味着衄血病变还在发展。假使眼睛黄色消退，很
清爽，说明热已减轻，衄血将会终止。

【注解】尤在泾云："尺脉浮，知肾有游火，目睛晕黄，知肝有

蓄热，衄病得此，则未欲止，盖血为阴类，为肾肝之火热所逼而不守也。若晕黄去，目睛且慧了，知不独肝热除，肾热亦除矣，故其衄今当止。"

"慧了"是"清爽"的意思。"衄"是指鼻出血。

原文280

又曰：从春至夏衄者，太阳；从秋至冬衄者，阳明。

【语译】衄血病多由于热重，如春夏季节较暖，即使是患太阳表热证亦可能见衄血；相反，尽管秋冬季节寒凉，若患阳明里热证，仍然会见衄血的表现。

【注解】陆渊雷云："鼻衄通常为各种急性热病之兼见证，急性热病发于春夏者，多为太阳证，发于秋冬者，多为阳明证，故曰春夏太阳，秋冬阳明也。所以然者，春夏气温，人体之调节机能本弛缓，秋冬气寒，调节机能本紧张，卒感病毒而起抵抗，则机能弛缓者，发为表寒之太阳证，机能紧张者，发为里热之阳明证也。然此亦言其大概耳，不然，春夏岂无阳明证，秋冬岂无太阳证哉。"

这条主要在阐明"衄血"是由于有"热"的缘故。

原文281

衄家不可汗，汗出必额上陷脉紧急，直视不能眴，不得眠。

【语译】衄血的病人，血已虚了，不要再轻易发汗，如汗出得太多，额颅内之经脉将会因失于濡养而拘急，以导致眼睛直视，动也不能动，闭也闭不上。

【注解】尤在泾云："血与汗皆阴也，衄家复汗，则阴重伤矣。脉者血之府，额上陷者，额上两旁之动脉，因血脱于上而陷下不起也。脉紧急者，寸口之脉，血不荣而失其柔，如木无液而枝乃劲也。直视不眴不眠者，阴气亡则阳独胜也。经云：夺血者无汗，此之谓也。"尤氏颇不解得陷脉的意义，应读成额上陷脉紧急为一句，不应分开读，深陷在里的经脉，便叫陷脉。《灵枢·九针十二原》云："故针陷脉，则邪气出。"

尤氏颇不解"陷脉"的意义，应读作"额上陷脉紧急"为一句，不应分开读，深陷在里的经脉便叫陷脉。《灵枢·九针十二原》中云："故针陷脉，则邪气出。"这里是指深在额骨内的经脉而言。"直视不能眴"，就是由于"陷脉紧急"的缘故。"眴"音"舜"，目动也。"不得眠"，是指上下眼睑合不上。这些都是严重的脑病症状。本条与《伤寒论》第86条同。

原文282

病人面无色，无寒热。脉沉弦者，衄；浮弱，手按之绝者，下血；烦咳者，必吐血。

【语译】病人面无血色，没有发热、恶寒等症状。脉搏在沉部摸着现弦急，多伴有衄血，属于阴虚证。如脉搏轻浮而虚弱，稍重按便摸不到，这是便血后血虚的缘故。如果心中烦热，不停地咳嗽，要提防吐血。

【注解】

程林云："《灵枢经》曰：血脱者夭然不泽。上经曰：男子面色薄者，主渴及亡血。今病人面无血色，脱血之象也。上经曰：男子脉虚沉弦，无寒热，时目瞑兼衄。今无寒热，而脉弦衄者，则与上证不殊，为劳证也。若脉浮弱，手按之绝者，有阳无阴也，故知下血。烦咳者，病属上焦也，故知吐血。"

尤在泾云："无寒热，病非外感也。衄因内伤者，其脉当沉弦，阴气厉也。若脉浮弱按之绝者，血下过多，而阴脉不充也。烦渴者，血从上溢而心肺焦燥也，此皆病成而后见之诊也。"

原文 283

夫吐血，咳逆上气，其脉数而有热，不得卧者，死。

【语译】患吐血的病人，阴液已是极虚，如果还不断咳嗽、气喘，脉搏快，伴有发烧、烦躁得不能睡者，这是虚阳亢盛的现象，病情相当严重了。

【注解】

尤在泾云："脉数身热，阳独胜也。吐血，咳逆上气不得卧，阴之烁也。以既烁之阴，而从独胜之阳，有不尽不已之势，故死。"

陆渊雷云："尤注阳胜，谓虚性兴奋也。阴烁，谓血液及其他体液亏耗也。阴阳互根，阳胜则阴液愈亏，故不可治。"

原文 284

夫酒客咳者，必致吐血，此因极饮过度所致也。

【语译】有饮酒嗜好的人，患咳嗽病，如果不及时治疗，可能引起吐血，因为里热颇重的缘故。

【注解】徐忠可云："此言吐血，不必尽由于气不摄血，亦不必尽由于阴虚火盛，其有酒客而致咳，则肺伤已极，又为咳所击动，必致吐血，此非内因也，故曰极饮过度所致。则治之，当以清酒热为主可知。"

陈修园主张用"五苓散"去"桂"加知母、石膏、竹茹。

原文 285

寸口脉弦而大，弦则为减，大则为芤，减则为寒，芤则为虚，寒虚相击，此名曰革，妇人则半产漏下，男子则亡血。

【语译】患下血的病人，诊察寸口脉搏可能出现两种形象，一种是血管收缩得弦脉，一种是血液减少的大脉。惟其弦者，是阳气衰弱之象；其大者，是血液虚少的反应。阳气衰弱了，就为阴寒证；血液虚少了，就为阴虚证。这阴阳两虚的脉搏，就是外强中干的"革"脉，妇女的流产、崩漏，或者是男子便血，都可能见到"革脉"。

【注解】

徐忠可云："此段言下血之脉，非言吐衄之脉也。谓脉之弦者，卫气结也，故为减为寒；脉之大者，气不固也，故为芤为虚。至弦而大，是初按之而弦，弦可以候阳，稍重按之而大，大可以候阴，不问而知其上为邪实，下为正虚，故曰寒虚相搏，此名曰革，谓如皮革之上有下空也。下既虚则无阳以统之，血不循行经络而下漏，男女一体，故曰妇人则半产漏下，男子则亡血，血下遗如亡也。"

本条与前第 89 条同，可参看。

陆渊雷云："彼亡血下有失精二字，此无之者，彼为虚劳言，此专为亡血言也。旧注皆以谓亡血之由于虚寒者，余谓因亡血而虚寒耳。"

原文 286

亡血不可发其表，汗出则寒栗而振。

【语译】凡是曾经大量出血而阴阳两虚的人，纵有表证，也不要轻率地用发汗解表的方法，发汗会使阳气越是虚弱，而现出寒战振栗的症状。

【注解】

《医宗金鉴》中云："凡失血之后，血气未复，为亡血也，皆不可发汗，失血之初，固属阳热，亡血之后，热随血去，热虽消，而气逐血虚，阳亦微矣，若发其汗，则阳气衰微，力不能支，故身寒噤栗而振振耸动也。发阴虚之汗，汗出则亡阴，即发吐衄之汗也，故见不得眠不得眠（第281条），亡阴之病也，发阳虚之汗，汗出则亡阳，即发亡血之汗也，故见寒栗而振，亡阳之病也。"

李彣曰："夺血者无汗，以汗与血俱为心液，血亡液竭，无复余液作汗也，今又发表，则阴虚且更亡阳，表间卫气虚极，故寒栗而振。"

本条与《伤寒论》第87条同。

原文 287

病人胸满，唇痿舌青，口燥，但欲漱水不欲咽，无寒热；脉微大来迟，腹不满，其人言我满，为有瘀血。

【语译】瘀血证有在胸、在腹的不同。如病人胸部胀满、口唇枯萎、舌呈青紫色、口燥，水喝到口里只是漱一下却不愿吞下，没有发热、恶寒等表证表现，这是血瘀蓄在胸部的症状。如脉象稍为现大，而搏动却很慢，按摩腹部，并不现胀满，但病人自己有胀满感，这是血瘀积在腹部的症状。

【注解】陆渊雷云："唇痿，血不华而失色也，痿即萎黄字，舌青或舌有紫斑如皮下溢血者，皆瘀血之证，甚则舌静脉胀大显露焉，口燥欲漱水，因口腔内血液之供给不足，无以濡润故也。不欲咽，胃中之血循环不病也。无寒热，示以上诸证非外感卒病也。此瘀血在身半以上，故自觉胸满也。脉微大来迟，心脏大作张缩，欲冲去血管中之栓塞也。张缩大则力不继，故继之以迟。腹不满，其人言我满，有自觉证，无他觉证也。瘀血在腹部内藏，故自觉其满，而不见于外，此瘀血在腹部也。此条当分两截，无寒热以上，言身半以上之瘀血，脉微大以下，言腹部之瘀血。《小品》《千金》皆截脉微大以下为一证，可征也。"

原文288

病者如热状，烦满，口干燥而渴，其脉反无热，此为阴伏，是瘀血也，当下之。

【语译】病人有烦躁、胀满、口干、舌燥、发渴等里热症状，而脉搏沉状，反而不现热象，这是瘀血象征之一，应该尽先攻下瘀血。

【注解】曹颖甫云："病者如有热状，于何见之？一见于心烦胸满，一见于口干燥而渴，盖蓄血一证，原自有合阳明燥实者，《内经》二阳之病发心脾，女子不月是也。然按其脉，有时与证情不同，此又何说？盖阴血内伏，则脉不奋兴，是当以桃核承气合抵当汤下之，瘀血行则烦满、燥渴止矣。"

原文289

火邪者，桂枝去芍药加蜀漆牡蛎龙骨救逆汤主之。

桂枝去芍药加蜀漆牡蛎龙骨救逆汤方

桂枝三两（去皮）　　甘草二两（炙）　　生姜三两　　牡蛎五两（熬）　　龙骨四两　　大枣十二枚　　蜀漆三两（洗去腥）

上为末，以水一斗二升，先煮蜀漆，减二升，内诸药，煮取三升，去滓，温服一升。

【语译】如因火邪而引发惊证，可以用"桂枝去芍药加蜀漆牡蛎龙骨救逆汤"泻火镇惊。

【注解】

尤在泾云："此但举火邪二字，而不详其证，按《伤寒论》云：伤寒脉浮，医以火迫劫之，亡阳，必惊狂，起卧不安（《伤寒论》第112条）。又曰：太阳病，以火熏之，不得汗，其人必躁，到经不解，必圊血，名为火邪（《伤寒论》第114条）。仲景此条，殆为惊悸下血备其证欤。"

《伤寒论》云："太阳伤寒者，加温针必惊也。"（《伤寒论》第120条）又云："火迫劫之，亡阳必惊狂。"（《伤寒论》第112条）

由于火邪病多发惊，所以本篇亦列此一条。

【方义】曹颖甫云："方用龙、牡以收上浮之阳，加蜀漆以去痰。按火邪之为病，因火熏灼毛孔，汗液外泄，卫气太强，肌肉之营气，不与卫和，故用桂枝、姜、枣，扶脾阳外达，使与在表之卫气融洽一片，外浮之阳气，乃与里气相接，所以去芍药者，不欲过泄其营气故也。"

原文290

心下悸者，半夏麻黄丸主之。

半夏麻黄丸方

半夏　麻黄等分

上二味，末之，炼蜜和丸，小豆大，饮服三丸，日三服。

【语译】心下停有水饮而悸动者，可以用"半夏麻黄丸"利水止悸。

【注解】陆渊雷云："亡血家神经衰弱之悸，由于心脏之虚性兴奋，宜归脾汤、天王补心丹之类，本方所治，则胃有积水所致，与苓桂术甘汤稍近，惟彼有头眩冲逆，此当有喘若呕，所以异耳。"

【方义】曹颖甫云："用生半夏以去水，生麻黄以发汗，不治悸而悸当自定，所以用丸者，欲其缓以攻之，盖因水气日久，化为黏滞之湿痰，非如暴感之证，水气尚清，易于达毛孔而为汗也。"

原文 291

吐血不止者，柏叶汤主之。

柏叶汤方

柏叶　干姜各三两　艾三把

上三味，以水五升，取马通汁一升，合煮，取一升，分温再服。

【语译】吐血不止的，可用"柏叶汤"止血。

【注解】陆渊雷云："此即治血第一步止血之方耳，意在止血，无寒热之意存焉，惟吐血热证颇著者，本方有所不宜，则葛可久花蕊石散、十灰散之类，亦可用也。"

【方义】徐忠可云："吐血本由阳虚，不能导血归经，然血亡而阴亏，故以柏叶之最养阴者为君，艾叶走经为臣，而以干姜温胃为佐，马通导火使下为使。愚意无马通，童便亦得。"

"干姜"制成"黑姜"，"马通"改"童尿"，效果颇佳。

原文 292

下血，先便后血，此远血也，黄土汤主之。

黄土汤方（亦主吐血衄血）

甘草　干地黄　白术　附子（炮）　阿胶　黄芩各三两　灶中

黄土半斤

上七味，以水八升，煮取三升，分温二服。

【语译】患下血病，先排便后下血者，这是脾气虚寒的"远血"，可用"黄土汤"温养脾土。

【注解】尤在泾云："下血先便后血者，由脾虚气寒，失其统御之权，而血为之不守也，脾去肛门远，故曰远血。"

【方义】尤在泾云："黄土温燥入脾，合白术附子以复健行之气，阿胶、生地黄、甘草以益脱竭之血，而又虑辛温之品，转为血病之厉，故又以黄芩之苦寒防其太过，所谓有制之师也。"

原文 293

下血，先血后便，此近血也，赤小豆当归散主之。（方见狐惑中）

【语译】患下血病，先下血，后排便，这是大肠有湿热的"近血"，可用"赤小豆当归散"除湿热。

【注解】尤在泾云："下血，先血后便者，由大肠伤于湿热，而血渗于下也，大肠与肛门近，故曰近血，赤小豆能行水湿，解热毒，当归引血归经，且举血中陷下之气也。"

原文 294

心气不足，吐血、衄血，泻心汤主之。

泻心汤方（亦治霍乱）

大黄二两　　黄连一两　　黄芩一两

上三味，以水三升，煮取一升，顿服之。

【语译】吐血或衄血，而有心悸亢进等热证的，可用"泻心汤"

泻热降血。

【注解】陆渊雷云："心气不足，而用大黄、芩、连，苦寒攻伐，旧注随文曲解，终不能怡然理顺。《千金》作不定，列于心实热项下，乃知足字本是定字，因形近而讹，心气不定，谓心下悸动，即今人所谓心悸亢进，而是芩连所主也。由是言之，此证因心张缩强盛，血压亢进，身半以上充血，故令吐衄，治以泻心汤者，平其心悸，移其血液于身半以下，则吐衄自止，此所谓原因疗法，非若柏叶黄土诸汤专以止血为事也，若上半身血压不亢进者，泻心汤慎不可用。"

【方义】程林云："心主血，心气不足，而邪热乘之，则迫血妄行，故有吐衄之患，夫炎上作苦，故《内经》曰苦先入心，三黄之苦，以泻心之邪热。"陆渊雷云："黄连黄芩治心气不定，即抑制心脏之过度张缩，且平上半身之充血也，大黄亢进肠蠕动，引起下腹部之充血，以诱导方法，协芩连平上部充血也。"

🌸 原文小结

以上十七条，讨论惊悸和血症。第278、289、290三条为惊悸，其余都是讨论血症。血症共分作衄血、吐血、下血、瘀血四个内容。第279、280、281、282四条和第294条的一部分讨论了衄血。第282和第294两条的一部分，以及第283、284、291三条讨论了吐血；第282条的一部分和第285、292、293三条讨论了下血；第287、288两条讨论了瘀血；惟第286条提出"亡血"者均不可发表，是概括各种失血症而言。

✿ 原文表解

表1 惊悸证治

惊悸
- 脉象：动而弱（278）
- 辨证
  - 火邪证：桂枝去芍药加蜀漆牡蛎龙骨救逆汤（280）
  - 水饮证
    - 症状：心下悸（290）
    - 治疗：半夏麻黄丸（290）

表2 衄血证治

衄血
- 病因：春夏太阳，秋冬阳明（280）
- 脉象：沉弦（282）
- 症状
  - 一般情况：面无色，无寒热（282）
  - 坏证：陷脉紧急，直视不能眴，不得眠（281）
- 治疗
  - 心气不足：泻心汤（294）
  - 禁忌：不可发汗（281、286）
- 预后
  - 良：晕、黄去，目睛慧了（279）
  - 不良：脉浮，目睛晕黄（279）

表3 吐血证治

吐血
- 病因：烦咳者、酒客咳者（282、284）
- 治疗
  - 心气不足：泻心汤（294）
  - 吐不止：柏叶汤（291）
  - 禁忌：不可发其表（286）
- 不良预后：咳逆上气，脉数而有热，不得卧者死（283）

表4　下血证治

下血
- 脉象：浮弱，按之绝，弦而大（282、285）
- 病机：寒虚相搏（285）
- 类别：妇人半产漏下，男子亡血（285）
- 治疗
  - 远血：黄土汤（292）
  - 近血：赤小豆当归散（293）
  - 禁忌：不可发其表（286）

表5　瘀血证治

瘀血
- 脉象：微大来迟，反无热，阴伏（287、288）
- 症状：胸满，唇痿舌青，口燥，漱水不欲咽，无寒热，腹不满言我满，如热状（287、288）
- 治疗：攻下（288）

❋ 复习题

1. 第289、290两条是否为惊悸本病？

2. 失血证为什么都不可发汗？

3. 下血证分近血、远血的意义是什么？

呕吐哕下利病脉证治第十七

古人"呕""吐"不分，"呕"并作"欧"，《说文》《广雅》《汉书》等，"欧"都作"吐"字解。《素问·至真要大论》中云："诸呕吐酸，暴注下迫，皆属于热。"《素问·脉解》中云："所谓食则呕者，物盛满而上溢，故呕也。"《素问·六元正纪大论》中云："少阳所至为喉痹、耳鸣、呕涌。""溢"和"涌"都是"吐"的意思，可见《内经》里的"呕"与"吐"，还是不区分的。后来王太仆解释说："内格呕逆，食不得入，是有火也；病厥杀而吐，食久反出，是无火也。"这只分辨出呕、吐有两种不同的性质，而呕吐仍是一回事。在临床上，一般的"吐"都叫呕吐，如呕而不吐的，便是篇中所指的"干呕"。

"哕"即呃逆，凡喉胸间呃呃作声而无物的，都叫"哕"。《素问·至真要大论》中云："燠热内作……哕噫……"又云："厥气上行……唾出清水，及为哕噫。"《灵枢·九针》中云："胃为气逆，哕。"可见"哕"只是气逆的病变表现，《说文》亦解释"哕"为"气牾"。李东垣以"吐"为有物无声，"呕"为有物有声，"哕"为无物有声，未免过于割裂，更以"哕"即"干呕"，实与本篇的概念矛盾。朱肱《活人书》指"哕"为"咳逆"，均不恰切。

"下利"古文献多包括滞下、飧泄两症，"滞下"即痢疾，"飧泄"即腹泻。刘熙释名云："泄利，言其出漏泄而利也，下重而赤白曰滞，言厉滞而难也。""泄利"即腹泻，"滞"多指痢疾。仲景书所言"下利"，多为腹泻。《内经》言"痢疾"，多称注泄、注下、肠澼、赤白等。

陆渊雷云："此篇所论，皆胃肠之炎症。"

❀ 原文内容

原文295

夫呕家有痈脓，不可治呕，脓尽自愈。

【语译】凡患呕吐者，如吐的东西里面混有脓液，可能是内有痈疡的病变，便不须止呕，只要把脓排干净，自然就不呕吐了。

【注解】《医宗金鉴》中云："呕家呕吐或谷或水，或痰涎，或冷沫，今呕而有脓。此内有痈，脓溃而呕，非呕病也，故曰：不可治呕，脓尽自愈。赵良曰：此痈之在胃脘上口者也。"不可治呕，便当治痈排脓。

原文296

先呕却渴者，此为欲解；先渴却呕者，为水停心下，此属饮家。呕家本渴，今反不渴者，以心下有支饮故也，此属支饮。

【语译】呕吐后口渴，这是水饮消失，胃阳逐渐恢复的良好征兆。假使先有口渴，水喝多了便现呕吐，这是胃里停有水饮的缘故，应该照水饮病治疗。因为呕吐病病人，由于津液的损耗，往往都有口渴的情况，若反而不口渴者，这和患支饮病的人一样，胃中蓄积了不少饮邪，此种情况属于"支饮"病的范围。

【注解】尤在泾云："呕家必有停痰宿水，先呕却渴者，痰水已去，而胃阳将复也，故曰此为欲解；先渴却呕者，因热饮水过多，热虽解而饮旋积也，此呕因积饮所致，故曰此属饮家。呕家本渴，水从呕去故也，今反不渴者，以宿有支饮在心下，愈动而愈出也，故曰此属支饮。"

"先渴却呕者，为水停心下"句，与第210条"小半夏加茯苓汤证"同。"呕家本渴，今反不渴者，以心下有支饮故也"句，与第197条"小半夏汤证"同，可参看。

原文 297

问曰：病人脉数，数为热，当消谷引食，而反吐者，何也？师曰：以发其汗，令阳微，膈气虚，脉乃数，数为客热，不能消谷，胃中虚冷故也。脉弦者，虚也。胃气无余，朝食暮吐，变为胃反。寒在于上，医反下之，今脉反弦，故名曰虚。

【语译】

问：本来脉搏现数象的病人，多半是胃热，应该是食欲强而消化力好，但有的病人适得其反，消化既不好，还会反胃呕吐，这是什么道理呢？

答：发汗太过，以致阳气受损而微弱，膈间脾胃之气亦因之虚损，脉搏会现数象，这种数脉是假热反应，所以不能消化饮食，胃气非常虚弱。"弦脉"亦复如此，本来脉搏现弦，多为寒实证，但也有属于虚寒证的，例如胃气虚弱的人，早上吃的东西，到了晚上还能反胃呕吐出来，这是胃的虚寒证，如认为是实证，而反用泻下剂，这是绝大的错误，就是由于没有考虑到这种弦脉是属于虚寒证的缘故。

【注解】尤在泾云："脉数为热，乃不能消谷引饮而反吐者，以发汗过多，阳微膈虚所致，则其数为客热上浮之数，而非胃实气热之数矣。客热如客之寄，不久即散，故不能消谷也。脉弦为寒，乃不曰寒而曰虚者，以寒在于上，而医反下之所致，故其弦非阴寒外加之弦，而为胃虚生寒之弦矣。胃虚且寒，阳气无余，则朝食暮吐，而变为胃反也。读此知数脉弦脉，均有虚候，曰热曰寒，盖浅之乎言脉者耳。"

本条截至"虚冷故也"句止，与《伤寒论》第122条同，可参看。

"客热"犹言假热，实际是胃寒证。

原文298

寸口脉微而数，微则无气，无气则荣虚，荣虚则血不足，血不足则胸中冷。

【语译】脾胃虚弱的人，寸口脉搏有的现微弱而数之象。脉搏微弱，说明是阳气不足，阳气不足实原于营血的虚损，正因为营血虚损，所以元阳大伤，而胸中只是呈现虚寒现象。

【注解】徐忠可云："此推原胃中虚冷之故，故于寸口脉证之，谓寸口主上焦，微则胸中少元阳之气，荣气随卫气者也，血即荣之成流者也，无气以引满其荣气而荣虚，虚则血少，不能如平人之充盛，而不足矣，虽阴火炎而见数象，胸中之荣卫实虚，元阳大亏，焉得不冷。"

原文299

趺阳脉浮而涩，浮则为虚，涩则伤脾，脾伤则不磨，朝食暮吐，暮食朝吐，宿谷不化，名曰胃反，脉紧而涩，其病难治。

【语译】患脾胃虚寒病的人，足上趺阳脉搏亦有现浮而涩象的。脉象浮弱，意味着胃阳虚损。脉象滞涩，象征着脾阴伤败，脾阴伤败了，便不能消磨饮食，以致早晨吃的东西晚上吐出来了，晚上吃的东西早晨吐出来了，像这样脾胃虚寒的反胃，如果脉搏出现"紧涩"，说明阳越伤而阴越涸，治疗起来颇为棘手。

【注解】

尤在泾云："胃为阳，脾为阴，浮则为虚者，胃之阳虚也，涩则伤脾者，脾之阴伤也，谷入于胃而运于脾，脾伤则不能磨，脾不磨则谷不化，而朝食者暮当下，暮食者朝当下，若谷不化，则不得下，不得下，必反而上出也。"

魏荔彤云："紧者，寒盛也，涩者，津亡也，胃中因虚而寒，因寒而燥，因燥而津枯，正不足而邪有余，反胃之病，难治可决矣，欲补阳而津枯，有妨于补阳，欲生津而阳衰，有碍于补阴，棘手难下者，要在乎失治于早而已。"

原文 300

病人欲吐者，不可下之。

【语译】病邪在上，病人想呕吐的，最好使其一吐为快，不要用泻下药去牵制它。

【注解】尤在泾云："病人欲吐者，邪在上而气方逆，若遽下之。病气必与药气相争，而正乃蒙其祸矣。否则里虚邪入，病气转深，或痞或利，未可知也，故曰不可下之。"

原文 301

哕而腹满，视其前后，知何部不利，利之即愈。

【语译】呃哕而腹部胀满的，如系里实证，当仔细地辨识清楚究竟实邪在前后二窍的哪个部位，治疗原则使其通利就行了。

【注解】本条与《伤寒论》第381条同。

沈明宗云："此明实哕之治也，哕者，俗谓呃也。"

魏荔彤云："胃气上逆，冲而为哕，治法当视其前后，审大小便调不调也。前部不利者，水邪上逆也，当利其小便而哕愈，后部不利者，热邪实也，当利其大便而哕愈。"

原文 302

呕而胸满者，茱萸汤主之。

茱萸汤方

吴茱萸一升　人参三两　生姜六两　大枣十二枚

上四味，以水五升，煮取三升，温服七合，日三服。

【语译】呕吐而胸部胀满者，如属阳衰阴盛证，可以用"茱萸汤"散寒降逆。

【注解】徐忠可云："胸乃阳位，呕为阴邪，使胸之阳气足以御之，则未必呕，呕亦胸中无恙也，乃呕而胸满，是中有邪，乘虚袭胸，不但胃不和矣，虚邪属阴，故以茱萸之苦温，善驱浊阴者为君，人参补虚为佐，而以姜枣宣发上焦之正气也。"

【方义】尤在泾云："胸中，阳也，呕而胸满，阳不治而阴乘之也，故以吴茱萸散阴降逆，人参、姜、枣补中益阳气。"

原文 303

干呕，吐涎沫，头痛者，茱萸汤主之。(方见上)

【语译】病人干呕，时而吐出些清痰涎沫，伴有头痛的，可以用"吴茱萸汤"温散寒湿。

【注解】徐忠可云："干呕者，有声无物也，物虽无而吐涎沫，仲景曰，上焦有寒，其口多涎，上焦既有寒，寒为阴邪。格阳在上，故头痛，此胸满而呕，似有在上在下不同，然邪必乘虚，故亦用茱萸汤，兼温补以驱浊阴，谓呕有不同，寒则一也。"

本条与《伤寒论》第378条同。

原文304

呕而肠鸣，心下痞者，半夏泻心汤主之。

半夏泻心汤方

半夏半升（洗）　黄芩三两　干姜三两　人参三两　黄连一两　大枣十二枚　甘草三两（炙）

上七味，以水一斗，煮取六升，去滓，再煮取三升，温服一升，日三服。

【语译】呕吐，胃肠中有水鸣声，心下部痞满，这是中焦阻碍升降失常的病变，可以用"半夏泻心汤"交通上下。

【注解】尤在泾云："邪气乘虚，陷入心下，中气则痞，中气既痞，升降失常，于是阳独上逆而呕，阴独下走而肠鸣，是虽三焦俱病，而中气为上下之枢，故不必治其上下，而但治其中，黄连黄芩苦以降阳，半夏干姜辛以升阴，阴升阳降，痞将自解，人参、甘草则补养中气，以为交阴阳通上下之用也。"

【方义】徐忠可云："参、甘、枣以补中，干姜以温胃泄满，半夏以开痰饮，而以芩连清热，且苦寒亦能泄满也。亲见一乳母吐呕五日，百药不能止，后服干姜黄连二味立止，即此方之意也。"

原文 305

干呕而利者，黄芩加半夏生姜汤主之。

黄芩加半夏生姜汤方

黄芩三两　甘草二两（炙）　芍药二两　半夏半升　生姜三两

大枣二十枚

上六味，以水一斗，煮取三升，去滓，温服一升，日再，夜一服。

【语译】干呕、腹泻，如系热湿证，可用"黄芩加半夏生姜汤"清热除湿。

【注解】陆渊雷云："利，兼泄泻滞下而言。此与半夏泻心证近似而不同，以证候言，彼主痞坚肠鸣，此主腹痛下利。以病位言，彼主治胃而兼治肠，此则专治肠而兼和胃也。"本条与《伤寒论》第172条略同，可参看。

【方义】曹颖甫云："用黄芩以治协热利，其功用在清胆火而兼能扶脾，合小半夏汤以止呕，其功用不惟降胃逆，而并能去水，此二方合用之大旨也。"

原文 306

诸呕吐，谷不得下者，小半夏汤主之。（方见痰饮中）

【语译】呕吐，如系中焦停饮所引起的，可用"小半夏汤"除饮降逆。

【注解】《医宗金鉴》中云："赵良曰，呕吐谷不得下者，有寒有热，不可概论也，食入即吐，热也；朝食暮吐，寒也。此则非寒非热，由中焦停饮气结而逆，故用小半夏汤。"

原文 307

呕吐而病在膈上，后思水者解，急与之。思水者，猪苓散
主之。

猪苓散方

猪苓　茯苓　白术各等分

上三味，杵为散，饮服方寸匕，日三服。

【语译】呕吐病变如在胸膈以上者，一经呕吐后便口干而想喝
水，这是水气已经消解的现象，应该及时补充水分。假如呕吐病变
在心下，而且口渴想喝水者，这说明胃中还存有水饮，可用"猪苓
散"来利水。

【注解】曹颖甫云："水气在心下则甚，在膈上则微。呕吐而病
在膈上，则倾吐易尽，设渴而思饮，则水气已尽，其病当解，急
与水以滋其燥，而此外更无余病，《伤寒论》所谓'少少与之愈'
（《伤寒论》329 条）也。若水气在心下而呕吐思水者，则当通下
焦，特于五苓散中去桂枝、泽泻以利小便，使下焦通，而在上之水
气得以下行、上承之津液，乃不为所阻，而渴饮自止矣，此亦《伤
寒·太阳篇》'渴者宜五苓散'之意也。"

【方义】徐忠可云："以猪苓去水为君，茯苓、白术以培其正
气。"

原文 308

呕而脉弱，小便复利，身有微热，见厥者，难治，四逆汤
主之。

四逆汤方

附子一枚（生用）　干姜一两半　甘草二两（炙）

上三味，以水三升，煮取一升二合，去滓，分温再服。强人可大附子一枚，干姜三两。

【语译】呕吐而脉搏微弱，热象并不显著，四肢厥冷，兼有小便清利，这是里虚证，不很好地掌握住病情，是难治疗的，最好用"四逆汤"来温里扶阳。

【注解】魏荔彤云："呕而脉弱者，胃气虚也，小便复利，气不足以统摄之，脱而下泄也。身有微热，见厥，内积阴寒，外越虚阳，阳衰阴盛，其呕为阳浮欲越之机也，见此知为难治，非寻常火邪痰饮之呕也，主之以四逆汤，益阳安胃，温中止逆，亦大不同于寻常寒热错杂治呕之方也。"

本条与《伤寒论》第 377 条同。

【方义】魏荔彤云："附子辛热，干姜辛温，甘草甘平，强人倍用，以急回其阳，勿令飞越，则呕可止也。"

原文 309

呕而发热者，小柴胡汤主之。

小柴胡汤方

柴胡半斤　黄芩三两　人参三两　甘草三两　半夏半斤　生姜三两　大枣十二枚

上七味，以水一斗二升，煮取六升，去滓，再煎取三升，温服一升，日三服。

【语译】呕吐、发热，有少阳证者，可用"小柴胡汤"解表和里。

【注解】魏荔彤云："呕而皮肤发热者，伤寒病少阳经证也，合以口苦、咽干、目眩，而少阳病全，但见呕而热发，虽非伤寒正病，亦少阳经之属也，主以小柴胡汤，表解里和而病愈矣。"

本条与《伤寒论》第379条同。

【方义】徐忠可云："少阳证原有呕，竟从少阳治矣，故主小柴胡以和解之，内有半夏、生姜，亦治呕也。"

原文310

胃反呕吐者，大半夏汤主之。(《千金》云：治胃反不受食，食入即吐。《外台》云：治呕，心下痞鞕者)

大半夏汤方

半夏二升（洗完用）　人参三两　白蜜一升

上三味，以水一斗二升，和蜜，扬之二百四十遍，煮取二升半，温服一升，余分再服。

【语译】患呕吐病，饮食后翻胃大吐，如果是脾胃虚弱的慢性病，可用"大半夏汤"壮胃止呕。

【注解】陆渊雷云："小半夏汤、小半夏加茯苓汤，其证呕吐不止，虽不饮食而亦吐者也。本方证食入则吐，不食即不吐，或稍有呕恶而不甚者也。半夏泻心汤证病在胃肠，故有肠鸣下利，本方证病在食管或幽门，胃中或有振水音，然绝对不下利。又小半夏汤及半夏泻心汤证比较属于急性，本方证则属于慢性，经文简略，证不备具，故原注引《千金》《外台》以足之。"

【方义】《医宗金鉴》中云："用半夏助燥气以消谷，人参补元气以安胃，白蜜入水扬之，使甘味散于水中，水得蜜而和缓，蜜得水而淡渗，庶胃反平而呕吐愈。李升玺曰：呕家不宜甘味，此用白蜜，何也？不知此胃反，自属脾虚，经所谓甘味入脾，归其所喜是也。况君以半夏，味辛而止呕，佐以人参温气而补中，胃反自立止矣。"

原文 311

食已即吐者，大黄甘草汤主之。（《外台》方，又治吐水）

大黄甘草汤方

大黄_{四两}　甘草_{一两}

上二味，以水三升，煮取一升，分温再服。

【语译】刚进食便呕吐出来，这是热气上逆的缘故，可用"大黄甘草汤"泻热和胃。

【注解】曹颖甫云："食已即吐，所吐者为谷食，非饮水即吐之比，胃底胆汁不能合胰液而消谷，反逆行而冲激于上，故食已即吐。但吐之太暴，虽由胆火上逆，要亦因大肠之壅塞，故方用甘草以和胃，大黄以通肠，肠胃通而胆火降，谷食乃得以顺受焉。"

【方义】徐忠可云："大黄通营分已闭之谷气，而兼以甘草调其胃耳，《外台》治吐水，大黄亦能开脾气之闭，而使散精于肺，通调水道，下输膀胱也。"

原文 312

胃反，吐而渴，欲饮水者，茯苓泽泻汤主之。

茯苓泽泻汤方（《外台》：治消渴脉绝，胃反吐，食之，有小麦一升）

茯苓_{半斤}　泽泻_{四两}　甘草_{二两}　桂枝_{二两}　白术_{三两}　生姜_{四两}

上六味，以水一斗，煮取三升，内泽泻，再煮取二升半，温服八合，日三服。

【语译】翻胃呕吐，口渴想喝水者，是胃里停有水饮，可用"茯苓泽泻汤"消水。

【注解】尤在泾云："猪苓散治吐后饮水者（第307条），所以崇土气，胜水气也，茯苓泽泻汤治吐未已，而渴欲饮水者，以吐未已，知邪未去，则宜桂枝、甘、姜散邪气，苓、术、泽泻清水气也。"

【方义】程林云："此方乃五苓散去猪苓加甘草生姜，以猪苓过于利水，故去之，甘草生姜长于和胃止吐，故加之，茯苓白术泽泻桂枝，相须宣导，补脾而利水饮。"

原文313

吐后，渴欲得水而贪饮者，文蛤汤主之。兼主微风，脉紧，头痛。

文蛤汤方

文蛤五两　麻黄三两　甘草三两　生姜三两　石膏五两　杏仁五十枚　大枣十二枚

上七味，以水六升，煮取二升，温服一升，汗出即愈。

【语译】呕吐后，口渴想喝水，便任性恣饮者，这是水饮夹热证，可用"文蛤汤"清热利水。或有点风邪头痛，脉搏现紧者，也可以服用。

【注解】曹颖甫云："吐后渴欲得水而贪饮，似与前证吐而渴欲饮水者无别，仅以前证用茯苓泽泻汤，此证独宜文蛤汤？此不可以不辨也。盖吐而渴欲饮水，为随吐随渴，随饮随吐，水气溜胃之上口而里无热之证。吐后渴欲得水而贪饮，为吐后之渴，水气出上膈而里有热之证。惟其无里热，故但疏阳气，通小便，使水热自下

焦泄之。惟其有里热，故上发汗而下泄热，使水气从上下二焦分泄
之，夫各有所当也。"

【方义】张石顽云："是方即大青龙无桂枝，有文蛤，大青龙主
发散风寒两感，今是证初不言外邪，而用取汗，何哉？盖因阳明经
中有实热，所以贪饮，故用麻黄杏仁，开发腠理，甘草姜枣，调和
营卫，石膏解利郁热，文蛤直入少阴，散水止渴，为太阳少阴二经
散邪涤饮之圣药，故又主微风脉紧头痛之疾。"

原文 314

干呕，吐逆，吐涎沫，半夏干姜散主之。

半夏干姜散方

半夏　干姜等分

上二味，杵为散，取方寸匕，浆水一升半，煎取七合，顿
服之。

【语译】气逆干呕，仅呕出些痰涎唾沫，并没有吐出旁的东西，
这是胃中虚寒证，可用"半夏干姜散"温中散寒。

【注解】魏荔彤云："干呕吐逆，吐涎沫者，亦胃中虚寒，津液
变为涎沫，随逆气上冲作呕也，干呕无物，止有涎沫，虚邪非实邪
可知矣，主之以半夏干姜散方，犹之小半夏汤，惟易生姜为干姜，
以生姜性僭上而发越，不如干姜之辛温为度，专功理中也，用意亦
甚微也。"

【方义】程林云："脾寒则涎不摄，胃寒则气上逆，故干呕吐涎
沫也。半夏之辛以散逆，干姜之热以温脾，煎以浆水者，借其酸温
以通关利膈也。"

原文 315

病人胸中似喘不喘，似呕不呕，似哕不哕，彻心中愦愦然无奈者，生姜半夏汤主之。

生姜半夏汤方

半夏半斤　　生姜汁一升

上二味，以水三升，煮半夏，取二升，内生姜汁，煮取一升半，小冷，分四服，日三夜一服。止，停后服。

【语译】水饮病的病人，感觉要喘而不喘、要呕而不呕、要呃逆而不呃逆等，种种无可奈何的烦闷现象，而且整个心胸部都是这样，这时可用"生姜半夏汤"来通阳散饮。

【注解】尤在泾云："寒邪搏饮，结于胸中而不得出，则气之呼吸往来出入升降者阻矣。似喘不喘，似呕不呕，似哕不哕，皆寒饮与气相搏互击之证也。且饮，水邪也，心，阳脏也。以水邪而逼处心脏，欲却不能，欲受不可，则彻心中愦愦然无奈也。生姜半夏汤，即小半夏汤而生姜用汁，则降逆之力少，而散结之力多，乃正治饮气相搏，欲出不出者之良法也。"

"彻"作"通"字解。"愦愦然无奈"就是泛泛恶心的意思。

【方义】《医宗金鉴》中云："李彣曰，生姜半夏辛温之气，足以散水饮而舒阳气，然待小冷服者，恐寒饮固结于中，拒热药而不纳，反致呕逆，今热药冷饮，下嗌之后，冷体既消。热性便发，情且不违，而致大益，此《内经》之旨也。此方与前半夏干姜汤略同，但前温中气，故用干姜，此散停饮，故用生姜，前因呕吐上逆，顿服之则药力猛峻，足以止逆降气，呕吐立除；此心中无奈，寒饮内结，难以猝消，故分四服，使胸中邪气徐徐散也。"

原文 316

干呕、哕，若手足厥者，橘皮汤主之。

橘皮汤方

橘皮 四两　生姜 半斤

上二味，以水七升，煮取三升，温服一升，下咽即愈。

【语译】如因干呕或呃逆而引起手足厥逆的，这是胃气阻滞的缘故，只需用"橘皮汤"来通气降逆就行了。

【注解】程林云："干呕哕，则气逆于胸膈间，而不行于四末，故手足为之厥，橘皮能降逆气，生姜为呕家圣药，小剂以和之也，然干呕非反胃，厥非无阳，故下咽气行即愈。"

【方义】曹颖甫云："胃中阳气所以不达四肢者，要不过气机阻塞耳。故但用生姜以散上膈之郁，橘皮以发胃气之闭，温服一升，而下咽即愈矣。"

原文 317

哕逆者，橘皮竹茹汤主之。

橘皮竹茹汤方

橘皮 二斤　竹茹 二升　大枣 三十枚　生姜 半斤　甘草 五两　人参 一两

上六味，以水一斗，煮取三升，温服一升，日三服。

【语译】如因胃有虚热而呃逆的，酌用"橘皮竹茹汤"补虚清热降逆。

【注解】魏荔彤云："哕逆者，胃气虚寒固矣，亦有少夹虚热作哕者，将何以为治，仲景主之橘皮竹茹汤，橘皮竹茹行气清胃，而毫不犯攻伐寒凉之忌，佐以补中益气温胃之品，而胃气足，胃阳生，浮热不必留意也。"

【方义】《医宗金鉴》中云："李彣曰，此哕逆因胃中虚热，气逆所致，故用人参甘草大枣补虚，橘皮生姜散逆，竹茹甘寒疏逆气而清胃热，因以为君。"

原文 318

夫六腑气绝于外者，手足寒，上气，脚缩；五脏气绝于内者，利不禁，下甚者，手足不仁。

【语译】人体六腑之气主向外、主表，若六腑的阳气微绝，便有手足寒冷、气喘、两脚挛缩等症状。五脏之气主向内、主里，若五脏的阳气微绝，便有泄泻失禁的症状，严重的还能引起手足拘急等脱水的现象。

【注解】程林云："手足寒者，阳不行于四末也，上气者，宗气衰微也。平人宗气积于胸中，出于喉咙，以贯心脉，而行呼吸，宗气衰则奔促上气也，脚缩者，寒主引收，无阳以伸也，此六腑气绝于外者如此。下利不禁者，下焦不阖也，脾衰则四脏俱衰，故经曰，脾气孤弱，五液注下，下焦不阖，清便下重，即不禁之谓也，下甚而至于手足下仁者，四体绝也，此五脏气绝于内者如此。"陆渊雷云："此亦别派古医家言也，其意盖谓腑主表，主体温；脏主里，主体液。"

原文 319

下利，脉沉弦者，下重；脉大者，为未止；脉微弱数者，为欲自止，虽发热，不死。

【语译】患泻利而里急后重的，脉搏往往于沉部见到弦急之象。

假使脉搏现浮大，多为病势在不断发展之象。相反，脉搏如微弱而带数，是正气虽衰而邪气已退，病变不会再发展了，这时虽稍为有点发热，也是无甚关系的。

【注解】汪琥云："此辨热利之脉也。脉沉弦者，沉主里，弦主急，故为里急后重，如滞下之证也，脉大者，邪热甚也，经云，大则病进，故为利未止也，脉微弱数者，此阳邪之热已退，真阴之气将复，故为利自止也。下利一候，大忌发热，兹者，脉微弱而带数，所存邪气有限，故虽发热，不至死耳。"

本条与《伤寒论》第365条同。

原文320

下利，手足厥冷，无脉者，灸之不温。若脉不还，反微喘者，死。少阴负趺阳者，为顺也。

【语译】泻利而四肢厥冷，脉搏的搏动也诊察不到了，可用艾灸的方法来温经回阳。假如灸后手足还是厥冷，脉搏还是诊察不到，甚至出现气喘表现，这是虚阳上脱，多为死证。如果脉搏出现了，尤其是足少阴和足趺阳脉都很调匀，这是已经好转的现象。

【注解】尤在泾云："下利厥冷无脉，阴亡而阳亦绝矣。灸之，所以引既绝之阳。乃厥不回，脉不还，而反微喘，残阳上奔，大气下脱，故死。下利为土负水胜之病，少阴负趺阳者，水负而土胜也，故曰顺。"

"少阴"指足太溪脉，即后胫骨动脉；"趺阳"即胫前动脉。"负"字作"依"字、"荷"字解，后胫少阴动脉和前胫趺阳动脉都很调匀，好像相互依荷一样，所以为顺。

本条与《伤寒论》第362条同。

原文 321

下利，有微热而渴，脉弱者，今自愈。

【语译】患泻利，仅有轻微的发热，时而口渴，这是胃阳已逐渐恢复的象征，尽管脉搏还虚弱，也会逐渐好转的。

【注解】尤在泾云："微热而渴者，胃阳复也；脉弱者，邪气衰也，正复邪衰，故今自愈。

本条与《伤寒论》第 360 条同。

原文 322

下利，脉数，有微热，汗出，今自愈；设脉紧，为未解。

【语译】泻利多为里寒证，如脉搏数增加，并有轻微发热、出汗等症状，这是表里已渐调和的好现象。假使脉搏还相当紧急，是里寒证尚未缓解，病变可能还要发展。

【注解】程林云："寒则下利，脉数有微热，则里寒去，汗出则表气和，表里俱和，故今自愈。设复紧者，知寒邪尚在，是为未解也。"

本条与《伤寒论》第 361 条同。

原文 323

下利，脉数而渴者，今自愈；设不差，必清脓血，以有热故也。

【语译】泻利、口渴而脉搏加快，本是一种热象，如热不重，可能逐渐好转；假使不仅没有好转，甚至还泻下脓血便，这是热邪增加的缘故。

【注解】程林云："脉数而渴，则寒邪去而利当止。经曰，若脉不解，而下不止，必夹热而便脓血，此有热陷于下焦，使血流腐而为脓也。"

本条与《伤寒论》第 367 条同。

原文 324

下利，脉反弦，**发热**、**身汗者**，自愈。

【语译】患泻利，脉搏弦紧，发热、出汗，为阳气有余之象，能给以适当的治疗此病容易痊愈。

【注解】尤在泾云："弦脉阴阳两属，若与发热身汗并见，则弦亦阳也，与脉数有微热汗出正同，故愈。"

原文 325

下利气者，当利其小便。

【语译】患泻利，而小腹气胀者，可能是由小便不通畅引起，当采取分利小便的方法来治疗。

【注解】"下利气者"，《脉经》作"下利热者"，可见是有热而小腹气胀的意思，诸家解为"失气"，均不可通。小便通利了，小腹自然就不气胀了。

原文 326

下利，寸脉反浮数，尺中自涩者，必清脓血。

【语译】泻利而脉搏在寸口浮部带数象者，这往往是里热重的表现，是将会引起"血便"之象。便血以后，尺部的脉搏又将转变而为滞涩之象。

【注解】成无己云："下利者，脉当沉而迟，反浮数者，里有热也，涩为无血，尺中自涩者，肠胃血散也，随利下，必便脓血。清与圊通，《脉经》曰，清者，厕也。"

"尺中自涩者，必清脓血"，这是倒装句法。

本条与《伤寒论》第 363 条同。

原文 327

下利清谷，不可攻其表，汗出必胀满。

【语译】腹泻，排泄消化不良的粪便，这说明病人的脾阳已弱，不能轻率地使用发表剂，如用发表剂而汗出多了，反会引起胸腹虚胀的症状来。

【注解】程林云："寒不杀谷，寒胜则下利清谷也。若发其表，汗出则胃之阳益虚，其寒益胜，故作胀满。"

本条与《伤寒论》第 364 条同。

原文 328

下利，脉沉而迟，其人面少赤，身有微热，下利清谷者，必郁冒，汗出而解，病人必微热，所以然者，其面戴阳，下虚故也。

【语译】患腹泻，现沉迟脉搏，病人面部轻度发红，伴有低热，所排泄的都是些消化不良样粪便，如果这种热是真阳回复，可能会有郁冒瞑眩的情况发生，通身出点汗而逐渐好转；如果病人四肢还有轻微厥冷的情况出现，那么，他面部的发红是属于虚阳上脱的戴阳证，是由于下元虚损所造成的了。

【注解】汪琥云："下利脉沉而迟，里寒也。所下者清谷，里寒甚也。面少赤，身微热，下焦虚寒，无根失守之火浮于上，越于表也。以少赤微热之故，其人阳气虽虚，犹能与阴寒相争，必作郁冒汗出而解。郁冒者，头目之际，郁然昏冒，乃真阳之气，能胜寒邪，里阳回而表和顺，故能解也。病人必微厥（诸本均作微厥）者，此指未汗出郁冒之时而言。面戴阳，系下虚，此申言面少赤之故，下虚，即下焦元气虚。按仲景虽云汗出而解，然于未解之时，当用何药？郭白云云，不解，宜通脉四逆汤。"

"必"字作"审"字解，不作肯定词用。

本条与《伤寒论》第 366 条同。

原文 329

下利后，脉绝，手足厥冷，晬时脉还；手足温者生，脉不还者死。

【语译】泻利后，脉搏停止、手足冰冷，如在一个对朝以内脉搏能渐次恢复，手足亦渐次温暖，此病还有一线生机，假如脉搏始终不恢复，那便是死证无疑。

【注解】尤在泾云："下利后，脉绝，手足厥冷者，阴先竭而阳后脱也，是必俟其晬时经气一周，其脉当还，其手足当温。设脉不还，其手足亦必不温，则死之事也。"

"晬时"犹言周时，就是一个对朝。

本条与《伤寒论》的第 368 条同。

原文 330

下利腹胀满，身体疼痛者，先温其里，乃攻其表，温里宜四逆汤，攻表宜桂枝汤。

四逆汤方 （见上）

桂枝汤方

桂枝三两（去皮） 芍药三两 甘草二两（炙） 生姜三两 大

枣十二枚

上五味，㕮咀，以水七升，微火煮取三升，去滓，适寒温，服一升。服已须臾，啜稀粥一升以助药力，温覆令一时许，遍身絷絷微似有汗者益佳，不可令如水淋漓，若一服汗出病差，停后服。

【语译】泻利而腹胀满，如系里寒证，这时纵然有身痛等表证存在，仍当先行温散里寒，其次再解表。温散里寒，可以选用"四逆汤"一类方剂；发散表邪，可以选用"桂枝汤"一类方剂。

【注解】尤在泾云："下利腹胀满，里有寒也，身体疼痛，表有邪也，然必先温其里，而后攻其表，所以然者，里气不充，则外攻无力，阳气外泄，则里寒转增，自然之势也。而四逆用生附，则寓发于温补之中，桂枝有甘芍，则兼固里于散之内，仲景用法之精如此。"

本条与《伤寒论》第372条同。

【方义】曹颖甫云："方用桂枝以通肌理达四肢，芍药以泄孙络，生姜大枣甘草以助脾阳，又恐脾阳之不动也，更饮热粥以助之，而营阴之弱者振矣。营阴之弱者振，然后汗液由脾而泄于肌腠者，乃能直出皮毛，与卫气相接，卫始无独强之弊，所谓阴阳和而自愈者也。"

原文331

下利，三部脉皆平，按之心下坚者，急下之，宜大承气汤。

【语译】病泻利，三部脉都没有什么变化，但按摩心下部却很坚硬，这仍是里实证，可采用"大承气汤"等泻下剂。

【注解】《医宗金鉴》中云："李彣曰：下利按之心下坚者，实也，设或脉见微弱，犹未可下，今三部脉皆平，则里气不虚可知，自宜急下之，此凭脉又凭证之法也。"

本条并见《伤寒论》可下篇。

原文332

下利，脉迟而滑者，实也，利未欲止，急下之，宜大承气汤。

【语译】病泻利，脉搏至数虽较迟慢，但却有滑利之象，这常为饮食停滞的脉象，应属于里实证，不把里实证除去，泻利是难于终止的，最好用"大承气汤"，迅速地把里实证泻掉。

【注解】沈明宗云："此亦食滞之利也，食壅于胃，气道不利，故脉来迟，然脉虽迟，而非虚寒之比，但迟为气壅，滑为血实，血实气壅，水谷为病，故为实也。内滞中气不和，利未欲止，但恐成停搁之患，故宜大承气汤急夺其邪也。"

本条并见《伤寒论》可下篇中。

原文333

下利脉反滑者，当有所去，下不愈，宜大承气汤。

【语译】因食滞而泻利的，脉搏多现滑象，应当泻下停滞的宿食，可选用"大承气汤"一类的方剂。

【注解】成无己云："《脉经》曰，脉滑者为病食也，下利脉滑，则内有宿食，故云当有所去，与大承气汤以下宿食。"

本条并见《伤寒论》可下篇。

原文334

下利已差，至其年月日时复发者，以病不尽故也，当下之，宜大承气汤。

大承气汤方（见痉病中）

【语译】病泻利已经好了，但到了相当的时期又发作，这是没有拔除病根的缘故，如仍系里实证，还得用"大承气汤"之类的泻下剂。

【注解】沈明宗云："此旧积之邪复病也，下利差后，至期年月日时复发者，是前次下利之邪，隐僻肠间，今值脏腑司令之期，触动旧邪而复发，然隐僻之根本未除，终不能愈，故当大承气迅除之耳。"

本条并见《伤寒论》可下篇中。

原文 335

下利谵语者，有燥屎也，小承气汤主之。

小承气汤方

大黄四两　厚朴二两（炙）　枳实大者三枚（炙）

上三味，以水四升，煮取一升二合，去滓，分温二服，得利则止。

【语译】病泻利而神昏谵语，如果系内有燥屎的热实证，可以用"小承气汤"来涤除之。

【注解】《医宗金鉴》中云："下利，里虚证也，谵语，里实证也，何以决其有燥屎也？若脉滑数，知有宿食也，其利秽黏，知有积热也，然必脉证如此，始可知其有燥屎也，宜下之以小承气汤，于此推之，而燥屎又不在大便鞕与不鞕也。"

本条与《伤寒论》第374条同。

【方义】钱潢云："小承气者，即大承气而小其制也……以无大坚实，故于大承气中去芒硝，又以邪气未大结满，故减厚朴枳实

也。"

原文 336

下利便脓血者，桃花汤主之。

桃花汤方

赤石脂一斤（一半剉，一半筛末） 干姜一两 粳米一升

上三味，以水七升，煮米令熟，去滓，温七合，内赤石脂末方寸匕，日三服，若一服愈，余勿服。

【语译】泻利，并排泻脓血性便，如系寒湿证者，可用"桃花汤"温涩剂。

【注解】曹颖甫云："下利便脓血，为少阴寒湿沉浸，血络腐败之证……若冻瘃然，冻瘃既溃，即有脓血……非温化其寒而填止其湿，不惟下利不止，脓血又将加剧，此固寒水凝瘀血络，积久溃败之证，非寒郁转为湿热，然后动血也。"

本条与《伤寒论》第 306 条同。

【方义】

尤在泾云："赤石脂理血固脱，干姜温胃驱寒，粳米安中益气，崔氏去粳米加黄连当归，用治热利，乃桃花汤之变法也。"（见《外台秘要·伤寒门》）

张志聪云："石脂色如桃花，故名桃花汤。"

原文 337

热利重下者，白头翁汤主之。

白头翁汤方

白头翁二两 黄连 黄柏 秦皮各三两

上四味，以水七升，煮取二升，去滓，温服一升。不愈，更服。

【语译】泻利有热而里急后重的，用"白头翁汤"清热脱毒。

【注解】魏荔彤云："滞下之病多热，不同于泻泄下利之证多寒也，故名之热利，而以下重别之。"

"重下"，别本都作"下重"，即里急后重之意。

本条与《伤寒论》第371条同。

【方义】钱潢云："白头翁，《神农本经》言其能逐血止腹痛，陶弘景谓其能止毒痢，故以治厥阴热利。黄连苦寒，能清湿热厚肠胃，黄柏泻下焦之火；秦皮亦属苦寒，治下痢崩带，取其收涩也。"

原文338

下利后，更烦，按之心下濡者，为虚烦也，栀子豉汤主之。

栀子豉汤方

栀子十四枚　　香豉四合（绢裹）

上二味，以水四升，先煮栀子，得二升半，内豉，煮取一升半，去滓，分二服，温进一服，得吐则止。

【语译】泻利以后，越发烦躁不安，但按摩心下部却是濡软的，说明这是余热未尽的虚烦证，可用"栀子豉汤"清除烦热。

【注解】程林云："更烦，言本有烦，不为利除而转甚也。"尤在泾云："热邪不从下减，而复上动也。按之心下濡，则中无阻滞可知，故曰虚烦。"

本条与《伤寒论》第375条同。

【方义】曹颖甫云："病后余邪，故但用豆豉以发表汗，生山栀以降里热，而虚烦可解，所谓在表者散而去之，在高者引而下之

也。"

原文 339

下利清谷，里寒外热，汗出而厥者，通脉四逆汤主之。

通脉四逆汤方

附子大者一枚（生用）　干姜三两（强人可四两）　甘草二两（炙）

上三味，以水三升，煮取一升二合，去滓，分温再服。

【语译】患泻利，排泄完谷不化的粪便，伴有汗出、四肢厥冷，这是里真寒而外假热的虚脱证，可用"通脉四逆汤"回阳温经。

【注解】尤在泾云："夹热下利者，久则必伤脾阴，中寒清谷者，甚则并伤肾阳，里寒外热，汗出而厥，有阴内盛而阳外亡之象，通脉四逆汤，即四逆加干姜一倍，所谓进而求阳，以收散亡之气也。"阴盛，即邪盛的意思，这是亡阳的必然现象。

本条与《伤寒论》第370条同。

【方义】程林云："厥甚者，脉必绝，附子辛热，用以复脉回阳，下利清谷者，胃必寒，干姜辛温，用以温胃止利，甘草甘平，用以佐姜附之热而回厥逆。"

原文 340

下利肺痛，紫参汤主之。

紫参汤方

紫参半斤　甘草三两

上二味，以水五升，先煮紫参，取二升，内甘草，煮取一升半，分温三服。（疑非仲景方）

【语译】病泻利而胸痛者，这是里热邪犯肺证，可用"紫参汤"清热通气。

【注解】曹颖甫云："《内经》云，'一阳为病，善咳善泄。'盖少阳之火，下注则为泄利，上注于肺则为咳，燥火上迫，肺有所壅，乃至咳而肺痛，则此证为热而非寒也。然则痛在何部分？曰，其痛当在胸中。予尝见病肺痈之人，胸中常隐隐作痛，此即痛在胸中之明证。"

【方义】徐忠可云："下利肺痛，此气滞也，紫参性苦寒，能通血气，《本草》主心腹积聚，寒热邪气，而好古谓治血痢，故以此散瘀止痛耳。然太苦寒，故以甘草调之，即补虚益气矣。"

本方方治，颇同"桔梗甘草汤"。

原文 341

气利，诃梨勒散主之。

诃梨勒散方

诃梨勒十枚（煨）

上一味，为散，粥饮和，顿服。（疑非仲景方）

【语译】泻利而矢气频繁者，称作"气利"，可用"诃梨勒散"涩肠利气。

【注解】尤在泾云："气利，气与屎俱失也，诃梨勒涩肠而利气。"

【方义】程林云："寇宗奭曰，诃梨勒能涩便而又宽肠，涩能治利，宽肠能治气，故气利宜之，调以粥饮者，借谷气以助肠胃也。"

❀ 附方

千金翼小承气汤

治大便不通，哕数谵语。（方见上）

【方义】沈明宗云："此燥屎内结，大便不通，壅逆胃邪上行而哕数谵语，所以亦宜轻利和中而涤热开结也。"

（方出《千金翼方·第十八卷·霍乱门》）

外台黄芩汤

治干呕下利。

黄芩三两　人参三两　干姜三两　桂枝一两　大枣十二枚　半夏半升

上六味，以水七升，煮取三升，温分三服。

【方义】尤在泾云："此与前黄芩加半夏生姜汤治同，而无芍药甘草生姜，有人参桂枝干姜，则温里益气之意居多，凡中寒气少者，可于此取法焉。"

（方出《外台秘要·第六卷·杂疗·呕吐哕门》，引仲景《伤寒论》云出"第十六卷中"）

❀ 原文小结

以上讨论呕、吐、哕、下利病共四十七条。计呕病十一条（其中有一条兼及哕病），吐病十条，哕病三条，下利病二十四条。第295、296、302、303、304、305、308、309、314、315、316共十一条讨论呕病，除第296条外，其余十条，均系讨论呕病的治疗方法。第297、298、299、300、306、307、310、311、312、313共十条讨论吐病，除第300条系从总的方面谈及治疗原则外，其余九条均为辨证施治。第301、316、317三条讨论了哕证的辨证施治。从第318条起至第341条止，共二十四条讨论下利病，第318条侧重叙述下利的病理变化，第319、320、321、322、323、324、

326、328、329 九条，讨论了下利各种不同病变的诊断和观察，其余各条均系讨论下利的治疗。具体内容的分析，略如下表。

原文表解

表1　呕症证治

```
      ┌ 诊 ┌ 好转：先呕却渴（296）
      │ 断 └ 饮证：先渴却呕（296）
      │      阳衰 ┌ 症状：呕而胸满，吐涎沫，头痛，心中愦愦然无奈（302、303、315）
      │      阴盛 └ 处方：吴茱萸汤、生姜半夏汤（302、303、315）
      │                  ┌ 水阻 ┌ 症状：呕而肠鸣，心下痞（304）
      │                  │      └ 处方：半夏泻心汤（304）
      │           阻滞 ┤
      │                  └ 气滞 ┌ 症状：干呕，手足厥（316）
呕 ┤                         └ 处方：橘皮汤（316）
      │ 辨      热湿 ┌ 症状：干呕而利（305）
      │ 治      └ 处方：黄芩加半夏生姜汤（305）
      │                  ┌ 脉象：弱（308）
      │           里虚 ┤ 症状：呕，小便利，微热，见厥（308）
      │                  └ 处方：四逆汤（308）
      │           虚寒 ┌ 症状：干呕，吐涎沫（314）
      │                  └ 处方：半夏干姜散（314）
      │           少阳 ┌ 症状：呕而发热（309）
      │                  └ 处方：小柴胡汤（309）
      └ 治疗禁忌：呕家有痈脓，不可治呕（295）
```

表2　吐症证治

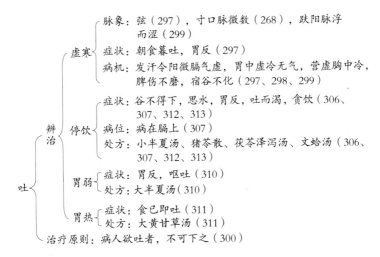

表3　哕症证治

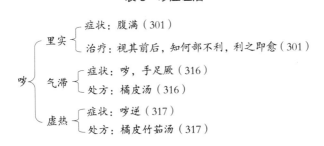

表4 下利诊断

下利诊断
- 重症
  - 脉沉弦，下重（319）
  - 脉大为未止（319）
  - 微热，汗出，脉紧，为未解（322）
  - 脉数而渴，清脓血（323）
  - 寸脉浮数，尺中自涩，清脓血（326）
  - 微厥，面戴阳，下虚（328）
- 死证
  - 手足厥冷，无脉，灸之不温，脉不还微喘者死（320）
  - 下利后，脉绝，手足厥冷，脉不还死（329）
  - 利失禁，手足不仁，五脏气绝于内（318）
- 好转
  - 脉微弱数，欲自止（319）
  - 少阴负趺阳为顺（320）
  - 微热而渴，脉弱自愈（221）
  - 微热汗出，脉数自愈（322）
  - 脉数而渴，自愈（323）
  - 脉弦，发热身汗，自愈（324）
  - 脉还，手足温生（329）
  - 脉沉迟，面稍赤，身微热，郁冒汗出而解（328）

表5　下利证治

下利辨治 ┳ 气利 ┳ 治法：利小便（325）
　　　　　┃　　　┗ 处方：诃梨勒散（341）
　　　　　┣ 阳虚 ┳ 症状：下利清谷（327）
　　　　　┃　　　┗ 治疗：不可攻表，汗出必胀满（327）
　　　　　┣ 兼表证：先温里，后攻表（330）
　　　　　┣ 里实 ┳ 脉象：三部脉皆平（331），迟而滑（332、333）
　　　　　┃　　　┣ 症状：心下坚，谵语，有燥屎，已差复发（331、335、334）
　　　　　┃　　　┗ 处方：大承气汤、小承气汤（331、332、333、334、335）
　　　　　┣ 里热 ┳ 症状：下重，烦，心下悸，肺痛（337、338、340）
　　　　　┃　　　┗ 处方：白头翁汤、栀子豉汤、紫参汤（337、338、340）
　　　　　┣ 寒湿 ┳ 症状：便脓血（336）
　　　　　┃　　　┗ 处方：桃花汤（336）
　　　　　┗ 里寒 ┳ 症状：下利清谷，汗出而厥（339）
　　　　　　　　　┗ 处方：通脉四逆汤（339）

❀ 复习题

1. 呕家有痈脓，不可治呕，在临床上具有什么意义？

2. 病人欲吐者，不可下之，在临床上具有什么意义？

3. 治哕证的橘皮汤和橘皮竹茹汤两个方剂如何掌握应用？

4. 第322条下利，微热、汗出，脉紧为来解；第328条下利，微热、汗出，脉沉迟为欲解，这是怎样的两种不同机转？

5. 试述小半夏汤、猪苓散、茯苓泽泻汤、文蛤汤四个方剂作用的异同。

疮痈肠痈浸淫病脉证并治第十八

"疮"古作"创"，即皮肤肌肉有所损伤的意思。《素问·气交变大论》中云："炎暑流火，湿性燥……病寒热疮疡痱胗痈痤。"《素问·五常政大论》中云："发生之纪……其病笑疟疮疡。"又云："少阳司天，火气下临……衄衊鼻窒，曰疡。"又云"地有高下，气有温凉……温热者疮。"可见"疮"多为火热之疾病，所以刘完素《六书》中说："疮疡者火之属，须分内外以治其本。"

"痈"古作"癰"。刘熙释名云："癰，壅也，气壅否而溃也。"《素问·生气通天论》中云："营气不从，逆于肉理，乃生痈肿。"《灵枢·痈疽》中云："寒邪客于经络之中则血泣，血泣则不通，不通则卫气归之，不得复反，故痈肿。"《素问·脉要精微论》中云："帝曰：诸痈肿、筋挛、骨痛，此皆安生？岐伯曰：此寒气之肿，八风之变也。"《千金方》中云："脉数身无热，即内有痈。"可见"痈"多由寒气壅塞而成。《灵枢·痈疽》中云："寒气化为热，热胜则腐肉，肉腐则为脓。"是痈疽虽由寒始，而仍以热终。

《诸病源候论》中云："肠痈者，由寒温不适，喜怒无度，使邪气与荣卫相干，在于肠内，遇热加之，血气蕴积，结聚成痈，热积不散，血肉腐坏，化而为脓，其病之状，小腹重而微强，抑之即痛，小便数似淋，时时汗出，复恶寒，其身皮肤甲错，腹皮急如肿状，诊其脉，洪数者，已有脓也，其脉迟紧者，未有脓也，甚者腹胀大，转侧闻水声，或绕脐生疮，穿而脓出，或脓自脐中出，或大便去脓血，惟宜急治之。"

《灵枢·上膈》中云："食饮不节，寒温不时，则寒汁流于肠中……留则痈成，痈成则下管约。其痈在管内者，即痛而深，其痈在外者，则痈外而痛浮，痈上皮热。"《素问·气交变大论》中云："岁火太过……民病……身热骨痛，而为浸淫。"又《素问·气交变大论》中云："身热、骨痛而为浸淫。"《汉书·五王传》师古注："浸淫，犹渐染也。"《诸病源候论》中云："浸淫疮是心家有风热，发于肌肤，初生甚小，先痒后痛，而成疮，汁出浸溃肌肉，浸淫渐阔，乃遍体，其疮若从口出，流散四肢则轻，若从四肢生，然后入口者则重，以其渐渐增长，因名浸淫也。"

原文内容

原文 342

诸浮数脉，应当发热，而反洒淅恶寒，若有痛处，当发其痈。

【语译】凡是脉象浮数的，多伴有发热，如并不发热，反而出现战栗恶寒现象，或者某个部位出现疼痛的，这是患疮痈的初期症状，应该留意痈疮的性质而尽早用和阳发散之剂。

【注解】曹颖甫云："凡外证初起，必先恶寒，此其大较也。盖痈之所由成，血络闭于寒湿而营气不通，营郁生热，脉乃浮数，血以凝涩而内停，则阳气不能独行于表，此所以当发热而反洒淅恶寒也，遇此脉证，虽形似伤寒，而实为痈疽。始则恶寒，继则发热，寒热日作，若疟发热。三数日后，瘀血郁蒸化热，始知痛处，此与将溃之冻瘃，正复相似，无论在何部分，皆当以药发之。大约人体外证之属寒者，除流注外，发背、脑疽，最为重大，惟世传阳和汤（熟地黄一两，白芥子二钱，鹿角胶三钱，姜炭、麻黄各五分，肉桂、生甘草各一钱，水酒各一杯煎服）一方，与仲师当发其痈之旨，最合。"

原文 343

师曰：诸痈肿，欲知有脓无脓，以手掩肿上，热者为有脓，不热者为无脓。

【语译】 凡患痈肿者，要想观察是否已经化脓，把手掩按在痈肿上面，如是热烫而软的，便已经溃脓了，如并不热烫，内有硬核感，说明脓还没有成熟。

【注解】

程林云："《灵枢经》曰，荣卫稽留于经脉之中，则血涩而不行，不行则卫气从之而不通，壅遏而不得行，故热。大热不止，热胜则肉腐，腐则为脓，故知热聚者则作脓，热未聚者但肿，而未作脓也，皆以手掩知之。"

《诸病源候论》中云："凡痈经久不复可消者，若按之都牢鞕者，未有脓也，按之半鞕半软者，有脓也，又以手掩肿上，不热者为无脓，若热甚者为有脓。"

原文 344

肠痈之为病，其身甲错，腹皮急，按之濡，如肿状，腹无积聚，身无热，脉数，此为腹内有痈脓，薏苡附子败酱散主之。

薏苡附子败酱散方

薏苡仁十分　附子二分　败酱五分

上三味，杵为末，取方寸匕，以水二升，煎减半，顿服。（小便当下）

【语译】患肠痈病，由于营气干涩，周身皮肤极度粗糙，就像鳞甲一般，腹部皮表紧急，虽有点像发肿，但按摩着却是濡软的，里面并没有什么积聚的形迹，虽不发热，脉搏却跳得很快，这些都是肠痈溃脓的必然症状，可以用"薏苡附子败酱散"消痈败毒。

【注解】尤在泾云："甲错，肌皮干起，如鳞甲之交错，由荣滞于中，故血燥于外也。腹皮急，按之濡，气虽外鼓，而病不在皮间也。积聚为肿胀之根，脉数为身热之候，今腹如肿状，而中无积聚，身不发热，而脉反见数，非肠内有痈、荣郁成热而何。"

【方义】魏荔彤云："薏仁下气，则能泄脓；附子微用，意在直走肠中屈曲之处可达，加以败酱之咸寒以清积热，服后以小便下为度者，小便者，气化也，气通则痈脓结者可开，滞者可行，而大便必泄污秽脓血，肠痈可已矣。顿服者，取其快捷之力也。"

原文 345

肠痈者，少腹肿痞，按之即痛如淋，小便自调，时时发热，自汗出，复恶寒。其脉迟紧者，脓未成，可下之，当有血。脉洪数者，脓已成，不可下也。大黄牡丹汤主之。

大黄牡丹汤方

大黄四两　牡丹一两　桃仁五十枚　瓜子半升　芒硝三合

上五味，以水六升，煮取一升，去滓，内芒硝，再煎沸，顿服之。有脓当下，如无脓，当下血。

【语译】患肠痈病，小腹部肿胀痞硬，按摩时很痛，并且牵引到外阴部，就像害淋病似的，但小便却通畅无阻。至于全身症状，有发热、汗出、作惊寒。若脉搏迟滞，并带有一定紧张度，这是还没有化脓的时候，可急用"大黄牡丹汤"泻下热毒，服药后可能会泻下一点恶血。假如脉搏洪大，这是已经溃脓了，便不必用泻下剂，而酌用清热托毒之品。

【注解】程林云："肿则形于外，瘕则著于内，少腹既已痞肿，则肠痈已成，故按之即痛也。如淋者，以小腹为厥阴经脉所过，厥阴脉循阴器，故按少腹而痛引阴茎，有如淋状，而小便则自调也。《灵枢经》曰，有所结气归之，内既有痈，则荣卫稽留于内，而不卫外，故今有发热汗出恶寒也。脉迟紧者，则热未聚，而肉未腐，故宜大黄牡丹汤下之以消其肿瘕，若脉洪数，则脓已成，将成溃疡，不可下也。大黄牡丹汤在'当有血'句下，以古人为文法所拘，故缀于条末，《伤寒论》中多有之。按上证痈在小肠，以小肠在上，痈近于腹，则位深，但腹皮急而按之有如肿形，故用前汤，导其毒从小便而出。此证痈在大肠，以大肠在下，痈隐少腹，其位浅则有痞肿之形，其迹易见，其按即痛，故用大黄牡丹汤，排其脓血从大便而下也。"

这条是讲肠痈初起尚未溃脓的证候，前条是讲已经溃脓的证候，此条很像肠痈的急性期，前条很像肠痈的慢性期。

"迟紧"脉象，不一定是无热证，《伤寒论》里的阳明证多可见"迟脉"。

脓已溃而不用下剂，意在不用刺激的药来刺激肠道的疮疡，避免引起大出血，从上面"已下之，当出血"句可以体会出这个道理。所以尤在泾说："云不可下者，谓虽下之，而亦不能消之也。"曹颖甫主张用"赤小豆当归散"。

【方义】程林云："诸疮疡痛，皆属心火，大黄芒硝，用以下实热，血败肉腐则为脓，牡丹桃仁，用以下脓血，瓜子（当是甜瓜子）味甘寒，《神农本草经》不载主治，考之《雷公》曰，血泛经过，饮调瓜子，则瓜子亦肠中血分药也，故《别录》主溃脓血，为脾胃肠中内壅要药，想亦本诸此方。"

原文 346

问曰：寸口脉浮微而涩，然当亡血，若汗出，设不汗者云何？答曰：若身有疮，被刀斧所伤，亡血故也。

【语译】

问：寸口脉现浮弱而虚涩者，一般都见于失血、盗汗等阴虚的人，假如并不是盗汗等阴虚的人而有这样的脉搏，又应该怎样理解呢？

答：身患疮痈，或创伤出血过多的人，也可能见到这种脉搏。

【注解】 曹颖甫云："人之一身，皮毛之内，尽含水分，水分所以能化气外泄者，全恃周身之血热，血热之盈亏不可知，以寸口脉为主验。脉微而涩，是为阴虚，阴虚之人，或吐血，或盗汗，是为虚劳本证。今见此极虚之脉，既不吐血，又无盗汗，病既不属虚劳，则其入必有夙疾，或身有疮疡，而脓血之块去者过多，或向受刀创，而鲜血之流溢者加剧，虽境过情迁，而荣气既衰，断不能复充脉道，盖脉之虚，正不系乎新病也。"

"若"字作"或"字解。

原文 347

病金疮，王不留行散主之。

王不留行散方

王不留行十分（八月八日采） 蒴藋细叶十分（七月七日采） 桑东南根白皮十分（三月三日采） 甘草十八分 川椒三分（除目及闭口，去汗） 黄芩二分 干姜二分 厚朴二分 芍药二分上九味，桑根皮以上三味，烧灰存性，勿令灰过；各别杵，筛合治之为散，服方寸匕。小疮即粉之，大疮但服之，产后亦可服，如风寒，桑东根勿取之，前三物，皆阴干百日。

排脓散方

枳实十六枚　芍药六分　桔梗二分

上三味，杵为散，取鸡子黄一枚，以药散与鸡黄相等，揉和令相得，饮和服之，日一服。

排脓汤方

甘草二两　桔梗三两　生姜一两　大枣十枚

上四味，以水三升，煮取一升，温服五合，日再服。

【语译】受创伤而溃成疮者，可用"王不留行散"来调和气血。

【注解】尤在泾云："金疮金刃所伤而成疮者，经脉斩绝，荣卫沮弛，治之者，必使经脉复行，营卫相贯而后已，王不留行散则行气血和阴阳之良剂也。"

【方义】

关于"王不留行散方"，魏荔彤云："王不留行为君，专走血分，止血收痛，而且除风散痹，是收而兼行之药，于血分最宜也。佐以蒴藋叶，与王不留行性共甘平，入血分清火毒、祛恶气。倍用甘草以益胃解毒，芍药、黄芩助清血热，川椒干姜助行血瘀，厚朴行中带破，惟恐血乃凝滞之物，故不惮周详也，桑根白皮性寒，同王不留行蒴藋细叶烧灰存性者，灰能入血分止血也，为金疮血流不止者设也。小疮则合诸药为粉以敷之，大疮则服之，治内以安外也。产后亦可服者，行瘀血也。风寒之日，桑根勿取者，恐过于寒也。前三物皆阴干百日，存其阴性，不可日曝及火炙也。此金疮家之圣方，奏效如神者也。"蒴藋，即接骨木。

关于"排脓散"，尤在泾云："枳实，苦寒除热破滞为君，得芍药则通血，得桔梗则利气，而尤赖鸡子黄之甘润，以为排脓化毒之本也。"曹颖甫云："以方治重用枳实，当为胃痈。"

关于"排脓汤"，尤在泾云："此亦行气血，和荣卫之剂。"曹颖甫云："此为肺痈方治，故与桔梗汤同。"

原文 348

浸淫疮，从口流向四肢者可治；从四肢流来入口者，不可治。

【语译】患浸淫疮病，疮疡先从口腔生起，逐渐蔓延到四肢的，此为病势从内出外，比较好治疗；如疮疡先从四肢生起，逐渐蔓延到口腔来的，此为病势从外入内，治疗起来比较困难。

【注解】

《医宗金鉴》中云："浸淫疮者，浸谓浸浸，淫谓不已，谓此疮浸淫，留连不已也。从口流向四肢者轻，以从内走外也，故曰可治，从四肢流走入口者重，以从外走内也，故曰不可治。"

魏荔彤云："不可治者，难治之义，非当委之不治也。"

原文 349

浸淫疮，黄连粉主之。（方未见）

【语译】患浸淫疮，湿热重者，可以用"黄连粉"来涂敷。

【注解】曹颖甫云："黄连苦寒，能清大毒，许半龙治疗毒重用之，往往取效，而其性尤燥，能去湿热，湿热既去，疮中脂水，乃不至蔓延流溢也。然则黄连粉方虽阙，其意则大可知也。"

✿ 原文小结

以上八条，第 342、343、346 三条，概述一般疮痈病的诊断方法，第 342 条是对疮痈病初期诊断的论述，第 346 条是对疮痈病后期诊断的论述。至肠痈病两条，第 344 条为慢性期，第 345 条为急性期。浸淫疮两条，第 348 条讲述诊断，第 349 条论治疗。第 347 条则专论创伤。

✿ 原文表解

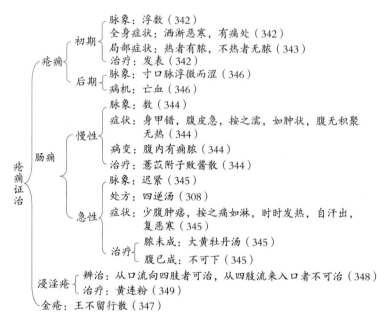

✿ 复习题

1.试述薏苡附子败酱散和大黄牡丹汤的不同作用。

2.浸淫疮从口流向四肢可治，从四肢流入口不可治，作何理解？

跌蹶手指臂肿转筋狐疝蚘虫病脉证治第十九

程林曰："跌，足背也，跌蹶，即痹厥之意。""蹶"《说文》作
"僵"字解。《诸病源候论》中云："冷入于足之三阴三阳，则脚筋
转；入于手之三阴三阳，则手筋转；随冷所入之筋，筋则转。转
者，皆由邪冷之气击动其筋而移转也。"

《灵枢·经脉》中云："肝所生病者……狐疝……"《灵枢·本
脏》中云："肾下则腰尻痛，不可以俛仰，为狐疝。"葛氏《伤寒
直格》中云："狐疝，言狐者，疝气之变化，隐见往来不可测，如
狐也。"

《诸病源候论》中云："蚘虫者……长一尺，亦有长五六
寸。……其发动则腹中痛，发作肿聚，去来上下，痛有休息，亦攻
心痛。口喜吐涎及吐清水，贯伤心者则死。""蚘"即"蛔"字。

❀ 原文内容

原文 350

师曰：病跌蹶，其人但能前，不能却，刺腨入二寸，此太
阳经伤也。病人常以手指臂肿动，此人身体瞤瞤者，藜芦甘草汤
主之。

藜芦甘草汤方（未见）

【语译】病人的足背经脉僵直了，走起路来很不自然，只能前

踢，不能后撑，这是由于太阳经脉被寒湿伤损的证候表现，可用针刺入腓肠穴二寸，以泻去太阳寒湿。还有另一种表现，病人从臂膀至手指都发肿，伴有周身、四肢不断地颤动。若系风湿痰证，可用"藜芦甘草汤"等涌吐剂来排除湿痰。

【注解】曹颖甫云："此湿从下受之证也。跌蹶为足背经脉转戾，其人能前不能却，要为寒湿伤筋之证。昔大禹因治水，久居湿地病湿，至于两足不相过，后世巫者效之，谓之禹步（按：事见荀子），可为明证。仲师所云刺腨二寸，断为太阳经伤者。盖太阳之经入腘中，贯腨内，出外踝之后，至小趾外侧，寒湿伤其经脉，血瘀不通，故强直而不能却，刺腨二寸，正所以泻其瘀也。惟近世内科，能用针者少，予尝患右臂痠痛，自肩至于尺泽，长女昭华用毛姜四两，川乌三两，草乌五两，红花二两，良姜一两，每夜浓煎熏洗，月余竟愈，则寒湿伤经，似亦不妨用之也。《内经》云，风胜则动，湿胜则肿，仲师言手指臂肿动，身体瞤瞤，此可知为风湿痰涎，走窜指臂，延及周身之证，与风痫证略同，特风痫无此表证耳。按子和《儒门事亲》云：一妇病风痫，其始一二年一发，后即日发，甚至一日数发，求死不得，值凶岁，采野草充粮，见草若葱状，采蒸饱食，胸膈间胀闷，顷之，涌吐胶痰，数日，约一二斗，甚昏困，后遂轻健如平人，以所食葱访人，即藜芦也。盖风痰内壅，积久旁窜，积者为本，窜者为标，用藜芦者，涌吐而抉其壅也。所以用甘草者，恐藜芦苦寒败胃，甘味以调之也。近闻痫证有日服控涎丹一钱，久而自愈者，亦所以去痰涎也。"

"太阳经伤"句以上，是下肢寒湿证；"病人"句以下，是上肢风湿证。

"腨"即腓肠，俗呼脚肚子。这里的"腨"，应作"腨肠穴"解，又名"承筋"，为足太阳膀胱经穴，在腨肠中央陷中，胫后从脚跟上七寸，主治霍乱转筋、股痹不仁、脚急、跟痛等有效，惟一般多用灸，少用针，《铜人》还云"禁针"。

原文 351

转筋之为病，其人臂脚直，脉上下行，微弦。转筋入腹者，鸡屎白散主之。

鸡屎白散方

鸡屎白

上一味为散，取方寸匕，以水六合，和，温服。

【语译】患转筋病，不仅病人上臂或脚呈现僵直的形态，脉搏从上到下也有轻微的弦紧之象，如果腹部亦现转筋，而为里燥证者，可以用"鸡屎白散"润燥缓急。

【注解】曹颖甫云："原其病情，则与痉证之宜大承气汤者略同。痉证云，痉脉按之紧如弦，直上下行（26 条），与此证脉上下行微弦何异。痉证云脚挛急（第 30 条），与此证臂脚直又何异，痉证燥热，阴液垂绝，故急下以救之，所以除里热也，此证用下气破积通利大小便之鸡矢白散，亦所以除里热也，所以然者，里热不除，则筋脉受灼而不得柔和，故必通其大肠，使阳明燥气内息，而筋脉乃和。考葛仙方中风，头足往后扯动，弯曲不伸，其形如弓，用鸡矢白三钱，酒五杯，用行箸搅千遍，日服二次。予按此即痉病之卧不着席证（第 30 条）。痉病自中风传来；易于化燥、内脏燥而筋脉受灼，以致全身强急，故借《内经》治鼓胀之鸡矢醴（见《素问·腹中论》）以下之，盖亦《金匮》用大承气（第 30 条）之义也，然则转筋用鸡矢白散，亦何独不然乎。"

【方义】

《名医别录》中云："鸡矢白，治转筋，利小便。"

陆渊雷云："鸡矢白主通利大小便，若肠病、肾脏病，因自家中毒而发痉挛者，此方必能取效。"

原文 352

阴狐疝气者，偏有小大，时时上下，蜘蛛散主之。

蜘蛛散方

蜘蛛十四枚（熬焦）　桂枝半两

上二味，为散，取八分一匕，饮和服，日再服。蜜丸亦可。

【语译】患阴狐疝气病，病人的外肾，一侧胀得相当大，一侧便显现得细小；时而上入小腹，时而下坠肾囊中，这多属于阴寒证，可用"蜘蛛散"逐寒燥湿。

【注解】

尤在泾云："阴狐疝气者，寒湿袭阴，而睾丸受病，或左或右，大小不同，或上或下，出没无时，故名狐疝。蜘蛛有毒，服之能令人利，合桂枝辛温，入阴而逐其寒湿之气也。"

张子和云："狐疝者，其状如瓦，卧则入小腹，行立则出小腹，入囊中，狐昼则出穴而溺，夜则入穴而不溺，此疝出入上下往来，正与狐相类也，宜以逐气流经之药下之。"

【方义】程林云："《别录》云，蜘蛛治大人小儿㿉。㿉，疝也，其性有毒，服之能使人利，得桂枝引入厥阴肝经，而治狐疝。"

原文 353

问曰：病腹痛有虫，其脉何以别之？师曰：腹中痛，其脉当沉若弦，反洪大，故有蚘虫。

【语译】

问：患蚘虫病者，多半都有腹痛，但腹痛的证候很多，应该怎样从脉搏上来分辨呢？

答：一般肚子痛的脉搏，不是沉象就是弦紧之象，而患蚘虫病者多现洪大脉，惟不能一概而论也。

【注解】尤在泾云："腹痛脉多伏，阳气内闭也，或弦者，邪气入中也，若反洪大，则非正气与外邪为病，乃蚘动而气厥也，然必兼有吐涎心痛等症，如下条所云，乃无疑耳。"

原文 354

蚘虫之为病，令人吐涎，心痛，发作有时，毒药不止，甘草粉蜜汤主之。

甘草粉蜜汤方

甘草二两　粉一两　蜜四两

上三味，以水三升，先煮甘草，取二升，去滓，内粉、蜜，搅令和，煎如薄粥，温服一升，差即止。

【语译】患蚘虫病者，清口水很多，伴有阵发性腹痛，如用过许多杀虫毒药都没有治好，可选服"甘草粉蜜汤"之诱杀剂。

【注解】尤在泾云："吐涎，吐出清水也，心痛，痛如咬啮，时时上下是也。……毒药，即锡粉雷丸等杀虫之药。毒药者，折之，以其所恶也，甘草粉蜜汤者诱之，以其所喜也。"

【方义】

尤在泾云："白粉（坊本均作白粉）即铅白粉，能杀三虫，而杂于甘草白蜜之中，诱使虫食，甘味既尽，毒性旋发，而虫患乃除，乃医药之变诈也。"

曹颖甫云："先母侍婢曾患此，始病吐蛔，一二日后，暴厥若死，治以乌梅丸，入口即吐，予用甘草五钱，先煎去滓，以铅粉二钱，白蜜一两调饮之，半日许，下蛔虫拇指大者九条，其病乃愈。"

单称"粉"字，本应作"米粉"解，《释名》云："粉，分也，研米使分散也。"但"米粉"在方中不能起到杀虫作用，仍从诸家注作"铅粉"解。

原文 355

蛔厥者，当吐蛔，令病者静而复时烦，此为脏寒，蛔上入膈，故烦，须臾复止，得食而呕，又烦者，蛔闻食臭出，其人常自吐蛔。

【语译】患蛔虫病，而有口吐清涎、腹痛、手足冷等症状，此为蛔厥症，尤其是以呕吐蛔虫为特征。蛔厥症的特点是阵发性，有些时候很安静，有些时候又极烦躁。当胃肠虚寒时，蛔虫便上窜入膈，而发生烦躁，一会儿又停息了。吃点东西下去，也烦躁而发呕，因为食物到了胃肠里，蛔虫便蠕动起来，"呕吐蛔虫"往往就在这个时候。

【注解】尤在泾云："蛔厥，蛔动而厥，心痛吐涎，手足冷也。蛔动而上逆，则当吐蛔，蛔暂安而复动，则病亦静而复时烦也。然蛔之所以时安而时上者，何也？虫性喜温，脏寒则虫不安而上膈；虫喜得食，脏虚则蛔复上而求食，故以人参、姜、附之属，益虚温胃为主，而以乌梅、椒、连之属，苦酸辛气味，以折其上入之势也。"

本条与《伤寒论》第338条后半段同。

原文356

蛔厥者，乌梅丸主之。

乌梅丸方

乌梅三百枚　细辛六两　干姜十两　黄连一斤　当归四两　附子六两（炮）　川椒四两（去汗）　桂枝六两　人参六两　黄柏六两

上十味，异捣筛，合治之，以苦酒渍乌梅一宿，去核，蒸之五升米下，饭熟捣成泥，和药，令相得，内臼中，与蜜杵二千下，丸如梧子大，先食饮服十丸，日三服，稍加至二十丸，禁生冷滑臭等食。

【语译】患蛔厥病者，可以用"乌梅丸"来温胃杀虫。

【方义】《医宗金鉴》中云："李彣曰，乌梅味酸，黄连黄柏味苦，桂枝蜀椒干姜细辛味辛，以蛔得酸则止，得苦则安，得甘则动于上，得辛则伏于下也。然胃气虚寒，人参附子以温补之，吐亡津液，当归以辛润之，则蛔厥可愈矣。"

❀ 原文小结

以上七条，第350条讨论跌蹶和手臂肿症，"跌蹶"为寒湿在下，"手臂肿"为风湿在上，所以并列为一条。第351条为转筋，转筋是属于津燥的范围。第352条为狐疝，疝气为阴证，故曰"阴狐疝气"。第353条以下四条，均论蛔虫病，第353条讨论对蛔虫病的诊断，第354、355、356三条分述蛔虫病的症状和治疗。

🪷 原文表解

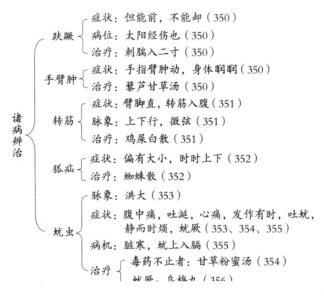

诸病辨治
┌ 跌蹶 ┬ 症状：但能前，不能却（350）
│   ├ 病位：太阳经伤也（350）
│   └ 治疗：刺腨入二寸（350）
├ 手臂肿 ┬ 症状：手指臂肿动，身体瞤瞤（350）
│   └ 治疗：藜芦甘草汤（350）
├ 转筋 ┬ 症状：臂脚直，转筋入腹（351）
│   ├ 脉象：上下行，微弦（351）
│   └ 治疗：鸡屎白散（351）
├ 狐疝 ┬ 症状：偏有大小，时时上下（352）
│   └ 治疗：蜘蛛散（352）
└ 蛕虫 ┬ 脉象：洪大（353）
       ├ 症状：腹中痛，吐涎，心痛，发作有时，吐蛕，
       │   静而时烦，蛕厥（353、354、355）
       ├ 病机：脏寒，蛕上入膈（355）
       └ 治疗 ┬ 毒药不止者：甘草粉蜜汤（354）
              └ 蛕厥，乌梅丸（356）

🪷 复习题

1. 试述转筋症的病机。

2. 试述甘草粉蜜汤与乌梅丸的不同作用。

妇人妊娠病脉证并治第二十

妊，《说文》云："身怀孕也。"娠，《说文》云："女妊身动也。"是妇人受孕开始便称"妊"，胎动以后才叫"娠"。

原文内容

原文 357

师曰：妇人得平脉，阴脉小弱，其人渴，不能食，无寒热，名妊娠，桂枝汤主之（方见利中）。于法六十日当有此证，设有医治逆者，却一月加吐下者，则绝之。

【语译】妇人在妊娠初期，脉搏还是同平时一样，若阴部脉现弱小，稍微口渴，食欲虽不很好，却无作寒发热等病象，这足以说明是妊娠了，可以酌用"桂枝汤"来调和营卫。按照一般妊娠的，在两个月左右，便发生恶阻呕吐，如用许多治疗方法仍然呕逆不止，甚至在后一个月更加呕吐和腹泻的，这时最好是摒绝方药，不要再吃了。

【注解】尤在泾云："平脉，脉无病也，即《内经》身有病而无邪脉之意。阴脉小弱者，初时胎气未盛，而阴方受蚀，故阴脉比阳脉小弱。至三四月，经血久蓄，阴脉始强，《内经》所谓手少阴脉动者，妊子，《千金》所谓三月尺脉数是也。其人渴，妊子者内多热也。今妊娠二三月，往往恶阻不能食已。无寒热者，无邪气也。夫脉无故而身有病，而又非寒热邪气，则无可施治，惟宜桂枝汤和调阴阳而已。徐氏云，桂枝汤，外证得之，为解肌和营卫；内证得之，为化气调阴阳也。六十日当有此证者，谓妊娠两月，正当恶阻之时，设不知而妄治，则病气反增，正气反损，而呕泻有加矣。绝之，谓禁绝其医药也。娄全善云，尝治一二妇恶阻病吐，前医愈治愈吐，因思仲景绝之之旨，以炒糯米汤代茶，止药月余渐安。"

"阴脉"指右手或尺脉而言。

原文 358

妇人宿有癥病，经断未及三月，而得漏下不止，胎动在脐上者，为癥痼害。

【语译】若孕妇素有癥积的旧病，现在月经停止还不到三个月，忽然现崩漏下血不止，肚脐上隐约有胎动感觉，这是由于癥痼宿病引发崩漏而危及胎儿。

【注解】曹颖甫云："欲安良民，必除盗贼；欲养良苗，必除莠稗，此尽人之所知也，然则欲孕妇之安胎，不去其宿疾可乎！设宿癥不去，或经断未及三月，即有漏下之变，所以然者，养胎之血，不能凝聚子宫，反为宿癥所阻，从旁溢出，胎失所养，则动在脐上，其实胎元无损，癥痼害之也。"

原文 359

妊娠六月动者，前三月经水利时，胎。下血者，后断三月不血也。所以血不止者，其癥不去故也，当下其癥，桂枝茯苓丸主之。

桂枝茯苓丸方

桂枝　茯苓　牡丹（去心）　桃仁（去皮尖，熬）　芍药各等分

上五味，末之，炼蜜和丸，如兔屎大，每日食前服一丸。不知，加至三丸。

【语译】妊娠六个月后而胎动的，仍然有癥积痼病存在的可能性。如在前三个月，通调的经水忽然终止时，可以判断为是受胎；假如下血是在月经停止了的三个月以后，这便是癥痼病的衃血在作怪，而不是胎。癥痼若不去掉，出血难以停止，应当用"桂枝茯苓丸"缓缓地泻下其癥痼之疾。

【注解】坊本"胎"下有"也"字，读成一句。"不血"二字，作"衃"字，较好理解，宜从坊本。

曹颖甫云："亦有三月后而胎动下血者，其证亦为癥。仲师言六月动者，赅四月至六月言之耳，前三月经水通调，忽然中止，当可决其为胎。若经断三月之后，忽然下血，其为衃血横梗，不能融洽何疑，新血与衃血不和，因有渗漏之隙，不下其癥，胎必因失养而不安，仲师设立桂枝茯苓丸，以缓而下之。"

"衃"同"胚"字音，《说文》云："凝血也。"

【方义】程林曰："牡丹桃仁，以攻癥痼，桂枝以和卫，芍药以和营，茯苓以和中，五物相需，为治妊娠有癥痼之小剂。"

原文 360

妇人怀娠六七月，脉弦发热，其胎愈胀，腹痛恶寒者，少腹如扇，所以然者，子脏开故也，当以附子汤温其脏。（方未见）

【语译】妇人妊娠已经有六七个月了，胎位不断地膨胀，脉搏弦紧，发热、恶寒，腹部冷痛，好像是有扇子在扇动风凉似的，这

是子宫虚寒的表现，是胎气外泄的缘故，应当急以"附子汤"温暖子宫。

【注解】尤在泾云："脉弦发热，有似表邪，而乃身不痛，而腹乃痛；背不恶寒，而腹反恶寒，甚至少腹阵阵作冷，若或扇之者然，所以然者，子脏开不能合，而风冷之气乘之也。夫脏开风入，其阴内胜，则其脉弦为阴气，而发热，且为格阳矣，胎胀者，胎热则消，寒则胀也。附子汤方未见，然温里散寒之意，概可推矣。"

原文 361

师曰：妇人有漏下者，有半产后因续下血都不绝者，有妊娠下血者，假令妊娠腹中痛，为胞阻，胶艾汤主之。

芎归胶艾汤方（一方加干姜一两。胡氏治妇人胞动，无干姜）

芎䓖二两　阿胶二两　甘草二两　艾叶　当归各三两　芍药四两　干地黄

上七味，以水五升，清酒三升，合煮取三升，去滓，内胶令消尽，温服一升，日三服，不差更作。

【语译】孕妇下血，有多种类型的不同：有慢慢漏下的，有流产气虚继续不断出血的，有因妊娠胎动而出血的。假使妊娠下血而肚腹疼痛的，是由于胎胞里的冲任脉气阻塞所致，可以用"胶艾汤"和血养胎。

【注解】曹颖甫云："妇人妊娠，有宿症不去，致经血妄行者，前既出桂枝茯苓丸方治矣。但经血妄行，不能一致，有下少数之血，相续不绝者，有因半产气虚，不能摄血，续下不止者，有冲激大下者，设妊娠见此证，但腹中痛，脐上不见跳动者，即为内无宿癥，宿癥利用攻，无癥则利用补，胞中之血，不得上行冲任二脉，阻塞下陷，故名胞阻。胶艾汤方，地黄、阿胶以养血，川芎、艾叶以升陷而温寒，炙草以扶统血之脾，归、芍以行瘀而止痛，而下血腹痛愈矣。"

【方义】程林去："胶艾主乎安胎，四物主乎养血，和以甘草，行以酒势，血能循经养胎，则无漏下之患。"

"干地黄"分两原缺，《千金方》用四两，《外台》引《集验》同。

原文 362

妇人怀妊，腹中疗痛，当归芍药散主之。

当归芍药散方

当归三两　芍药一斤　茯苓四两　白术四两　泽泻半斤　芎䓖半斤（一作三两）

上六味，杵为散，取方寸匕，酒和，日三服。

【语译】孕妇肚腹绞痛，湿停血滞者，可用"当归芍药散"和血利湿定痛。

【注解】尤在泾云："按《说文》，疗，音绞，腹中急也，乃血不足，而水反侵之也。血不足而水侵，则胎失所养，而反得其所害矣，腹中能无疗痛乎。芎、归、芍药，益血之虚，苓、术、泽泻，除水之气，赵氏曰：此因脾土为木邪所客，谷气不举，湿气下流，搏于阴血而痛，故用芍药多他药数倍，以泻肝木。亦通。"

【方义】曹颖甫云："方用芎、归、芍以和血，并用茯苓、泽泻、白术以泻水而去湿，但令水湿去而血分调，疗痛自止。"

原文 363

妊娠呕吐不止，干姜人参半夏丸主之。

干姜人参半夏丸方

干姜　人参各一两　半夏二两

上三味，末之，生姜汁糊为丸，如梧子大，饮服十丸，日三服。

【语译】妊娠恶阻而呕吐不止者，如系虚寒证，可用"干姜人参半夏丸"温散寒邪止呕。

【注解】张石顽云："此即所谓恶阻病也，先因脾胃虚弱，津液留停，畜为痰饮，至妊二月之后，浊阴上冲，中焦不胜其逆，痰饮遂涌，中寒乃起，故用干姜止寒，人参补虚，半夏生姜治痰散逆也。"

【方义】程林云："寒在胃脘，则令呕吐不止，故用干姜散寒，半夏生姜止呕，人参和胃，干姜半夏能下胎。娄全善曰，余治妊娠恶阻病，累用半夏，未尝动胎，亦有故无殒之义，临病之工，何必拘泥。"

原文 364

妊娠，小便难，饮食如故，当归贝母苦参丸主之。

当归贝母苦参丸方（男子加滑石半两）

当归　贝母　苦参各四两

上三味，末之，炼蜜丸如小豆大，饮服三丸，加至十丸。

【语译】妊娠，伴有小便困难，但饮食正常，这是血虚热郁、津液涩少的证候，可用"当归贝母苦参丸"养阴利窍。

【注解】尤在泾云："小便难而饮食如故，则病不由中焦出，而又无腹满身重等证，则更非水气不行，知其血虚热郁，而津液涩少也。本草，当归补女子诸不足，苦参入阴利窍除伏热，贝母能疗郁结兼清水液之源也。"

【方义】张石顽云:"此小便难者,膀胱热郁,气结成燥,病在下焦,所以饮食如故,用当归以和血润燥,贝母以清肺开郁,苦参以利窍逐水,并入膀胱以除热结也。"

原文 365

妊娠有水气,身重,小便不利,洒淅恶寒,起即头眩,葵子茯苓散主之。

葵子茯苓散方

葵子一斤　茯苓三两

上二味,杵为散,饮服方寸匕,日三服,小便利则愈。

【语译】妊娠水肿,周身有沉重感,小便不通畅,还有时发寒战,起立时头即眩晕,这是卫气阻滞而遭致的水气病,可用"葵子茯苓散"通窍利水。

【注解】

《医宗金鉴》中云:"妊娠外有水气,则浮肿,洒淅恶寒,水盛贮于肌肤,故身重;内有水气,则小便不利,水盛阻遏阳气上升,故起即头眩也。用葵子茯苓者,是专以通窍利水为主也。"

沈明宗云:"此胎压卫气不利致水也。"

【方义】曹颖甫云:"葵子茯苓散,专以滑窍利水为主,其病当愈。葵子滑胎而不忌者,所谓有故无殒,亦无殒也。"

原文 366

妇人妊娠,宜常服当归散主之。

当归散方

当归　黄芩　芍药　芎䓖各一斤　白术半斤

上五味，杵为散，酒饮服方寸匕，日再服。妊娠常服即易产，胎无疾苦，产后百病悉除之。

【语译】孕妇湿热重者，宜常时服"当归散"养血清热。

【注解】尤在泾云："妊娠之后，最虑湿热伤动胎气，故于芎、归、芍药养血之中，用白术除湿，黄芩清热，丹溪称黄芩、白术为安胎之圣药，夫芩术非能安胎者，去其湿热，而胎自安耳。"

【方义】曹颖甫云："归、芍、川芎以和血，黄芩以清热，白术以燥湿，但令湿热清而血脉和，其胎即安，后世医家有胎前宜凉之说，由此方用黄芩始也。"

原文 367

妊娠养胎，白术散主之。

白术散方（见《外台》）

白术　芎䓖　蜀椒三分（去汗）　牡蛎

上四味，杵为散，酒服一钱匕，日三服，夜一服。但苦痛，加芍药；心下毒痛，倍加芎䓖；心烦吐痛，不能食饮，加细辛一两、半夏大者二十枚。服之后，更以醋浆水服之。若呕，以醋浆水服之，复不解者，小麦汁服之。已后渴者，大麦粥服之。病虽愈，服之勿置。

【语译】妊娠养胎法，如寒湿重的，可用"白术散"温血除湿。

【注解】尤在泾云："妊娠伤胎，有因湿热者，亦有因湿寒者，随人脏气之阴阳而各异也。当归散正治湿热之剂；白术散，白术、牡蛎燥湿，川芎温血，蜀椒去寒，则正治湿寒之剂也，仲景并列于此，其所以昭示后人者深矣。"

【方义】程林云："白术主安胎为君，芎䓖主养胎为臣，蜀椒主温胎为佐，牡蛎主固胎为使。按瘦而多火者，宜用当归散，肥而有寒者，宜用白术散，不可混施也。芍药能缓中，故苦痛者加之，芎䓖能温中，故毒痛者倍之，痰饮在心膈，故令心烦吐痛，不能食饮，加细辛破痰下水，半夏消痰去水，更服浆水以调中。若呕者复用浆水服药以止呕，呕不止，再易小麦汁以和胃，呕止而胃无津液作渴者，食大麦粥以生津液。病愈服之勿置者，以大麦粥能调中补脾，故可常服，非指上药可常服也。"

原文 368

妇人伤胎，怀身腹满，不得小便，从腰以下重，如有水气状，怀身七月，太阴当养不养，此心气实，当刺泻劳宫及关元，小便微利则愈。（见《玉函》）

【语译】妊娠到了第七个月，如太阴肺气强，便能养胎，太阴肺气弱，便不能养胎，甚至心经火气旺了，还能伤胎，于是孕妇便现肚腹胀满、小便不利、腰以下有沉重感，就像害水气病似的一些症状，这时可以针刺"劳宫"泻心经火，再刺"关元"通利小肠，使其小便通畅无阻，其他症状就会随之消失。

【注解】程林云："七月手太阴肺经养胎，金为火乘，则肺金受伤，而胎失所养，又不能通调水道，故有腹满不得小便，从腰以下有如水气状也。劳宫穴在手心，厥阴心主穴也，泻之则火不乘金矣。关元穴在脐下，为小肠之募，泻之则小便通利矣。此穴不可妄用，刺之能落胎。"

❀ **原文小结**

以上十二条讨论妇人妊娠病。第357条的前半段，谈的是对妊娠脉的诊断；第357的后半条和第363条讨论的是妊娠恶阻；第358、359、361三条，讨论妊娠漏下的判断和治疗；第360条为子脏虚寒证；第362条为妊娠腹痛；第364、365、368三条，为尿秘；第366、367两条，提供了的两种不同的安胎方药。

✿ 原文表解

```
          ┌ 诊 ┌ 脉象：阴脉小弱（357）
          │ 断 └ 症状：渴而不能食，无寒热（357）
          │      ┌ 症状：呕吐不止（363）
          │ 恶 ┤ 发病：六十日当有此症（357）
          │ 阻 └ 治疗：虚寒：干姜人参半夏丸（363）；医治逆者：绝之（357）
          │           ┌ 症状：未及三月，漏下不止，胎动在脐上，衃血（358、359）
          │      ┌ 癥瘕┤ 治疗：当下其癥（359）
          │      │     └ 处方：桂枝茯苓丸（359）
          │ 漏 ┤      ┌ 症状：妊娠腹中痛，下血（361）
          │ 下 │ 胞阻┤
妊         │      │     └ 处方：胶艾汤（361）
娠         │      └ 半产：续下血，不绝（361）
病 ┤      │      ┌ 脉象：弦（360）
辨         │      │ 症状：怀妊六七月，发热，胎愈胀，腹痛，恶寒，少腹如扇（360）
治         │ 胎 ┤ 病机：子脏开（360）
          │ 寒 │ 疗法：温暖子脏（360）
          │      └ 处方：附子汤（360）
          │ 腹 ┌ 症状：疞痛（362）
          │ 痛 └ 治疗：当归芍药散（362）
          │           ┌ 症状：小便难，饮食如故（364）
          │      ┌ 血虚┤
          │      │ 津涩└ 治疗：当归贝母苦参丸（364）
          │ 尿 ┤ 气滞┌ 症状：水气身重，小便不利，洒淅恶寒，起即头眩（365）
          │ 秘 │ 水停└ 治疗：葵子茯苓散（365）
          │      │      ┌ 症状：伤胎，怀身腹满，不得小便，从腰以下重，如有水气状（368）
          │      └ 气伤┤ 病机：太阴不养，心气实（368）
          │        火盛└ 治疗：刺泻劳宫及关元（368）
          └ 养 ┌ 湿热：当归散（366）
            胎 └ 湿寒：白术散（367）
            方
```

复习题

1. 试述本篇三个小便不利的不同证候。

2. 试述本篇三种不同性质的漏下证候。

妇人产后病脉证治第二十一

原文369

问曰：新产妇人有三病，一者病痉，二者病郁冒，三者大便难，何谓也？师曰：新产血虚，多汗出，喜中风，故令病痉；亡血复汗，寒多，故令郁冒；亡津液，胃燥，故大便难。产妇郁冒，其脉微弱，呕不能食，大便反坚，但头汗出，所以然者，血虚而厥，厥而必冒。冒家欲解，必大汗出。以血虚下厥，孤阳上出，故头汗出。所以产妇喜汗出者，亡阴血虚，阳气独盛，故当汗出，阴阳乃复。大便坚，呕不能食，小柴胡汤主之。（方见呕吐中）

【语译】

问：产妇刚分娩后，最易罹患的有三种疾病：一为痉病，二为郁冒病，三为大便困难。这是什么道理呢？

答：刚生产后，血液虚少，汗出过多，表里俱虚，最容易伤风，风燥伤筋，因而便患痉病。血既流多了，汗亦出得不少，阳虚于外而寒郁于里，因而便患头晕、目眩的郁冒病。流血出汗，津液消失，胃肠干燥，因而排便亦困难了。产妇患郁冒病者，往往有脉象微弱、呕吐不能吃东西、大便结燥、头汗出等症状。为什么会出现这些症状呢？因为阴血虚少了，阳气便会厥逆，阳气厥逆上冲，因而昏冒眩晕，这种昏冒症状要消失的时候，势必还要出一通汗水才行。为什么发病时只是头上出汗呢？因为血既虚于下，阳必逆于上，孤阳逆冲头部，所以只是头汗出。产妇血既虚少，为什么还容易出汗呢？正是因阴血虚少，阳气独旺。这种阴虚阳亢的病证，一定要抑阳补阴，恢复阴阳平秘才能好转。当其郁冒而大便结燥、呕吐不能吃东西的时候，最好服用"小柴胡汤"来扶正祛邪，和利阴阳。

【注解】尤在泾云："痉（痓），筋病也，血虚汗出，筋脉失养，风入而益其劲也。郁冒，神病也，亡阴血虚，阳气遂厥，而寒复郁之，则头眩而目瞀也。大便难者，液病也。胃脏津液而渗灌诸阳，亡津液胃燥，则大肠失其润而便难也。三者不同，其为亡血伤津则一，故皆为产后所有之病。郁冒虽有客邪，而其本则为里虚，故其脉微弱也。呕不能食，大便反坚，但头汗出，津气上行而不下逮之象，所以然者，亡阴血虚，孤阳上厥，而津气从之也。厥者必冒，冒家欲解，必大汗出者，阴阳乍离，故厥而冒，及胡阳复通，汗乃大出而解也。产妇新虚，不宜多汗，而此反喜汗者，血去阴虚，阳受邪气而独盛，汗出则邪去，阳弱而后与阴相和，所谓损阳而就阴是也。小柴胡主之者，以邪气不可不散，而正虚不可不顾，惟此法为能解散客邪，而和利阴阳耳。"

原文 370

病解能食，七八日更发热者，此为胃实，大承气汤主之。（方见痓中）

【语译】服用"小柴胡汤"后，郁冒已解除，并已稍能进点饮食，但是，过了七八天又发高热，大便仍然没有排泄，这说明病情已转变为阳明胃实证，可用"大承气汤"荡涤里热。

【注解】沈明宗云："此即大便坚，呕不能食，用小柴胡汤，而病解能食也。病解者，谓郁冒已解，能食者，乃余邪隐伏胃中，风热炽盛而消谷，但食入于胃，助起余邪复盛，所以七八日而更发热，故为胃实，是当荡涤胃邪为主，故用大承气，峻攻胃中坚垒，俾无形之邪相随有形之滞，一扫尽出，则病如失。仲景本意，发明产后气血虽虚，然有实证，即当治实，不可顾虑其虚，反致病剧也。"

原文 371

产后腹中疠痛，当归生姜羊肉汤主之，并治腹中寒疝，虚劳不足。

当归生姜羊肉汤方（见寒疝中）

【语译】产后腹部隐隐作痛，这是虚寒证，可用"当归生姜羊肉汤"补虚散寒，同时这个方子亦有治疗虚劳疝痛的作用。

【注解】

程林云："产后血虚有寒，则腹中急痛，《内经》曰，味厚者为阴，当归羊肉味厚者也，用以补产后之阴，佐生姜以散腹中之寒，则疠痛自止。夫辛能散寒，补能去弱，三味辛温补剂也，故并主虚劳寒疝。"

疠，即疝字，应读成"惆"字的音，《集韵》云："小痛也。"因为这里是虚证，所以痛而不剧。第362条的疠痛，应读作"绞"字的音，《广韵》云："腹中急痛也。"因为那里是实证，所以痛而剧，因之，两条处方不同，一个分利，一个补虚。

原文 372

产后腹痛，烦满不得卧，枳实芍药散主之。

枳实芍药散方

枳实（烧令黑勿太过）　芍药等分

上二味，杵为散，服方寸匕，日三服，并主痈脓，以麦粥下之。

【语译】产后腹痛，也有里实证，不仅疼痛，甚而烦躁、胀满，不能平卧，如果是由于血凝气滞的，可以用"枳实芍药散"破气和血。

【注解】《医宗金鉴》中云："产后腹痛，不烦不满，里虚也，今腹痛烦满，不得卧，里实也，气结血凝而痛，故用枳实破气结，芍药调腹痛。"

【方义】尤在泾云："枳实烧令黑，能入血行滞，同芍药为和血止痛之剂也。"魏荔彤云："大麦粥，取其滑润宜血，且有益胃气也。"《医宗金鉴》云："并主痈脓，亦因血为气凝，久而腐化者也。"

原文 373

师曰：产妇腹痛，法当以枳实芍药散，假令不愈者，此为腹中有干血着脐下，宜下瘀血汤主之，亦主经水不利。

下瘀血汤方

大黄二两　桃仁二十枚　䗪虫二十枚（熬去足）

上三味，末之，炼蜜和为四丸，以酒一升煎一丸，取八合，顿服之，新血下如豚肝。

【语译】产妇腹痛，初诊为血凝气滞证，但服用"枳实芍药散"并不见效，再行诊察，才发现脐下小腹有瘀血干着的现象，可以要用"下瘀血汤"来治疗。如果是由于瘀血停滞而发生月经不调的，亦可以用这个方剂。

【注解】《医宗金鉴》中云："产妇腹痛，属气结血凝者，枳实芍药散以调之，假令服后不愈，此为热灼血干，着于脐下而痛，非枳实芍药之所能治也，宜下瘀血汤，攻热下瘀血也，并主经水不通，亦因热灼血干故也。"

【方义】曹颖甫云："下瘀血汤方治，大黄、桃仁，与抵当同，惟用䗪虫而不用虻虫、水蛭，则与抵当异，此二方所以不同者，要不可以不辨也。产后血去既多，不同经闭之证，故不用吮血之虫类，恐兼伤及新血也。䗪虫生于尘秽之中，善于攻窜，而又不伤新血，故于产后为宜，虽亦主经水不利，气体虚羸者或宜之，要未可去坚癖之干血也。"

"新"字作"初"字解。"新血下如豚肝"，犹言初下之血好像豚肝一般污黑，这是是瘀血的颜色。

原文 374

产后七八日，无太阳证，少腹坚痛，此恶露不尽；不大便，烦躁发热，切脉微实，再倍发热，日晡时烦躁者，不食，食则谵语，至夜即愈，宜大承气汤主之。热在里，结在膀胱也。（方见痉病中）

【语译】产妇分娩后七八天了，没有太阳表证，只是少腹坚硬疼痛，这是由于恶血没有流干净，瘀热蓄积在膀胱的里热证，可以用"下瘀血汤"来治疗。假如大便不解，烦躁、发热，脉搏虽微却很实在，而且发热还相当严重，到了傍晚时，越发心烦，亦不思饮食，食后便神昏、谵妄，要到了夜半才会轻松一点，这是阳明腑实证，可以用"大承气汤"荡涤实热。

【注解】《医宗金鉴》中云："李彣曰，此一节具两证在内，一是太阳畜血证，一是阳明里实证，因古人文法错综，故难辨也。无太阳证，谓无表证也，少腹坚痛者，以肝脏血，少腹为肝经部分，故血必结于此，则坚痛亦在此，此恶露不尽，是为热在里，结在膀胱，此太阳蓄血证也，宜下去瘀血。若不大便烦躁，脉实谵语者，阳明里实也，再倍发热者，热在里，蒸蒸发于外也。阳明旺于申酉戌，日晡是阳明向旺时，故烦躁不能食，病在阳而不在阴，故至夜则愈，此阳明腑病也，宜大承气汤以下胃实。"

蓄血证，程林主张用"下瘀血汤"。

原文 375

产后风续之，数十日不解，头微痛，恶寒，时时有热，心下闷，干呕，汗出，虽久，阳旦证续在耳，可与阳旦汤。（即桂枝汤，方见下利中）

【语译】生产后不久，便患太阳中风病，持续几十天都没有好，头部微微现痛，怕冷，时而有些发热，汗出，一阵阵地胃里烦闷，伴有干呕，时间虽然拖得很久了，而桂枝汤证候一直存在着的，仍然可以用"桂枝汤"解表。

【注解】徐忠可云："此段言产后中风，淹延不愈，而表里杂见者，仍当去其风也。谓中风之轻者，数十日不解，似乎不可责表，然头疼恶寒汗出，时有热，皆表证也。心下闷干呕，太阳之邪欲内入而内不受也，今阳旦证仍在，阳旦汤何不可与而因循以致误也。"

成无己注《伤寒论》第30条云"阳旦，桂枝汤别名也"，与本条原注相同。今本《千金方·伤寒发汗汤门》阳旦汤条下，即云"桂枝汤主之"，并没有另出方，可为"阳旦汤"即"桂枝汤"的另一根据。沈明宗、尤在泾等认为是"桂枝汤"加"黄芩",魏荔彤等认以为是"桂枝汤"加"附子",但都没有根据。《千金方》中另有一"阴旦汤",即"桂枝汤"加干姜、黄芩。

原文 376

产后中风,发热,面正赤,喘而头痛,竹叶汤主之。

竹叶汤方

竹叶一把　葛根三两　防风　桔梗　桂枝　人参　甘草各一两　附子一枚(炮)　大枣十五枚　生姜五两

上十味,以水一斗,煮取二升半,分温三服,温覆使汗出。颈项强,用大附子一枚,破之如豆大,煎药扬去沫。呕者,加半夏半升洗。

【语译】产后气血大虚,又患太阳中风表证,所以出现发热、头痛,同时因虚阳上脱,而现戴阳气喘等症,可以用"竹叶汤"固阳解表。

【注解】徐忠可云:"中风发热头痛,表邪也,然面正赤,此非小可淡红,所谓面若妆朱,乃真阳上浮也,加之以喘,气高不下也,明是产后大虚,元阳不能自固,而又杂以表邪,自宜攻补兼施。"

【方义】尤在泾云:"用竹叶、葛根、桂枝、防风、桔梗解外之风热,人参、附子,固里之脱,甘草、姜、枣以调阴阳之气而使其平,乃表里兼济之法,凡风热外淫而里气不固者,于此取则焉。"

原文 377

妇人乳中虚,烦乱呕逆,安中益气,竹皮大丸主之。

竹皮大丸方

生竹茹二分　石膏二分　桂枝一分　甘草七分　白薇一分

上五味，末之，枣肉和丸弹子大，以饮服一丸，日三夜二服。有热者，倍白薇，烦喘者，加柏实一分。

【语译】妇人分娩后在产褥期中，由于气虚火胜，心中烦躁闷乱，呕吐气逆，这时最好用"竹皮大丸"来安中益气。

【注解】

徐忠可云："乳者，乳子之妇也，肝气原不足，中虚者，中气大虚也，脾土复困弱，于是火上壅则烦，气上越则呕，烦而乱，则烦之甚也，呕而逆，则呕之甚也。"

尤在泾云："气虚火胜，内乱而上逆也。"

《说文》云："人及鸟生子曰乳，兽曰产。"《广雅·释诂》亦云："乳，生也。"是"乳中"与"产后"的意思相同。

【方义】程林云："竹茹甘寒以除呕哕，石膏辛寒以除烦逆，白薇咸寒以治狂惑邪气，夫寒则泥膈，佐桂枝以宣导，寒则伤胃，佐甘草以和中，有热倍白薇，白薇咸寒能除热也。烦喘加柏实，柏实辛平能治喘也，用枣肉为丸者，统和诸药，以安中益气也。"

原文378

产后下利虚极，白头翁加甘草阿胶汤主之。

白头翁加甘草阿胶汤方

白头翁　甘草　阿胶各二两　秦皮　黄连　柏皮各三两

上六味，以水七升，煮取二升半，内胶，令消尽，分温三服。

【语译】产后感染痢疾，属热证而阴又极虚，可用"白头翁加甘草阿胶汤"养阴清热。

【注解】尤在泾云："伤寒热利下重，白头翁汤主之（第371条），寒以胜热，苦以燥湿也。此亦热利下重，而当产后虚极，则加阿胶救阴，甘草补中生阳，且以缓连、柏之苦也。"

【方义】张石顽云："伤寒厥阴证，热利下重者，用白头翁汤，苦寒治热，以坚肠胃，此产后气血两虚，故加阿胶甘草，然下利血滞也，古人云：血行则利自止，此方岂独治产后哉。"

❀ 附方

千金三物黄芩汤

治妇人在草蓐，自发露得风，四肢苦烦热，头痛者与小柴胡汤，头不痛但烦者，此汤主之。

黄芩一两　苦参二两　干地黄四两

上三味，以水八升，煮取二升，温服一升，多吐下虫。

【方义】徐忠可云："在草蓐，是未离产所也。自发露得风，是揭盖衣被，稍有不慎而暂感也。产后阴虚，四肢在亡血之后，阳气独盛，又得微风，则苦烦热。然表多则上入而头痛，当以上焦为重，故主小柴胡和解。若从下受之，而湿热结于下，则必生虫。而头不痛，故以黄芩清热为君，苦参祛风杀虫为臣，而以地黄补其元阴为佐，曰多吐下虫，谓虫得苦参，必不安，其上出下出，故未可知也。"

"虫"是或然症，而不是必然症，因此正文里并不言"虫"。"苦参"能除伏热，不必专于治虫。

（本方出《备急千金要方·第三卷·妇人产后中风门》）

千金内补当归建中汤

治妇人产后虚羸不足，腹中刺痛不止，吸吸少气，或苦少腹中急，摩痛引腰背，不能食饮，产后一月，日得服四五剂为善，令人强壮宜。

当归四两　桂枝三两　芍药六两　生姜三两　甘草二两　大枣十二枚

上六味，以水一斗，煮取三升，分温三服，一日令尽。若大虚，加饴糖六两，汤成内之，于火上暖令饴消。若去血过多，崩伤内衄不止，加地黄六两，阿胶二两，合八味，汤成内阿胶。若无当归，以芎劳代之；若无生姜，以干姜代之。

【方义】

沈明宗云："产后体虽无病，血海必虚，若中气充实，气血虽虚，易能恢复。或后天不能生血，充于血海，则见虚羸不足，但血海虚，而经络之虚，是不待言。因气血不利而瘀，则腹中刺痛不止，冲任督带内虚，则少腹中急，摩痛引腰背，脾胃气虚，则吸吸少气，不能食饮，故用桂枝汤调和营卫，加当归欲补血之功居多。若大虚加胶饴，峻补脾胃，而生气血。若去血过多，崩伤内衄，乃血海真阴大亏，故加地黄阿胶以培之。方后云无生姜以干姜代之，乃温补之中，兼引血药入血分生血，其义更妙。"

"内衄"，《诸病源候论》云："吐血有三种，一曰内衄，出血如鼻衄，但不从鼻孔出，或去数升乃至斛。"是仍为吐血症之一。

（本方出《备急千金要方·第三卷·产后心腹痛门》）

❀ 原文小结

以上十条，第369、370两条，叙述产后痉、郁冒、大便难三种疾病，尤其着重叙述了郁冒、大便难的病理变化和治疗方法。第371、372、373、374等四条，辨识产后腹痛的虚实证治。第375、376两条，为产后两种不同类型的感冒。第377、378两条均为虚热证，第377条是气虚火盛的吐逆，第378条是血虚火盛的下利，所以用两种不同的方法来治疗。

🪷 原文表解

表1 产后三症辨治

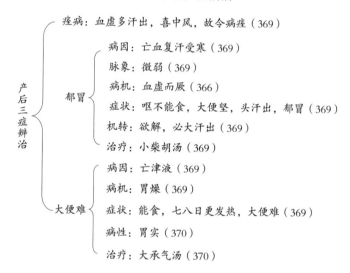

产后三症辨治
- 痉病：血虚多汗出，喜中风，故令病痉（369）
- 郁冒
  - 病因：亡血复汗受寒（369）
  - 脉象：微弱（369）
  - 病机：血虚而厥（366）
  - 症状：呕不能食，大便坚，头汗出，郁冒（369）
  - 机转：欲解，必大汗出（369）
  - 治疗：小柴胡汤（369）
- 大便难
  - 病因：亡津液（369）
  - 病机：胃燥（369）
  - 症状：能食，七八日更发热，大便难（369）
  - 病性：胃实（370）
  - 治疗：大承气汤（370）

表2　产后腹痛辨治

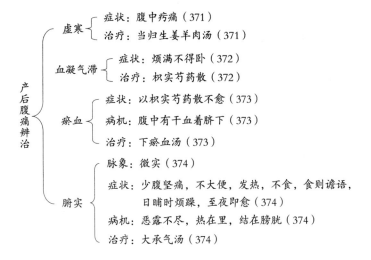

产后腹痛辨治
- 虚寒
  - 症状：腹中疠痛（371）
  - 治疗：当归生姜羊肉汤（371）
- 血凝气滞
  - 症状：烦满不得卧（372）
  - 治疗：枳实芍药散（372）
- 瘀血
  - 症状：以枳实芍药散不愈（373）
  - 病机：腹中有干血着脐下（373）
  - 治疗：下瘀血汤（373）
- 腑实
  - 脉象：微实（374）
  - 症状：少腹坚痛，不大便，发热，不食，食则谵语，日晡时烦躁，至夜即愈（374）
  - 病机：恶露不尽，热在里，结在膀胱（374）
  - 治疗：大承气汤（374）

表3　产后病辨治

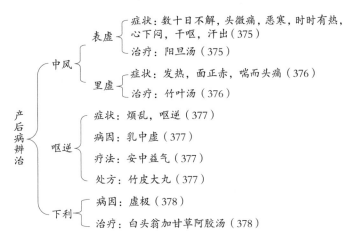

产后病辨治
- 中风
  - 表虚
    - 症状：数十日不解，头微痛，恶寒，时时有热，心下闷，干呕，汗出（375）
    - 治疗：阳旦汤（375）
  - 里虚
    - 症状：发热，面正赤，喘而头痛（376）
    - 治疗：竹叶汤（376）
- 呕逆
  - 症状：烦乱，呕逆（377）
  - 病因：乳中虚（377）
  - 疗法：安中益气（377）
  - 处方：竹皮大丸（377）
- 下利
  - 病因：虚极（378）
  - 治疗：白头翁加甘草阿胶汤（378）

❀ 复习题

1. 试仔细地分析本篇几种不同性质的腹痛证候。

2. 从本篇看出产后病的几个关键点在什么地方？

妇人杂病脉证并治第二十二

原文内容

原文 379

妇人中风七八日，续来寒热，发作有时，经水适断，此为热入血室，其血必结，故使如疟状，发作有时，小柴胡汤主之。（方见呕吐中）

【语译】妇人患太阳中风病，曾一度轻快，七八天后又继续恶寒、发热，而且是有时间性的发作，这是因为病人月经才止，表热乘虚侵入子宫，血与热纠结不解，因而便像害疟疾似的，时而恶寒，时而发热，可以用"小柴胡汤"来和解表里。

【注解】曹颖甫云："妇人中风，延至七八日，适当经水初断，热除身凉，既而续发寒热，发作有时，不似病中风时昼夜无间，虽在中工，亦当知其非桂枝汤证。究其所以然，则以经水初断，标阳乘虚而陷血室，因是血结胞中，乘营气夜行于阳，发为寒热，且即明了，一如疟之休作有时，但热邪甫陷，胞中定无干血，故但需小柴胡汤，使标阳之陷而入者，升发而出之，其病当愈，更不须桃核承气也，此虚实之辨也。"

本条与《伤寒论》第144条同，可参看。

原文 380

妇人伤寒发热，经水适来，昼日明了，暮则谵语，如见鬼状者，此为热入血室，治之无犯胃气及上二焦，必自愈。

【语译】妇人患太阳伤寒病，发热，又适逢月经刚来，白天都还清爽，一到晚上便神错谵语、谈神说鬼，这是热邪侵入子宫的血热证，治疗时既不能用"承气汤"来损伤胃肠，也不要用发汗剂来损伤上中二焦的津液，只需清泻血热，这病还是好治的。

【注解】曹颖甫云："伤寒始病，有已发热未发热之别，妇人当伤寒发热之期，经水适来，则胞中之血未虚，发热则周身血分热度已高，以至高之血热，合始行之经血，热乃并入血室，卫气昼行于阳，水分无热，故明了，营气夜行于阳，血分有热，故暮即谵语，如见鬼状。此证血热在下，但需攻瘀，其病当已，所谓血自结下之愈也。断不可因谵语而妄用承气汤伤及胃气，亦不可发太阳之汗，损上中二焦水液，致血热益无控制，桃核承气汤、抵当汤丸、下瘀血汤，皆足以治之。"

本条与《伤寒论》第 145 条同。

原文 381

妇人中风，发热恶寒，经水适来，得七八日，热除，脉迟，身凉和，胸胁满，如结胸状，谵语者，此为热入血室也。当刺期门，随其实而取之。

【语译】妇人患太阳中风病，发热、恶寒，适逢月经来潮，七八天后热度曾一度退却，脉搏也变慢了，周身亦很轻快，但突然发生胸胁肋部胀满，就像害结胸病似的，晚上还出现神昏、谵语，这也是表热侵入子宫的血热证，最好选乳旁一寸半的"期门"穴，进行针刺，用泻法，泻去血热。

【注解】曹颖甫云："中风当翕翕发热之候，仍不免啬啬恶寒，此时病气全在肌表，在妇人虽经水适来，决无里证，乃得病七八日，脉迟身凉，则肌表邪热已解，似可无余病矣，乃一变为胸胁下满，如结胸状，设为太阳标热并水气结于胸胁，要惟有硬满而痛，不当谵语，谵语为阳明实证所常有，但此谵语，当如上节之发于暮夜，不在旦昼，以七八日经水适来推之，便可知标阳内陷血室，所以然者，经后血室空虚，邪热易为入也，热陷在经后，必无干血为患，故但刺乳旁一寸半期门，以泻肝胆之热，诸差自平。盖胸胁主上中二焦，随少阳之热结于上中二焦者，先刺期门以泻之，不使下陷胞中，久成干血，所谓曲突徙薪也。"

本条与《伤寒论》第143条同。

结胸证，见《伤寒论》第128、131、134、135、136等条。

"期门"在"不容"旁一寸五分，乳下第二肋端。《席弘赋》云："期门穴主伤寒患，六日过经犹未汗；但向乳根二肋间，又治妇人生产难。"《通玄赋》云："期门退胸满，血膨而可止。"可见"期门"确是治血热证的主穴，是足厥阴肝经的第十四个终穴。

原文382

阳明病，下血谵语者，此为热入血室，但头汗出，当刺期门，随其实而泻之，濈然汗出者愈。

【语译】妇人患阳明里热证，便血而神昏谵妄者，亦常常是由于热邪侵入胞宫的结果，尽管高热，但只是头上出点汗，身上没有汗，应该用针刺肝经"期门"穴，并用泻法，使周身出汗，自然血热就平息了。

【注解】尤在泾云:"阳明之热,从气而之血,袭入胞宫,即下血而谵语,盖冲任之脉,并阳明之经,不必乘经水之来,而后热得入之,故彼为血去而热入,此为热入而血下也。但头汗出者,阳通而闭在阴也。此虽阳明之热,而传入血室,则仍属肝家,故亦当刺期门以泻其实,刺已,周身濈然汗出,则阴之闭者亦通,故愈。"

"泻"是指针刺的手法。《素问·离合真邪论》中云:"吸则内针,无令气忤,静以久留,无令邪布,吸则转针,以得气为故,候呼引针,呼尽乃去,大气皆出,故命曰泻。"

本条与《伤寒论》第216条同。

原文 383

妇人咽中如有炙脔,半夏厚朴汤主之。

半夏厚朴汤方(《千金》作:胸满,心下坚,咽中帖帖如有炙肉,吐之不出,吞之不下)

半夏一升　厚朴三两　茯苓四两　生姜五两　干苏叶二两

上五味,以水七升,煮取四升,分温四服,日三夜一服。

【语译】妇人咽喉里有稠痰凝结,好像一块干肉堵塞着似的,可以用"半夏厚朴汤"来散结祛痰。

【注解】尤在泾云:"此凝痰结气,阻塞咽嗌之间,《千金》所谓咽中帖帖,如有炙肉,吞不下,吐不出者是。"

【方义】半夏、厚朴、生姜,辛以散结,苦以降逆;茯苓佐半夏,以利饮引涎;紫苏芳香,以宣通郁气。俾气舒涎去,病自愈矣。

原文 384

妇人脏躁，喜悲伤欲哭，象如神灵所作，数欠伸，甘麦大枣汤主之。

甘草小麦大枣汤方

甘草三两　小麦一升　大枣十枚

上三味，以水六升，煮取三升，温分三服。亦补脾气。

【语译】妇人患脏躁，无端地悲伤哭泣，好像遇了邪祟似的，同时哈欠亦多，这是心神不能自主的情志病，可以用"甘麦大枣汤"养心宁躁。

【注解】《医宗金鉴》云："脏，心脏也，心静则神藏，若为七情所伤，则心不得静而神躁扰不宁也。故喜悲伤欲哭，是神不能主情也。象如神灵所凭，是心不能神明也，即今之失志癫狂病也。数欠伸，喝欠也，喝欠烦闷，肝之病也，母能令子实，故证及也。"

【方义】徐忠可云："小麦能和肝阴之客热，而养心液，且有消烦利溲止汗之功，故以为君，甘草泻心火而和胃，故以为臣，大枣调胃而利其上壅之躁，故以为佐。盖病本于血，心为血主，肝之子也，心火泻而土气和，则胃气下达，肺脏润，肝气调，躁止而病自除也。"

原文 385

妇人吐涎沫，医反下之，心下即痞，当先治其吐涎沫，小青龙汤主之。涎沫止，乃治痞，泻心汤主之。

小青龙汤方（见肺痈中）

泻心汤方（见惊悸中）

【语译】妇人病吐许多痰涎，说明上焦停有寒饮，医生不给以温散寒饮，反而用泻下剂，于是胃阳受伤，出现心下痞满。这时还需先行温散痰涎寒饮，可用"小青龙汤"方。不再吐痰沫后，再根据痞证的性质，而给以相应的泻心汤类方剂。

【注解】

尤在泾云："吐涎沫，上焦有寒也，不与温散，而反下之，则寒内入而成痞，如伤寒下早例也；然虽痞而犹吐涎沫，则上寒未已，不可治痞，当先治其上寒，而后治其中痞，亦如伤寒例，表解乃可攻痞也。"

魏荔彤云："泻心汤在《伤寒论》中，为方不一，亦当合《伤寒论》中痞证诸条，参观之而求其治法。"

原文 386

妇人之病，因虚、积冷、结气，为诸经水断绝，至有历年，血寒积结胞门。寒伤经络，凝坚在上，呕吐涎唾，久成肺痈，形体损分。在中盘结，绕脐寒疝，或两胁疼痛，与脏相连；或结热中，痛在关元，脉数无疮，肌若鱼鳞。时着男子，非止女身。在下未多，经候不匀，冷阴掣痛，少腹恶寒；或引腰脊，下根气街，气冲急痛，膝胫疼烦；奄忽眩冒，状如厥癫，或有忧惨，悲伤多嗔，此皆带下，非有鬼神，久则羸瘦，脉虚多寒。三十六病，千变万端，审脉阴阳，虚实紧弦，行其针药，治危得安，其虽同病，脉各异源，子当辨记，勿谓不然。

【语译】 妇人的病尽管复杂，总不外乎由于虚损、冷积、气结等原因，引发各种不同的月经障碍症。也有由于血分虚寒，滞涩子宫，经年累月而造成的。假如寒湿损伤经脉和络脉，邪气坚固地凝结在上焦，会出现呕吐清涎痰唾等症状，亏损了津液，久而久之，演变成为"肺痿",可表现为逐渐消瘦。有的寒湿邪气盘结在中焦，肚脐周围呈寒疝性疼痛，甚至牵引两侧胁肋发生疼痛，疼痛时的感觉，好像是和脏腑相连而不可分割似的。如果是燥热盘结在中焦，关元部位可发生疼痛，脉搏至数增多，这是热甚伤津的结果，虽没有发生疮疡，而肌肤失掉濡养，就像鱼鳞般的粗糙。这些结滞在上焦、中焦的寒热病变，在男子亦复如此，并不限于妇人。至于妇女在经血方面的病变，那真是复杂极了，有的月经一下子来很多，有的经期不调匀，有的伴有下阴冷湿并发掣痛，小腹部也是凉的。有的疼痛会牵引到腰部、脊椎部，或牵引到下部的气街，甚至两膝、两胫都会发生冲击性的疼痛。血分极度虚损的，还随时突发眩晕，像害癫厥一般。有的病人经常现忧郁，时而悲哭，时而嗔怒等。这种种病证，都属于妇人"带脉"以下的疾病，并不是什么鬼神作怪。病久不愈的病人，越来越消瘦，脉搏亦出现虚寒现象，情况日益严重起来。总之，妇女的三十六种病都是千变万化的，临床时总要仔细地审察脉搏的阴、阳、虚、实、紧、弦之不同，或用针、或用药等不同的治疗方法才能够转危为安。如同样的病证，还可能出现不同的脉搏，这些地方应当仔细地审辨清楚，总不要稍有一点的疏忽。

【注解】本条可分作五段来理解。从首句到"积结胞门"句止为一段，概述妇人病的成因，多是虚损引发寒积；"寒伤经络"到"形体损分"为第二段，叙述虚冷结于上部的病症；"在中盘结"到"肌若鱼鳞"为第三段，叙述虚冷结气在中部的病症；"时着男子，非止女身"两句，意在总结上两段的病变，所以把它作成第四段；从"在下来多"句起，一直到本条末尾，专论妇人病，是本条最后的一大段。

曹颖甫云："人之一身，水分与血分平均，乃无有余不足之弊。若血分不足，水分不受血热蒸化，则寒凝气结而月事不行，血凝气结则痛，不及此时用附子汤以温之，至有历年，寒伤胞门，癥瘕凝痼而坚癖，虽用抵当汤合桂枝茯苓丸下之，犹恐其无济也。大抵水寒血郁之证，久必生热，若冻瘃然，始则寒凝而痛，久乃热郁而溃，故有寒在上焦者，始则呕吐涎唾，久郁则成肺痿（'痿'字是曹氏改的）。《肺痿肺痈篇》云，肺痿，或从呕吐，亡其津液（第96条），与此呕吐涎唾，久成肺痿正同，盖液伤而燥，病在外，不比血热壅阻，病在肺脏之里，外燥为痿，里实为痈，故肺痈但有辟辟燥咳，必无呕吐，此云痈者，误也。《内经》云，肺热叶焦，乃生痿躄，上痿下躄，故曰形体损分。或寒湿据于中部，由胃入肠，绕脐而痛，是名寒疝。此证脉必弦紧，寒在外则恶寒，在里则不欲食，发即白津出，手足厥冷。此大乌头煎证也（第140条）。其痛连两胁，牵掣肾脏，甚则痛及少腹，此血虚水寒之当归羊肉汤证也（第371条）。所谓热结于中者，亦缘水寒血凝，积久生热所致，始则痛，痛久则腐烂，瘀血生热，则脉数，外无疮疡，而血瘀在里，血不行于肌表，故肌若鱼鳞，此虚劳大黄䗪虫丸证也（第95条）。此证下后血必纯黑，下之不早，必至虚极而死。……。'在下未多'，于义未通，当系'来'字之误，温经汤方后月水来过多，当即此证，否则上既有血结胞门一证，此更别出经候不匀一证，岂得谓之未多耶？盖在下来多，即下经候不匀之说，或一月之中，经来二次，或月信过多，间月再来，或经行多日，以致前后参差不一，皆得以来多名之。厥阴之络，入于阴中，血亏而络燥，故令阴掣痛。

血海在少腹左右，血海不温，故少腹恶塞，腰为水脏，后通督脉，水湿壅滞，阳气不通，则本脏及背脊酸疼。气街为足阳明动脉，在腿腹之交，亦名气冲，此脉由髀关抵伏兔，下膝膑，循胫外廉，下至足跗，寒湿上阻，阳气被压，故气冲急痛，膝胫疼烦，此脉水脏不足，则燥而掣痛，为阳明之大承气证。水湿太过，阳气内陷，乃见此证。肾脏之寒水一日不泄，阳气一日不通，桂枝芍药知母汤、麻黄附子细辛汤，俱可参酌用之。血虚之人，往往猝然眩晕，颠仆道左，状如厥颠（颠字，为曹氏改易）者，谓如暴厥而颠仆也，此证西医谓之脑贫血，治此者，宜大补气血，近代所传防眩汤，大有成效。此证气血两虚，气虚则多悲，血虚则喜怒，忽然颠仆，忽然悲哭，忽然嗔怒，状若神灵所作，其实非有鬼神，昔人谓之带下病（凡血虚阴亏、癥瘕蓄血之类皆是，不专指淋沥）。始病不觉，久乃羸瘦，此证多由血虚生寒，故但曰脉虚多寒，而无脉实多热之证。妇人有十二痕、九痛、七害、五伤、三因，共三十六病，变端百出，皆当决之于脉，脉左为阴，属精与血，右为阳，属气与水，或水盛而血寒，或液枯而血燥，而论脉终以紧弦者，紧则以始病气结于外，在内之血热，犹足与之相抗。至于沉弦，则水寒而血热消沮矣。治此者，或针泻期门，或针引阳气，血结者气实，药以泻之，水寒者阳虚，药以温之，所以针药异用者，谓验其脉而知病源不同也。此节或仲师自述师承，或门人述仲师之训，与全书文体不类，或亦因论列妇人杂病而附存之欤。"

其中"三因"，应为"三痼"，见《诸病源候论》。

"带下"，犹言腰带以下经血诸病，《史记》中云"扁鹊为带下医"，正同。

本条文气与《伤寒论·平脉法》第一条颇相似，是否仲景文字值得研究。

原文 387

问曰：妇人年五十所，病下利，数十日不止，暮即发热，少腹里急，腹满，手掌烦热，唇口干燥，何也？师曰：此病属带下。何以故？曾经半产，瘀血在少腹不去。何以知之？其证唇口干燥，故知之，当以温经汤主之。

温经汤方

吴茱萸三两　当归二两　芎蒡二两　芍药二两　人参二两　桂枝二两　阿胶二两　生姜二两　牡丹皮二两（去心）　甘草二两　半夏半升　麦门冬一升（去心）

上十二味，以水一斗，煮取三升，分温三服。亦主妇人少腹寒，久不受胎；兼取崩中去血，或月水来过多，及至期不来。

【语译】妇人的年龄已经在五十岁上下了，患血崩症，几十天都没有止住，一到傍晚时便发烧，小肚子拘急胀满，手掌心烧热，口唇干燥，这是怎样的病理变化呢？

答：这属于带脉性的下血症。为什么可以做这样的判断呢？由于病人曾经流产，小腹里还残留瘀血的缘故。又何以知道有瘀血呢？因其有口唇干燥等血枯津涸的症状，可以选用"温经汤"来活血润燥。

【注解】《医宗金鉴》中云："所病下利之利字，当是血字，文义相属，必是传写之误。李彣曰，妇人年五十，则已过七七之期，任脉虚，太冲脉衰，天癸竭，地道不通时也。所病下利，据本文带下观之，当是崩淋下血之病，盖血属阴，阴虚故发热，暮亦属阴也。任主胞胎，冲为血海，二脉皆起于胞宫，而出于会阴，正当少腹部分，冲脉夹脐上行，故冲任脉虚，则少腹里急。有干血，亦令腹满，《内经》云，任脉为病，女子带下瘕聚是也。手背为阳，掌心为阴，乃手三阴过脉之处，阴虚故掌中烦热也。阳明脉夹口环唇，与冲脉会于气街，皆属于带脉。《难经》云，血主濡之，以冲脉血阻不行，则阳明津液衰少，不能濡润，故唇口干燥，断以病属带下，以曾经半产，少腹瘀血不去，则津液不布，新血不生，此则唇口干燥之所由生也。"

"所"字读在上句，便当"许"字讲。

【方义】程林云："经寒者温以茱萸、姜、桂，血虚者益以芍药、归、芎，气虚者补以人参、甘草，血枯者润以阿胶、麦冬，半夏用以止带下，牡丹用以逐坚瘕，十二味为养血温经之剂，则瘀血自行，而新血自生矣。故亦主不孕崩中，而调月水。"

原文388

带下，经水不利，少腹满痛，经一月再见者，土瓜根散主之。

土瓜根散方 （阴癞肿亦主之）

土瓜根　芍药　桂枝　䗪虫各三两

上四味，杵为散，酒服方寸匕，日三服。

【语译】妇人患带下病，月经不正常，小肚子胀满疼痛，在一个月当中便出现了两次月经，如果是有瘀血，可以用"土瓜根散"行瘀调经。

【注解】尤在泾云："妇人经脉流畅，应期而至，血满则下，血尽复生，如月盈则亏，月晦复月出也。惟其不利，则蓄泄失常，似通非通，欲止不止，经一月而再见矣。少腹满痛，不利之验也。土瓜根主内痹瘀血月闭，䗪虫蠕动逐血，桂枝芍药，行荣气而正经脉也。"

【方义】程林云："土瓜根破瘀血而兼治带下，故以为君，䗪虫下血闭以为臣，芍药通顺血脉以为佐，桂枝通行瘀血以为使，癥疝亦凝血所成，故此方亦治癥肿。"癥，阴肿也，又称癥疝。《本草纲目》鲮鲤条引摘玄云："妇人阴癥，硬如卵状。"

原文389

寸口脉弦而大，弦则为减，大则为芤，减则为寒，芤则为虚，寒虚相搏，此名曰革，妇人则半产漏下，旋覆花汤主之。

旋覆花汤方

旋覆花三两　葱十四茎　新绛少许

上三味，以水三升，煮取一升，顿服之。

【语译】妇人患流产崩漏病，诊察寸口的脉搏，可能出现两种脉象，一种是血管收缩的弦脉，一种是血液减少的大脉。惟其"弦"是阳气衰弱之象，惟其"大"是血液虚少（芤）的反应。阳气虚弱了为阴寒证，血液虚少了为阴虚证。这阴阳两虚的脉搏，也就是外强中干的"革"脉。这时纵然有积冷结气的情况，亦只能用"旋覆花汤"的轻宣解郁剂。

【注解】尤在泾云："本文已见《虚劳篇》中（第89条），此去男子亡血失精句，而益之曰旋覆花汤主之，盖专为妇人立法也。"

本条还见于《惊悸吐衄篇》的第285条，可参看。本方只合用于虚人的气结证，否则便不适合。

【方义】尤在泾云："详本草，旋覆花治结气，去五脏间寒热，通血脉。葱，主寒热，除肝邪。绛帛，入肝理血，殊与虚寒之旨不合。然而肝以阴脏，而含少阳之气，以生化为事，以流行为用，是以虚不可补，解其郁积，即所以补寒，不可温行其血气，即所以温固，不可专补其血，以伤其气，亦非必先散结聚，而后温补也。"

原文 390

妇人陷经，漏下，黑不解，胶姜汤主之。（臣亿等校诸本无胶姜汤方，想是前妊娠中胶艾汤）

【语译】妇人经气下陷，以致漏血不止，血呈瘀黑色，可以用"胶姜汤"温化血瘀。

【注解】《医宗金鉴》中云："李彣曰，陷经漏下，谓经脉下陷，而血漏下不止，乃气不摄血也，黑不解者，瘀血不去，则新血不生，荣气腐败也。然气血喜温恶寒，用胶姜汤养气血，则气盛血充推陈致新而经自调矣。"

原文 391

妇人少腹满，如敦状，小便微难而不渴，生后者，此为水与血俱结在血室也，大黄甘遂汤主之。

大黄甘遂汤方

大黄四两　甘遂二两　阿胶二两

上三味，以水三升，煮取一升，顿服之，其血当下。

【语译】妇人少腹胀满，像圆敦一般，小便略有不畅，也不发渴，如果是从生产后得的病，可能是水和血停瘀在子宫的缘故，可以用"大黄甘遂汤"祛瘀排水。

【注解】尤在泾云："敦，音对。按周礼注，盘以盛血，敦以盛食，盖古器也。少腹满如敦状者，言少腹有形高起如敦之状，与

《内经》胁下大如复杯之文略同。小便难，病不独在血矣，不渴，知非上焦气热不化，生后，即产后，产后得此，乃是水血并结，而病属下焦也。"

【方义】尤在泾云："大黄下血，甘遂逐水，加阿胶者，所以去瘀浊，而兼安养也。"

原文 392

妇人经水不利下，抵当汤主之。（亦治男子膀胱满急，有瘀血者）

抵当汤方

水蛭三十个（熬） 虻虫三十枚（熬，去翅足） 桃仁二十个（去皮尖） 大黄三两（酒浸）

上四味，为末，以水五升，煮取三升，去滓，温服一升。

【语译】妇人经血停闭不通，如系里实证，可以用"抵当汤"攻瘀通经。

【注解】尤在泾云："经水不利下者，经脉闭塞而不下，此前条下而不利者，有别矣。故彼兼和利，而此专攻逐也。然必审其脉证并实，而后用之，不然，妇人经闭，多有血枯脉绝者矣，虽养冲任，犹恐不至，而可强责之哉。"

【方义】柯韵伯云："水蛭，昆虫之巧于饮血者也，虻，飞虫之猛于吮血者也，兹取水陆之善取血者攻之，同气相求耳，更佐桃仁之推陈致新，大黄之苦寒，以荡涤邪热。"

原文 393

妇人经水闭，不利，脏坚癖不止，中有干血，下白物，矾石丸主之。

矾石丸方

矾石三分（烧） 杏仁一分

上二味，末之，炼蜜和丸枣核大，内藏中，剧者，再内之。

【语译】妇人月经闭塞不通，子宫部有坚硬的疝癖不消散，这是子宫有干血瘀积之象，所以尽管月经不通，反而时时有白带泻下，可以用"矾石丸"来先治疗白带症。

【注解】沈明宗云："脏，即子宫也，坚癖不止，止当作散字，坚癖不散，子宫有干血也。白物者，世谓之白带也。"尤在泾云："脏坚癖不止者，子脏干血，坚凝成癖而不去也，干血不去则新血不荣，而经闭不利矣，由是蓄泄不时，胞宫生湿，湿复生热，所积之血转为湿热所腐，而成白物，时时自下，是宜先去其脏之湿热。矾石却水除热，合杏仁破结润干血也。"

【方义】程林云："矾石酸涩，烧则质枯，枯涩之品，故《神农本草经》以能止白沃，亦涩以固脱之意也。杏仁者，非以止带，以矾石质枯，佐杏仁一分以润之，使其同蜜，易以为丸，滑润易以内阴中也。此方专治下白物而设，未能攻坚癖，下干血也。"

原文 394

妇人六十二种风，及腹中血气刺痛，红蓝花酒主之。

红蓝花酒方 （疑非仲景方）

红蓝花一两

上一味，以酒一大升，煎减半，顿服一半，未止，再服。

【语译】妇人患各种风邪内侵的疾患，而引起腹痛，痛得像针刺似的，可以用"红蓝花酒"行血祛风。

【注解】尤在泾云："妇人经尽产后，风邪最易袭入腹中，与血气相搏而作刺痛。刺痛，痛如刺也。六十二种未详。红蓝花苦辛温，活血止痛，得酒尤良，不更用风药者，血行而风自去耳。"

【方义】

张隐庵云：红花色赤多汁，生血行血之品也。陶隐居云：主治胎产血晕，恶血不尽，绞痛，胎死腹中。此可知"红花"的作用，专主调适血分矣。

临川先生云：治风先治血，血行风自灭。此又可知"红花"虽行血之品，其作用实能治风矣。红蓝花酒，究治何风，然观于方治用酒，可知其专主外风矣。

《灵枢》云，饮酒者，卫气先行于皮肤，冲任之络，散于皮肤腠理之间，肌表血虚，易受外风。故以生血行血之"红花"主治，而以酒助其药力，使得行于肌表，以拒外风之侵入。妇人月事时下，冲任之血不足，故治风以此方为宜。

原文 395

妇人腹中诸疾痛，当归芍药散主之。

当归芍药散方（见前妊娠中）

【语译】 妇人腹痛，如果属湿滞血郁者，可用"当归芍药散"泻湿行血。

【注解】 徐忠可云："此言妇人之病，大概由血，故言诸疾痛，皆以术苓泽归芍芎主之，谓即有不因寒者，亦不过稍为加减，非真以此方概腹中诸痛也。"

原文 396

妇人腹中痛，小建中汤主之。

小建中汤方（见前虚劳中）

【语译】妇人腹痛，如果属脾阳虚弱者，可以用"小建中汤"扶阳镇痛。

【注解】徐忠可云："此言妇人之病，既概由血，则虚者多，从何补起，唯有建中之法为妙。谓后天以脾胃为本，胃和而饮食如常，则自能生血而痛止也。小建中，即桂枝汤加饴糖也，言外见当扶脾之统血，不当全恃四物之类耳。"

原文 397

问曰：妇人病，饮食如故，烦热不得卧，而反倚息者，何也？师曰：此名转胞，不得溺也，以胞系了戾，故致此病，但利小便则愈，宜肾气丸主之。

肾气丸方

干地黄八两　薯蓣四两　山茱萸四两　泽泻三两　茯苓三两　牡丹皮三两　桂枝一两　附子一两（炮）

上八味，末之，炼蜜和丸梧子大，酒下十五丸，加至二十五丸，日再服。

【语译】

问：妇女病人，饮食虽较正常，但总是烦热不宁，平睡不下只能凭倚着，还伴有些喘息，这是怎样的病变呢？

答：这是"转胞"，小便闭塞不通，是尿胞发生绞结的病变，治疗时还要照顾到病人阴阳两虚的情况，所以要用"肾气丸"来利尿。

【注解】

"胞"即"脬"的假借字，指膀胱而言。《医宗金鉴》中云：

"胞者，乃谓尿胞。"

《诸病源候论》中云："胞转之病，由胞为热所迫，或忍小便，俱令水气还迫于胞，屈辟不得充张，外水应入不得入，溲应出不得出，内外壅胀不通，故为胞转，其状小腹急痛，不得小便，甚者致死。"《诸病源候论·小便病候》中，亦有"胞转"候，症状为："脐下急痛，小便不通"，可见"转胞"为膀胱疾病无疑。

"了"音与"缭"通，是"缠绕"的意思。《千金方》有"四肢痿躄缭戾"的记载，可以作证。舒驰远《女科要诀》中云："了戾者，绞纽也。"也就是扭转的意思，因为"戾"字，本可作"纽结"解。

曹颖甫云："饮食如故，则脾胃无病可知，烦热不得卧，又似阳明热证，若果阳明生燥？上膈决无水气湿痰，岂有反倚息如病痰饮咳逆之理，此甚可疑也。然究其所以倚息之故，则以小便不通之故，盖下流不通，则上源壅塞，其所以不通者，则以转胞了戾之故。通其小便，则上膈水气下行而倚息自平，所以烦热不得卧者，则以下焦闭结，而少阳之热上熏也，泄其水，则邪热之上熏者息矣。然则何以不用泄水之五苓散？曰，此阴阳两虚之证；恐其愈泄而愈不通也。尝见有气闭而小便不通者，以木通、车前、猪苓等药治之，百无一效，或用白归身一两，川芎五钱，佐以柴胡、升麻，一服即通。可见地黄、山萸、山药之补阴，桂、附之扶阳，为至不可少，必非专用茯苓、泽泻同等之药所能奏功也，用丹皮者，所以通壅塞也。肠痈篇有大黄牡丹汤，可为明证。"

【方义】《医宗金鉴》中云："李彣曰，方名肾气丸者，气属阳，补肾中真阳之气也。内具六味丸，壮肾水以滋小便之源，附桂益命门火，以化膀胱之气，则熏蒸津液，水道以通，而小便自利。"

原文 398

蛇床子散方，温阴中坐药。

蛇床子散方

蛇床子仁

上一味，末之，以白粉少许，和令相得，如枣大，绵裹内之，自然温。

【语译】蛇床子散方，做成外治药，纳入阴道里，可以疗治妇人阴寒证。

【注解】

徐忠可云："坐，谓内入阴中，如生产谓坐草之坐也。"《脉经》云："妇人阴寒，温阴中坐药，蛇床子散主之。"可见本条原系妇人的阴中寒证。

陆渊雷云："此是阴道及子宫之慢性炎症，不但感觉寒冷，亦必多白带下，以其局部之病，故用局部外治法，蛇床子为强壮药，治阴痿及妇人阴肿，有特效。"

【方义】尤在泾云："阴寒，阴中寒也。寒则生湿，蛇床子温以去寒，合白粉燥以去湿也。此病在阴中，而不关脏腑，故但内药阴中自愈。"程林云："白粉，即米粉，借之以和合也。"

原文 399

少阴脉滑而数者，阴中即生疮，阴中蚀疮烂者，狼牙汤洗之。

狼牙汤方

狼牙三两

上一味，以水四升，煮取半升，以绵缠筋如茧，浸汤，沥阴中，日四遍。

【语译】尺部少阴脉搏现滑数象，同时伴有阴道生疮，且逐渐腐蚀溃烂，这是下焦湿热证，可以用除热杀虫的"狼牙汤"来洗涤患处。

【注解】曹颖甫云："少阴脉，手太阴动脉之尺部也，属下焦，脉滑而数，属下焦湿热，湿热注于下焦，或为淋带，或为太阳蓄血，犹未可定为阴蚀也。惟阴中痒痛腐烂，乃可决为阴中生疮。"

【方义】

尤在泾云："狼牙味酸苦，除邪热气，疗瘑恶疮，去白虫，故取治是病。"

曹颖甫云："狼牙草，近今所无，陈修园以为可用狼毒代之，未知验否，但此证有虫与毒，即世俗所谓杨梅疮，似不如虾蟆散为宜。方用硫黄三钱，胡椒二钱，研末，纳虾蟆口中，用线扎住，外用黄泥和水厚涂，入炭火烧之，俟泥团红透取出，候冷去泥细研，忌用铁器。用时以小磨麻油调涂患处，以鸡毛蘸涂患处，去其毒水，数日毒尽，虽肉烂尽亦愈，此葛仙《肘后方》也。"

原文 400

胃气下泄，阴吹而正喧，此谷气之实也，膏发煎导之。

膏发煎方 （见黄疸中）

【语译】胃肠积气，不断地向外排泄，下阴部不断地放出气来，甚至还有声响，这是因为胃肠排泄水谷的功能不好，而演变成大便燥结的里实证的现象，可用"猪膏发煎"润滑剂把大便导引下来就行了。

【注解】尤在泾云："阴吹，阴中出声，如大便失气之状，连续不绝，故曰正喧。谷气实者，大便结而不通，是以阳明下行之气，不得从其故道，而乃别走旁窍也。猪膏发煎，润导大便，便通气自归矣。"

原文 401

小儿疳虫蚀齿方　（疑非仲景方）

雄黄　葶苈

上二味，末之，取腊日猪脂镕，以槐枝绵裹头四五枚，点药烙之。

【方义】

程林云："小儿胃中有疳热则虫生，而牙断蚀烂。雄黄味辛，葶苈味苦，辛苦能杀虫故也。"

《正字通》中云："小儿食甘物，多生疳病。"因此，小儿疳病，一般包括消化不良及寄生虫病而言。

❀ 原文小结

以上二十二条叙述妇人杂病，计列述十一种病证：第379、380、381、382四条为热入血室证；第383、385两条为痰饮证；第384条为脏躁病；第386条前半段为虚冷证；第386条后半段，以及第387、388两条为带下病；第389、390、391、392、393五条为瘀血证；第394、395、396三条为腹痛；第397条为转胞；第398条为阴寒证；第399条为阴蚀；第400条为阴吹。

🌸 原文表解

表1 热入血室证治

热入血室证治
- 病因：伤寒中风，经水适来适断（379、380、381）
- 症状：寒热如疟状，谵语，如见鬼状，胸满如结胸，下血，头汗出（379、380、381、382）
- 脉象：迟（381）
- 治疗
  - 处方：小柴胡汤（379）
  - 针法：刺期门（381、382）
  - 禁忌：无犯胃气及上二焦（380）

表2 痰饮证治

痰饮证治
- 稠痰
  - 症状：咽中如有炙脔（383）
  - 治疗：半夏厚朴汤（383）
- 寒饮
  - 症状：吐涎沫（385）
  - 治疗
    - 处方：小青龙汤（385）
    - 禁忌：下法（385）

表3 脏躁证治

脏躁证治
- 症状：喜悲伤欲哭，象如神灵所作，数欠伸（385）
- 治疗：甘麦大枣汤（384）

表4 虚冷证治

虚冷证治
- 上焦
  - 症状：呕吐涎唾，久成肺痿，体形损分（386）
  - 病机：寒伤经络，凝坚在上（386）
- 中焦
  - 症状：绕脐寒疝，或两膝疼痛，或痛在关元，肤若鱼鳞（386）
  - 脉象：数（386）
  - 病机：在中盘结（386）

表5　带下证治

带下证治
症状
月经：在下未多，经候不匀，经水不利，一月再见（386、388）
疼痛：冷阴掣痛，或引腰脊，下根气街，气冲急痛，膝胫疼烦，小腹满痛（386、388）
精神：奄忽眩冒，状如厥癫，或有忧惨，悲伤多嗔（386）
运化：少腹恶寒，少腹里急，腹满，唇口干燥（386、387）
全身：羸瘦多寒，暮即发热，手掌烦热（386、387）

治疗
原则：审脉阴阳虚实紧弦，行其针药（386）
辨证
血滞阴燥：温经汤（387）
血瘀：土瓜根散（388）
阴阳两虚之崩漏：旋覆花汤（389）

表6　瘀血证治

瘀血证治
陷经
症状：漏下，黑不解（390）
治疗：胶艾汤（390）

水瘀
症状：少腹满如敦状，小便微难而不渴（391）
病机：生后者，水与血俱结血室（391）
治疗：大黄甘遂汤（391）

里实
症状：经水不利（392）
治疗：抵当汤（393）

干血
症状：经闭不利，脏癖不止，下白物（393）
治疗：矾石丸（393）

表 7　腹痛证治

腹痛证治 {
　血气 { 症状：刺痛（394）
　　　　治疗：红蓝花酒（394）
　湿滞：当归芍药散（395）
　阳虚：小建中汤（396）
}

表 8　转胞证治

转胞证治 {
　症状：饮食如故，烦热，不得卧，倚息，不得溺（397）
　病机：胞系了戾（397）
　治疗：肾气丸（397）
}

表 9　阴中寒证治

阴中寒：蛇床子散（398）

表 10　阴蚀证治

阴蚀证治 {
　症状：阴中疮腐蚀烂（399）
　脉象：滑数（399）
　治疗：狼牙汤洗之（399）
}

表 11　阴吹证治

阴吹证治 {
　症状：阴吹而正喧（400）
　病机：胃气下泄，谷气之实也（400）
　治疗：膏发煎（400）
}

❀ 复习题

1. 带下病具有什么样的病变意义？

2. 治疗热入血室证的关键在什么地方？

3. 试述治腹痛症的几个方剂有哪些不同？

杂疗方第二十三

❀ 原文内容

原文 401

退五脏虚热，四时加减柴胡饮子方。

冬三月　加柴胡八分　白术八分　陈皮五分　大腹槟榔四枚（并皮子用）生姜五分　桔梗七分

春三月　加枳实　减白术（共六味）

夏三月　加生姜三分　枳实五分　甘草三分（共八味）

秋三月　加陈皮三分（共六味）

上各㕮咀，分为三帖，一帖以水三升，煮取二升，分温三服，如人行四五里进一服。如四体壅，添甘草少许，每帖分作三小帖，每小帖以水一升，煮取七合，温服，再合滓为一服，重煮，都成四服。（疑非仲景方）

【方义】徐忠可云："此当与《内经》所谓凡伤于寒，皆为热病者对看。盖伤寒邪自外来，外来之邪，为经络间病，为实邪，故此言五脏以别于表也。曰虚热，以别于实邪也。谓五脏之间，为虚邪所袭，因而气滞不畅，则表里之间，虚邪作热，唯虚邪，故四时皆有之，唯虚邪，不若表邪传经之互异，故但随四时之气补泻所宜，相为加减，柴胡为表里阴阳和解之剂，且性能升少阳生生之气，故以为君，白术补中以养正气，故以为臣。人身之中，宣发则正气流通，壅滞则气涌为热。故以桔梗开提上焦之气，陈皮利中焦之气，槟榔快腹中之气为使，生姜佐柴胡宣之于外，佐槟榔散之于内，名为退虚热，不全任补，亦不用寒剂，谓此热乃气分壅热，非阴虚发热，亦非外感表邪也。然冬月多加柴胡，此时少阳之气，欲出于地，故多加柴胡以助之，则阳长，阳长则三阳自泰也。至春勾萌渐发，甲拆求申，故加枳实以转动其机，减白术，恐土燥则木不荣也。夏月热伤元气，甘草功同人参，故独增此以佐白术壮中气，但长夏湿热盛则气滞，药亦如春而加甘草，不减白术，但加枳实生姜，取宣补并行，以助其发荣也。若秋之药，与冬同，气至此时渐收，稍加陈皮以温中快脾，谓秋冬收藏之令，自不同于春夏耳。"

陆渊雷云："五脏虚热，谓发热之非因外感实邪者，即东垣所谓内伤之类，方意在于行气，颇似四逆散及局方逍遥散，桔梗陈皮槟榔，开宣上中下三部，今人多喜此法，其方称饮子，加减随四时，橘皮称陈皮，药量以分计，药剂以帖计，以及合滓再煎等法，皆是宋以后法，决非仲景方。"

原文 402

长服诃梨勒丸方（疑非仲景方）

诃梨勒（煨） **陈皮** **厚朴**各三两

上三味，末之，炼蜜丸，如梧子大，酒饮服二十丸，加至三十丸。

【**方义**】程林云："三味破气行气，不可长服，宜审之。"本草云"诃梨勒破胸膈结气。"本方治气痢下重，效果优良。

原文 403

三物备急丸方（见《千金》司空裴秀，为散用亦可，先和成汁，乃倾口中，令从齿间得入，至良验）

大黄一两　干姜一两　巴豆一两（去皮心，熬，外研如脂）

上药，各须精新，先捣大黄、干姜为末，研巴豆内中，合治一千杵，用为散，蜜和丸亦佳，密器中贮之，莫令歇。主心腹诸卒暴百病。若中恶客忤，心腹胀满，卒痛如锥刺，气急口禁，停尸卒死者，以缓水若酒服大豆许三四丸，或不下，捧头起灌，令下咽，须臾当差。如未差，更与三丸，当腹中鸣，即吐下便差。若口噤，亦须折齿灌之。

【方义】

《医宗金鉴》中云："方名备急者，以备暴然诸腹满腹急痛，及中恶客忤噤闭卒死者也。若口噤亦须折齿灌之，是恐人不急救则死之义。然不如后人管吹入鼻之法为良。李彣云，人卒得病欲死者，皆感毒疠邪阴不正之气而然，三物相须，能荡邪安正，或吐或下，使秽气上下分消，诚足备一时急需也。"

"停尸"即"遁尸"，《诸病源候论》云："遁尸者，言其停遁在人肌肉血脉之间，瘥后复发，停遁不消，故谓之遁尸也。"又云："卒忤者，亦名客忤，谓邪客之气，卒犯忤人精神也。"

"歇"程本《金鉴》作"泄"，甚是。

原文 404

治伤寒，令愈不复，紫石寒食散方（见《千金翼》）

紫石英　白石英　赤石脂　钟乳（碓炼）栝蒌根　防风　桔梗　文蛤　鬼臼各十分　太一余粮十分（烧）干姜　附子（炮，去

皮） 桂枝（去皮）各四分

上十三味，杵为散，酒服方寸匕。

【方义】徐忠可云："熟玩此方，可悟病后收摄余邪，调和阴阳之法。曰伤寒，是病邪从外来，有未尽清楚者也，欲使愈而不复发，既无邪之可驱，补之徒足动其气，故以诸石药之入阴，而固本清热者，以和其阴，以姜、附、桂枝之入阳，而运其本气者，以复其阳，以防风搜伏风，桔梗开提肺气，以文蛤散结热，鬼臼除毒恶气，其间钟乳补肺，余粮益脾，赤白石脂、紫石英补心而养肺，镇浮补养，虽有不同，其为和阴则一也。干姜壮中宫之阳，桂枝行上焦之阳，附子复下焦之阳，亦有不同，其为复阳则一也。合栝蒌有调剂之力，合桔梗有开发之妙，于是阴阳平而气血调，病何从复哉。然方名尚有寒食二字，方下无之，恐是将寒食调服，后或脱误耳，未详候参。"

原文 405

救卒死方

薤捣汁，灌鼻中。

又方

雄鸡冠割取血，管吹内鼻中。

猪脂如鸡子大，苦酒一升，煮沸，灌喉中。

鸡肝及血涂面上，以灰围四旁，立起。

大豆二七粒，以鸡子白并酒和，尽以吞之。

【方义】

《肘后方》中云："凡卒死中恶及尸蹶，皆天地及人身自然阴阳之气，忽有乖离否膈，上下不通，偏竭所致，故虽涉死境，犹可治而生，缘气未都竭也。"

徐忠可云："救卒死，唯以复其阳气为主，若鼻气通于天，天阳之所通也；口气通于地，地阳之所通也，面为诸阳之聚，属阳明中土，人阳之所通也，故或以薤，或以鸡冠血二物，皆能通天分之阳，故以灌鼻中，猪脂能通肤中之阳，苦酒为引，鸡子白能通肾中之阳，大豆为引，故以之灌喉，鸡属巽，肝为魂之主，涂面则内通于胃，以灰围四旁、则气更束而内入相引，入肝，故肝气通而愈。"

原文 406

救卒死而壮热者方

矾石半斤，以水一斗半，煮消，以渍脚，令没踝。

【方义】陆渊雷云："卒死，概因呼吸中枢之停息，身壮热，则司造温中枢亦受扰乱矣。矾汤渍脚者，矾性收涩，汤则温暖，俗谓引火归原，其实亦是诱导法，温涩其下，即所以平上部之兴奋，历节篇载本方治脚气冲心，可见也。程氏云，厥阳独行，故卒死而壮热，岐伯曰，血之与气，并走于上，则为大厥，厥则暴死，矾石收涩药也，以之浸足而收敛其厥逆之气。"

原文 407

救卒死而目闭者方

骑牛临面，捣薤汁灌耳中，吹皂荚末鼻中，立效。

【方义】陆渊雷云："《千金方》云，卒死无脉，无他形候，阴阳俱竭故也，治之方，牵牛临鼻上二百息，牛舐必差，牛不肯舐，着盐汁涂面上，牛即肯舐。按《千金》似以牛息引人息，犹今世人工呼吸之意。又诸兽之臊，惟牛臊最适于鼻，久嗅不觉其恶，则骑牛临面，与牵牛临鼻，于卒死魇死人之呼吸作用，殆有化学之效欤。薤汁灌耳，皂荚末吹鼻，与牛舐面，皆刺激以恢复其知觉也。"

原文 408

救卒死而张口反折者方

灸手足两爪后十四壮了，饮以五毒诸膏散（有巴豆者）。

【方义】

程林云："灸手足两爪后，当是灸两手足爪后，则文为顺，以十爪甲为十二经之终始，灸之接引阳气，而回卒死，此恶气中于太阳，令卒死而开口反张也。"

"五毒"，《周礼》郑注云："石胆、丹砂、雄黄、矾石、慈石。"《千金方》载有裴公八毒膏，药为雄黄、朱砂、当归、椒、乌头、猪脂、巴豆、莽草、薤白，是否待考。

原文 409

救卒死而四肢不收失便者方

马屎一升，水三斗，煮取二斗以洗之；又取牛洞（稀粪也）一升，温酒灌口中，灸心下一寸，脐上三寸，脐下四寸，各一百壮，差。

【方义】程林云："卒死而四肢不收者，无阳以行四末也。失便者，正气衰微，不能约束便溺也。物之臭者，皆能解毒杀邪，故以牛马粪及后条狗粪治之。心下一寸，当是上脘穴，脐下三寸，当是中脘穴，脐下四寸，当是关元穴，灸之以复三焦之阳，而回其垂绝之气。"

原文 410

救小儿卒死而吐利，不知是何病方

狗屎一丸，绞取汁以灌之。无湿者，水煮干者取汁。

【方义】陆渊雷云："《肘后》用马矢，《本草纲目》时珍曰，狗屎所以治诸病，皆取其解毒之功，小儿无知识，手攫得物，辄以入口，故卒死吐利，不知何病者，即有中毒之疑。"

原文 411

尸厥，脉动而无气，气闭不通，故静而死也，治方（脉证见上卷）

菖蒲屑，内鼻两孔中，吹之，令人以桂屑着舌下。

又方

剔取左角发方寸，烧末，酒和，灌令入喉，立起。

【方义】程林云："《甲乙经》曰，尸蹶者，死不知人，脉动如故，《伤寒论》曰，尸蹶者，令人不仁，即气闭不通，静而死之谓也。菖蒲内鼻中以通其肺气，桂内舌下以开其心窍，心肺开，则上焦之阳自能开发，尸蹶之疾可愈。"脉证见上篇的注文，即指十一条而言。程林云："《内经》曰，邪客于手足少阴、太阴，足阳明之络，此五络皆会于耳中，上络左角，五络皆竭，令人身脉皆动而形无知也，其状若尸，或曰尸厥。以竹管吹其两耳，剔其左角之发方一寸，燔治，饮以美酒一杯，不能饮者，灌之立已（见《缪刺论》）。今仲景亦剔左角之发治者，以左角为阳气之所在，五络之所绕，五络皆竭，故剔其五络之血余以治之，和以酒灌者，助药力而行气血也。"

原文 412

救卒死，客忤死，还魂汤主之方（《千金方》云：主卒忤鬼击飞尸，诸奄忽气绝，无复觉，或已无脉，口噤拗不开，去齿下汤，汤下口，不下者，分病人发左右，捉搊肩引之，药下，复增取一升，须臾立苏）

麻黄三两（去节，一方四两）　杏仁七十个（去皮尖）　甘草一两（炙）（《千金》用桂心二两）

上三味，以水八升，煮取三升，去滓，分令咽之，通治诸感忤。

又方

韭根一把　乌梅二十枚　吴茱萸半升（炒）

上三味，以水一斗煮之，以病人栉内中，三沸，栉浮者生，沉者死。煮取三升，去滓，分饮之。

【方义】徐忠可云："凡卒死及客忤死，总是正不胜邪，故阳气骤闭而死。肺朝百脉，为一身之宗，麻黄、杏仁利肺通阳之君药，合炙草以调中，故为救卒死主方，名曰还魂汤，著其功也。"

【方义】徐忠可云："韭根有薤白之功，乌梅有开关之力，吴茱萸能降浊阴，阴降而关开，则魂自还，故亦取之。"

原文 413

救自缢死，旦至暮，虽已冷，必可治；暮至旦，小难也，恐此当言阴气盛故也。然夏时夜短于昼，又热，犹应可治。又云，心下若微温者，一日以上，犹可治之方。

徐徐抱解，不得截绳，上下安被卧之；一人以脚踏其两肩，手少挽其发，常弦弦，勿纵之；一人以手按据胸上，数动之；一人摩捋臂胫，屈伸之；若已僵，但渐渐强屈之，并按其腹。如此，一炊顷，气从口出，呼吸眼开，而犹引按莫置，亦勿苦劳之，须臾，可少桂汤及粥清，含与之，令濡喉，渐渐能咽，及稍止。若向令两人以管吹其两耳，采好，**此法最善，无不活也。**

【方义】陆渊雷云："旦至暮，则自缢必当卧起时，体力休养较充，故易救，暮至旦，则自缢必在将卧之前，体力较疲，故难救，不但阴气之盛也。心下微温，则呼吸循环皆停止未久，故犹可活。徐徐抱解，不得截绳，恐截绳则死者颠仆撞击，伤其垂绝之气也。踏肩挽发，弦弦勿纵，引伸其气管，勿令瘪缩也。弦弦者，微急之意，犹俗言紧绷绷。按据胸上，屈伸臂胫，皆是人工呼吸，又以恢复其四肢之血循环也，按据屈伸之迟数，当以平人呼吸为度，每分钟约十六次，今之人工呼吸法，仰卧病人于空气流通之处，枕其背，使胸廓高起，一人跪其顶前，持其肘，伸之向顶，屈之向胸，一人跨跪病人腰际，两掌轻按其胸，视屈肘时，以两拇指重按其心窝，伸肘则急去掌，如是反复行之，则窒息者自苏。亦可闭塞病人鼻孔，救者接其口而极吹之，此以管吹两耳，盖亦通气之意。丹波氏云：'桂汤，诸书无考，盖单味桂枝煎汤耳'。"

原文 414

凡中暍死，不可使得冷，得冷便死，疗之方

屈草带，绕暍人脐，使三两人溺其中，令温。亦可用热泥和屈草。亦可扣瓦碗底，按及车缸以着暍人，取令溺，须得流去，此谓道路穷。卒无汤，当令溺其中，欲使多人溺，取令温。若汤便，可与之，不可泥及车缸，恐此物冷，暍既在夏月，得热泥土，暖车缸，亦可用也。

【方义】陆渊雷云："此亦中热而衰竭之证，与第二篇太阳中暍首条之证（第42条）同理，彼不遽死，而此卒死者，或因体禀本弱，或因劳伤嗜酒，故不胜暴热灼烁而卒死也，病属虚寒，故得冷便死。屈草溺脐，盖即温熨之意，气海关元诸穴，皆近在脐下，阴证宜灸者，往往取之，可以互证。程氏云：本草，车辖，一名车缸，即车轴铁辖头。"

原文 415

救溺死方

取灶中灰两石余，以埋人，从头至足，水出七孔，即活。

上疗自缢、溺、暍之法，并出自张仲景为之，其意殊绝，殆非常情所及本草所能关，实救人之大术矣。**伤寒家，数有暍病，非此遇热之暍。**（见《外台》《肘后》目）

（案：此五十一字见《外台秘要·第二十八卷·热暍方门》）

【方义】陆渊雷云："溺水死者，非死于水乃死于窒息也。……今但用灶灰埋人，既非恢复呼吸，亦非祛除胃水，但取其温暖干燥，似非救溺切要之法。惟温暖所以保持体温，干燥所以恢复肌表之血循环。溺死者，浸压既久，肌表之血循环不利可知，用灶灰以吸收水分，使皮肤干燥，则浅层动脉之血循环易于恢复，是亦救溺时之一功用也，既知用灶灰之理，则灰宜取草木植物之新烧者，为其温暖细软，富有吸水力也。"

【方义】陆渊雷云："此篇之暍，与第二篇之暍，本是一病，但有缓急重轻之异，彼但发热恶寒，此则卒然闷倒，故彼可从容服药，此须当时急救耳，葛氏谓伤寒家别复有暍，误矣。"

原文 416

治马坠及一切筋骨损方 （见《肘后方》）

大黄一两（切浸，汤成下） 绯帛如手大（烧灰） 乱发如鸡子大（烧灰用） 久用炊单布一尺（烧灰） 败蒲一握三寸 桃仁四十九枚（去皮尖，熬） 甘草如中指节（炙，剉）

上七味，以童子小便，量多少，煎汤成，内酒一大盏，次下大黄，去滓，分温三服。先剉败蒲席半领，煎汤浴，衣被盖覆，斯须通利数行，痛楚立差。利及浴水赤，勿怪，即瘀血也。

【方义】徐忠可云："从高坠下，虽当救损伤筋骨为主，然顿跌之势，内外之血，必无不瘀，瘀不去则气不行，气不行则伤不愈，故以桃仁、大黄逐瘀为主，绯帛，红花之余，乱发，血之余，合童便以消瘀血，败蒲亦能破血行气，故入煎能疗腹中损伤瘀血，汤浴能活周身血气，然筋骨瘀血，必有热气滞郁，故以炊单布受气最多而易消者，以散滞通气，从其类也，加少炙甘草，补中以和诸药也。"

禽兽鱼虫禁忌并治第二十四

❀ 原文内容

原文 417

凡饮食滋味，以养于生，食之有妨，反能为害，自非服药炼液，焉能不饮食乎？切见时人，不闲调摄，疾疢竞起，若不因食而生，苟全其生，须知切忌者矣。所食之味，有与病相宜，有与身为害，若得宜则益体，害则成疾，以此致危，例皆难疗。凡煮药饮汁以解毒者，虽云救急，不可热饮，诸毒病得热更甚，宜冷饮之。

【语译】无论吃什么东西，总是要选择有补养于人体的，假如不善选择饮食，吃了反而有妨碍。人类又不是烧丹炼汞的神仙，哪能不吃东西呢？但有些人由于乱吃东西，不懂得调养的道理，便不断地发生了各种疾病。如果每个人要保重自己的生命，必须了解关于饮食禁忌的知识。各种饮食物品，有的吃了是适合某些疾病的，有的确会危害人体。所以饮食选择得当便有益，选择不当便会引发疾病，甚而危及性命，难于治疗。至于用药煎水来解毒，纵然是在急救，也不能吃热的，无论中什么毒，热汤吃下去，中毒的情况更会严重，所以还是吃冷的最好。

【注解】陆渊雷云："服药炼液，谓道家辟谷，能不饮食也。

闲，习也，疢，丑忍切，热病也。若不因食之若字，徐云恐是无字，沈云恐是莫字。案无论为无字、莫字，其上当有人字，下句苟全之间，当有欲字，词意乃达。程氏云，凡物之毒者必热，热饮则助其毒势也。王充《论衡》言毒篇云：'夫毒，太阳之热气也，中人人毒，人食凑懑者，其不堪任也，不堪任则谓之毒矣。又云，天下万物，含太阳气而生者，皆有毒螫，在虫则为蝮蛇蜂虿，在草则为巴豆冶葛，在鱼则为鲑与鲅鲅。乃知毒物皆热也。'有毒物质，决非太阳之热气所生，王说在今日，已显然谬误。然毒药多热，解毒之药宜冷饮，则是事实。"

原文418

肝病禁辛，心病禁咸，脾病禁酸，肺病禁苦，肾病禁甘。春不食肝，夏不食心，秋不食肺，冬不食肾，四季不食脾。辩曰：春不食肝者，为肝气王，脾气败，若食肝，则又补肝，脾气败尤甚，不可救；又肝王之时，不可以死气入肝，恐伤魂也；若非王时，即虚，以肝补之佳，余脏准此。

【语译】肝木有病，不宜吃属金的辛味；心火有病，不宜吃属水的咸味；脾土有病，不宜吃属木的酸味；肺金有病，不宜吃属火的苦味；肾水有病，不宜吃属土的甘味。这是避免五行相互克伐的关系。春天属肝木，便不宜吃肝脏；夏天属心火，便不宜吃心脏；秋天属肺金，便不宜吃肺脏；冬天属肾水，便不宜吃肾脏；寄旺于四季的长夏时期属脾土，便不宜吃脾脏。为什么要这样禁忌呢？辩曰：春天之所以不宜吃肝脏，因为春天属肝木，肝气很旺盛，脾土气相对较弱，已经形成了木克土之势，若再吃肝脏，又补助了正旺盛的肝气，脾土越是显得衰败而不能救治了；同时，吃的是死肝脏，死气入到体内，趁着肝的旺气，还可以损伤肝脏所藏之精魂；如果不是春旺的时候，肝气较虚，吃肝脏来补益之，这是合适的。至于其他几脏的禁忌，也应该照此类推。

【注解】

徐忠可云："肝病禁辛五句，恐助仇也；春不食肝五句，恐衰脏偏绝也。若死气入肝之说，其有妙理，盖一脏当一脏之旺时，生气之所起也，以死肝合之，则死气借旺而复，是死气乘肝伐生生之气，若非旺时，纵有死气，不乘旺，无生气相引，则死气不复也，适足以补之而已，故曰：以肝补之佳。"

陆渊雷云："肝旺不可以死气入肝云者，谓春时己身之肝，本自当旺，而所食之肝却是死肝，己肝与食肝同气相应，则是引死气以入己肝也。《内经》以肝藏魂、心藏神、脾藏意、肺藏魄、肾藏志，故死气入肝则伤魂云。"

原文419

凡肝脏自不可轻噉，自死者弥甚。

【语译】肝脏是身体内的消毒器官，自然不要轻易吃食，如果是牲畜害病死的肝脏，尤其有毒，要慎重。

【注解】陆渊雷云："说者多谓畜兽临死之际，惊恐忿怒之气，归于肝脏，故不可食，其说于科学无证。以今日所知，则肝脏为生活体中的消毒器，食物之有毒者，经肝脏之化学作用，化为无毒。由是言之，肝脏摘出之际，容有未经化尽之毒质，存在于肝细胞中，非洗涤所能消除，故不可轻噉。其自死者，或因疾疫，则复有毒素存在，故弥不可噉，弥，愈也，益也。"

原文 420

凡心，皆为神识所舍，勿食之，使人来生复其报对矣。

原文 421

凡肉及肝，落地不着尘土者，不可食之。

【语译】无论是"肉"还是"肝"，若掉在地上都不粘染尘土者，说明已经不新鲜了，这种食物不要吃。

【注解】如果肝和肉是新鲜的，都会着尘土，不着土者，多为已经干燥的陈肉，所以不可食。于理很顺，奈何古今注家都不解。

原文 422

猪肉落水浮者，不可食。

【语译】凡是肉类腐败了，掉在水里是浮起的，这种肉不要吃。

【注解】陆渊雷云："猪字作'诸'为是。诸肉落水本自沉，为其比重，大于水也，若日久腐败，发酵而含有气体，则落水反浮，此与溺水死者久则自浮同理，肉即腐败，故不可食。若猪肉，则脂肪白色者入水本浮，不足异也。"

原文 423

诸肉及鱼，若狗不食鸟不啄者，不可食。

【语译】凡是肉类或鱼类，假如狗不吃，鸟也不啄的，这是已经腐败了的肉，不要吃。

【注解】陆渊雷云："生活上自卫之本能，鸟兽贤于人类，为其嗅味视听之灵敏也。故辨别食物之可食与否，人类以其智力，鸟兽以其本能，此条借鸟兽之本能，以济智力之或有不及也。"

原文 424

诸肉不干，火炙不动，见水自动者，不可食之。

【语译】凡是肉类已经腐败而不能干燥者，经火烤、水煮也改变不了其气味的，不要吃。

【注解】肉腐败了，自然不会干燥。"火炙不动"是说经火炙仍然改变不了其腐败的气味。"自动"应作"不动"，即是说经过水煮也改变不了腐败气味。这样的肉，当然不能吃了。

原文 425

肉中有如朱点者，不可食之。

【语译】肉类凡有星点恶血存在者，不要吃。

【注解】《医宗金鉴》中云："朱点，恶血所聚，此色恶，不食也。"

原文 426

六畜肉，热血不断者，不可食之。

【语译】宰杀牲畜，血热气还没有消散的，不忍心吃。

【注解】程应旄云："仁人孝子，当自识之。"意思是说，牲畜才被杀死，血热之气还没有消散，便不忍心吃。

原文 427

父母及身本命肉，食之令人神魄不安。

原文 428

食肥肉及热羹，不得饮冷水。

【语译】吃肥膘或吃热油汤，都不要在同一时间喝冷水，以免

421

患胃肠病。

【注解】

《医宗金鉴》中云："食肥肉热羹后，继饮冷水，冷热相搏，腻膈不行，不腹痛吐利，必成痞变，慎之慎之。"

陆渊雷云："羹，肉汁也，与肥肉皆为脂肪，脂肪得冷，则凝固而不易消化，久则酿成胃肠病，腹痛吐利，急性胃肠炎也。痞，慢性胃炎及胃扩张也。"

原文 429

诸五脏及鱼，投地尘土不污者，不可食之。

【语译】凡是牲畜脏器或鱼类，过于陈久而干燥的，掉在地上都不粘灰尘的，不要吃了。

【注解】与第 461 条注同一理由。

原文 430

秽饭、馁肉、臭鱼，食之皆伤人。

【语译】凡是已经污秽的饭，馁烂的肉，发臭的鱼，吃了都会伤害人体。

【注解】"秽"，污也，恶也。《尚书·盘庚》云："无起秽以自臭。"

"馁"，烂也。《尔雅·释器》云："肉谓之败，鱼谓之馁。"《疏》云："内烂也。"鱼烂自内出外，所以称"馁"。

原文 431

自死肉，口闭者，不可食之。

【语译】凡是害病死亡，口紧闭着的牲畜，毒气无从排泄，不要吃。

【注解】程林云："自死既已有毒，口闭则其毒不得泄，不可食之。"

原文 432

六畜自死，皆疫死，则有毒，不可食之。

【语译】凡牛马猪羊鸡狗等六种牲畜，若为自死者，多半是害了疫病，肉里有毒，不要吃。

【注解】《诸病源候论》中云："六畜者，谓牛马猪羊鸡狗也。凡此等肉本无毒，不害人，其自死及着疫死者，皆有毒，中此毒者，亦令人心烦闷而吐利无度。"

原文 433

兽自死，北首及伏地者，食之杀人。

原文 434

食生肉，饱饮乳，变成白虫。（一作血蛊）

【语译】吃生肉，或者吃了生乳，往往会患寄生虫病。

【注解】

程林云："生肉非人所食，食生肉而饮乳汁，西北人则有之，脾胃弱者，未有不为虫为蛊。"

陆渊雷云："白虫血蛊，字形相近而讹，白虫者，九虫之一，虫之孳生，必由卵子，生肉中或有虫若子，食之病虫，事诚有之，猪肉中之绦虫，是其例类。然不必为白虫，亦与饮乳无关，血蛊，盖即《巢源》蛊吐血，蛊下血之类，此则非关生肉乳汁矣。"

原文 435

疫死牛肉，食之令病洞下，亦致坚积，宜利药下之。

【语译】凡是吃了疫病死的牛肉，往往会使人呕吐、腹泻，或者出现积聚坚痞等不消化的症状，统宜用泻下药来排除疫毒。

【注解】陆渊雷云："凡误食有毒诸物，而胃肠尚有自救之力者，多病呕吐洞下，此乃自然疗能之祛毒方法，不特食疫死牛肉为然，凡食肉过多，每易致坚积，不特牛肉，更无关疫死与否，此洞下与坚积，皆宜利药下之，一则助其祛毒，一则径行消积也。"

原文 436

脯藏米瓮中，有毒，及经夏食之，发肾病。

【语译】干肉贮藏在米缸里，或者在夏季发霉腐坏了，这都有毒，吃了可能发生肾中毒。

【注解】陆渊雷云："干肉受米黍郁蒸，往往腐败，故与经夏同论，食腐脯当发胃肠病，今云发肾病，殆不然矣。《金鉴》释之云，'食之腐气入肾，故发肾病'，此因《内经》五行之说，以肾为北方水脏，其臭腐故也。"

原文 437

治自死六畜肉中毒方

黄柏屑，捣服方寸匕。

【方义】"黄柏"，《本草》载治伤寒遗毒，为清热解毒药，利下焦，泻膀胱，能导热毒外出。

原文 438

治食郁肉漏脯中毒方 （郁肉，密器盖之隔宿者是也；漏脯，茅

屋漏下沾着者是也）

烧犬屎，酒服方寸匕，每服人乳汁亦良。饮生韭汁三升，亦得。

【方义】

陆渊雷云："肉类盖之密器中仅一宿，依理不致发生毒质，惟猪牛肉中，多带有病原菌，菌之生活，多畏日光，盖之密器，则较易孳殖，菌体及肉腐化所发生之有毒气体，因密器之压力，复吸收于肉体中，此外似无他种毒质，若今之罐头肉类，经消毒防腐，则非郁肉之此矣，漏脯相传为剧毒之物，余谓其毒出于屋上之旧茅苫，漏水沾任何食物，皆不可食，不特脯也。"

"犬屎"，苏恭《唐本草》注云："白狗屎，主疔疮，水绞汁服，主诸毒不可入口者。"

"人乳"，《本草别录》云："解独肝牛肉毒，合浓豉汁，服之神效。"

"生韭汁"，《本草》引孟诜云："胸痹，心中急痛如锥刺，取生韭或根五斤（洗），捣汁，灌少许，即吐胸中恶血。"可能是取其涌吐的作用。

原文 439

治黍米中藏干脯食之中毒方

大豆，浓煮汁，饮数升即解。亦治狸肉漏脯等毒。

【方义】

程林云："大豆能解诸毒，故用以治。"

"狸肉"，《外台秘要》作"诸肉"，这里可能有错误。

"黍米中藏干脯"，也就是前方所称的"郁肉"。

原文 440

治食生肉中毒方

掘地深三尺，取其下土三升，以水五升，煮数沸，澄清汁，饮一升，即愈。

【方义】

程林云：“三尺以上曰粪，三尺以下曰土，土能解一切毒，非止解肉毒也。”

《医宗金鉴》中云：“地浆能解诸毒。”

关于“地浆”的做法，《证类本草》弘景注云：“此掘地作坎，深三尺，以新汲水沃入，搅浊少顷，取清用之，故曰地浆，亦曰土浆。”

原文 441

治六畜鸟兽肝中毒方

水浸豆豉，绞取汁，服数升，愈。

【方义】程林云：“豆豉为黑大豆所造，能解六畜胎子诸毒。”程氏的解释，是根据《名医别录》来的。

原文 442

马脚无夜眼者，不可食之。

【语译】凡马不能夜行的，说明它的身体有疾病，这种马的肉不要吃。

【注解】

程林云：“夜眼，在马前两足膝上，马有此，能夜行，一名附蝉尸。”

《医宗金鉴》中云："凡马皆有夜眼，若无者，其形异，故勿食之。"

马能夜行，故说它有"夜眼"，必不是前脚上真有夜眼。不能夜行的马，说明这马是不健康的，故不能食。

原文 443

食酸马肉，不饮酒，则杀人。

【语译】马肉性酸冷，食马肉而不饮酒的，对人的健康有妨害。

【注解】程林云："马肉苦冷有毒，故饮酒以解之。孟诜曰，食马肉，毒发心闷者，饮清酒则解，饮浊酒则加。韩非子曰，秦缪公亡骏马，见人食之，缪公曰，食骏马肉不饮酒者，杀人，即饮之酒，居三年，食骏马肉者出死力，解缪公之围。"事见《吕氏春秋》。

原文 444

马肉不可热食，伤人心。

【语译】马肉不可热吃，吃了对心脏有损伤。

【注解】《医宗金鉴》中云："马属火，肉热火甚，恐伤心，当冷食之。"

原文 445

马鞍下肉，食之杀人。

【语译】马背鞍下面的肉，往往臭烂者居多，吃了对人的健康有妨害。

【注解】程林云："马鞍下肉，多臭烂有毒，食之必杀人。"

原文 446

白马黑头者，不可食之。

【语译】凡马遍身白色而头是黑的，这种马的肉不要吃。

【注解】《千金方》引黄帝云："白马玄头，食其脑，令人癫。""玄"即黑色。

原文 447

白马青蹄者，不可食之。

【语译】凡马周身白，独四个蹄是青黑的，这种马肉不要吃。

【注解】程林云："《虎钤经》曰：白马青蹄，皆马毛之利害者，骑之不利人，若食之，必能取害也。"

原文 448

马肉狵肉共食，饱醉卧，大忌。

【语译】马肉和猪肉一块吃，吃得大饱大醉的便去睡觉，容易损伤脾气，应该禁忌。

【注解】《医宗金鉴》中云："马肉属火，狵肉属水，共食已属不和，若醉饱即卧，则伤脾气，故曰大忌。"

"狵"与"豚"通，即是猪肉。

原文 449

驴马肉合猪肉食之，成霍乱。

【语译】驴肉、马肉、猪肉等混合在一起吃，吃得太多了，可能引起呕吐、腹泻等胃肠病。

【注解】

程林云："诸肉杂食，伤损肠胃，撩乱脏腑，故成霍乱。"

陆渊雷云："肉类杂噉，可致急性胃肠病，成吐利，古人辄称急性吐利为霍乱，不必虎列拉也。"

原文 450

马肝及毛，不可妄食，中毒害人。

【语译】马的肝脏有毒，不要随便吃。如马肉处理得不清洁，肉中混有马毛的，也不要随便吃，吃了谨防中毒，对人体有害。

【注解】

程林云："马肝及毛，皆有大毒，不可安食，马肝一名悬烽。"

王充《论衡》云："马肝气勃而毒盛，故食走马肝，杀人。"

陆渊雷云："马肝大毒，古书屡见，马毛本不可食，与肝并举，殊不伦。"

食物中有马毛，表示食物不清洁的意思，并不是真正的有毛。

原文 451

治马肝毒中人未死方

雄鼠屎二七枚，末之，水和服，日再服。（屎尖者是）

又方

人垢，取方寸匕，服之佳。

【方义】程林云："马食鼠屎，则腹胀，故用鼠屎而治马肝毒，以物性相制也。人垢，汗所结也，味咸有毒，亦以毒解毒之意。"

《大明本草》《本草附方》《儒门事亲》等，都说"人垢"吃了会吐，可能有催吐的作用。

原文 452

治食马肉中毒欲死方

香豉二两　杏仁三两

上二味，蒸一食顷，熟杵之服，日再服。

又方

煮芦根汁，饮之良。

【方义】程林云："香豉解毒，杏仁利气，则毒可除。"医宗金鉴云："芦根味甘性寒，解诸肉毒。"

原文 453

疫死牛，或目赤，或黄，食之大忌。

【语译】害病疫死的牛，无论两目发黄或发赤，均不要吃。

【注解】

程林云："牛疫死而目赤黄者，疫疠之毒不去也，食之大忌。"

陆渊雷云："疫死诸肉，皆不可食，不必牛，且不必视其目色矣。"

原文 454

牛肉共猪肉食之，必作寸白虫。

【语译】牛肉和猪肉一块吃，如没有煮得太熟，可能感染寄生虫。

【注解】程林云："牛肉性滞，猪肉动风，入胃不消，酿成湿热，则虫生也，亦有共食而不生虫者，视人之胃气何如耳。"

并参考第 474 条陆渊雷的注解。

"必"，审也。

原文 455

青牛肠，不可合犬肉食之。

【语译】水牛肠性温，若与热性的狗肉一起食用，易动热。

【注解】程林云："青牛，水牛也，其肠性温，犬肉性热，温热之物，不可合食。"

原文 456

牛肺从三月至五月，其中有虫如马尾，割去勿食，食则损人。

【语译】从三月到五月，即春夏相交的季节，湿热很重，牛吃了这个时候的水草，可能会生虫，并影响肺脏，此时宰牛，最好割掉肺脏不要，免得吃了对人体有害。

【注解】程林云："春夏之交，湿热蒸郁，牛感草之湿热，则虫生于胃，而缘入肺窍，故勿食之。"

原文 457

牛、羊、猪肉，皆不得以楮木、桑木蒸炙，食之令人腹内生虫。

【语译】牛肉、羊肉、猪肉，都不要用楮实子树料或者桑树柴来蒸、烧、烤，若犯之，可能会腹中生虫。

【注解】《医宗金鉴》中云："古人炼药多用桑柴火，楮实子能健脾消水，楮木亦可烧用，何以蒸炙诸肉食之，即生虫乎，其或物性相反也。"

原文 458

噉蛇牛肉杀人，何以知之，噉蛇者，毛发向后顺者是也。

【语译】因误吃蛇被毒死的牛肉，人吃了也会中毒，怎么知道牛是吃了蛇被毒死的呢？看它全身的毛是向后倒着的便知。

【注解】陆渊雷云："牛为草食之畜，无噉蛇之理，殆食草误嗽，如巢源所云欤。"《诸病源候论》中云："凡食牛肉有毒者，由毒蛇在草，牛食，因误嗽蛇则死，亦有蛇吐毒着草，牛食其草，亦死，此牛肉则大有毒。"

原文 459

治嗽蛇牛肉，食之欲死方

饮人乳汁一升，立愈。

又方

以泔洗头，饮一升，愈。

牛肚细切，以水一斗，煮取一升，暖饮之，大汗出者愈。

【方义】

程林云："藏器曰，北人牛瘦，多以蛇从鼻灌之，其肝则独，乳汁能解独肝牛肉毒。嗽蛇牛，当是独肝牛也，以泔洗头饮者，取头垢能吐其毒也，以牛肚煮服者，取其同类相亲，同气相求，大发其汗，以出其毒也。"

陆渊雷云："泔，淅米汁也，善去垢，古人用以盥沐。《内则》其间面垢，燂潘请靧，'潘'即泔也。"

原文 460

治食牛肉中毒方

甘草煮汁饮之，即解。

【方义】程林云："甘草能解百毒。"

原文 461

羊肉，其有宿热者，不可食之。

【语译】羊肉性大热，如果是有伏热体质的人，不要吃羊肉。

【注解】程林云："羊之五脏皆平温，唯肉属火而大热，人宿有热者，不可食之。"《本草纲目》云："羊肉大热，热病及天行病，疟疾病后，食之必发热致危。"

原文 462

羊肉不可共生鱼、酪食之，害人。

【语译】羊肉和鲊鱼、乳酪等混合在一起食用，对人体有害。

【注解】

程林云："生鱼，鲊之属。酪，乳之属。生鱼与酪食，尚成内瘕（指第550条），加以羊申食之，必不益也。"

陆渊雷云："此以下合食诸禁，今人多犯之，其害不甚着，惟羊肉与西瓜同食，则十人而病九，目验甚多。"

原文 463

羊蹄甲中有珠子白者，名羊悬筋，食之令人癫。

【语译】羊蹄甲里如生有白色斑点的，这叫"羊悬筋症"，吃了这种羊肉，可能使人患癫病。

【注解】程林、《医宗金鉴》等均云："此义未解。"

"珠子白"，即白癜风一类的白色斑点，所谓"令人癫"，可能是指"羊痫风"，这只是一种附会的说法。

原文 464

白羊黑头，食其脑，作肠痈。

【语译】白身黑头的病羊，食用其脑，可能会使胃肠发疮痈。

【注解】程林云："羊脑有毒，食之发风疾，损精气，不唯作肠痈也，方书只用为外敷药。"

原文 465

羊肝共生椒食之，破人五脏。

【语译】羊肝和生椒都是辛温性的，混做一起食用，可能对五脏有害。

【注解】《医宗金鉴》中云："羊肝生椒，皆属于火，共食恐伤人五脏。"

原文 466

猪肉共羊肝和食之，令人心闷。

【语译】猪肉和羊肝混合起来食用，可能使人气滞而觉胸闷。

【注解】程林云："猪肉能闭血脉，与羊肝合食，则滞气，故令人心闷。"

原文 467

猪肉以生胡荽同食，烂人脐。

【语译】猪肉和着生胡荽吃多了，热重的人，偶有发现肚脐溃烂的事。

【注解】程林云："胡荽，损精神，发痼疾，猪肉令人乏气少精，发痼疾宜其不可共食，若烂脐则不可解。"

"胡荽"即"蒝荽"。

"烂人脐"，当系热重，但毕竟是偶然的，而不是必然发生的。

原文 468

猪脂，不可合梅子食之。

【语译】猪脂性滑利，梅子性收涩，两性相反，不要混合食用。

【注解】《医宗金鉴》中云："猪脂滑利，梅子酸溜，性相反也，故不可合食。"

原文 469

猪肉和葵食之，少气。

【语译】猪肉滞气，葵子利气，两样混合起来食用，使人有乏气的感觉。

【注解】程林云："葵性冷利，生痰动风，猪肉令人乏气，合食之，非止于少气也。"

原文 470

鹿人不可和蒲白作羹，食之发恶疮。

【语译】鹿肉不要和香蒲一块做羹食用，因辛热性太大，吃了易发恶疮。

【注解】"鹿人"，《千金方》作"鹿肉"。

程林云："鹿肉，九月已后至正月以前堪食，他月食之，则发冷痛。蒲白，想系蒲笋之类。"

"鹿肉"性温，"香蒲"性辛，辛热四窜，可能会引发恶疮。

原文 471

麋脂及梅李子，若妊妇食之，令子青盲，男子伤精。

【语译】麋脂性滑利，梅子、李子性清凉。如果孕妇吃多了，可能会损伤胎儿眼睛，得色盲病；如果男子吃多了，可能损伤精气。

【注解】

程林云："麋脂忌梅子，故不可合食。按麋蹄下有二窍，为夜目，淮南子曰，孕妇见麋而子四目，今麋脂而令子青盲，物类相感，了不可知，其于胎教，不可不慎也。又麋脂能痿阳伤精，麋角能兴阳益髓，何一体中而性治顿异耶。"

《本草纲目》中云："麋似鹿而色青黑，大如小牛，肉蹄，目下有二窍为夜目。"这与程说颇有不同。

陆渊雷云："青盲者，眼目形色不变，但视物不见也，妊妇忌食异味，忌见奇形怪物，忌闻淫声，忌不正当之思想，乃胎教中所有事，中外古今无异辞，若谓食某物必致某种变故，则不可凭。"

梅、李都是清凉之性，麋脂有滑利的作用，虽未必令子青盲，却不利于孕妇。

原文 472

麋肉不可合虾及生菜、梅、李果食之，皆病人。

【语译】麋肉和虾、生菜、梅子、李子等一起食用，可能会令人患风痰热气病。

【注解】程林云："麋肉十二月至七月食之动气，虾能动风热，生菜梅李动痰，合食之，皆令人病。"

"麋"与"麋"同为鹿属。

原文 473

痼疾人不可食熊肉，令终身不愈。

【语译】患顽固性疾病的人，不要吃熊肉，熊肉滋腻，吃了可能使病根子久久不能拔除。

【注解】熊肉的滋腻，所以不利于有痼疾的病人。积久不愈的病称作"痼疾"。

原文 474

白犬自死，不出舌者，食之害人。

【语译】白狗无故自死，死后舌头并没有吐露在外者，多是中毒的现象，这种狗肉吃了是有害的。

【注解】《医宗金鉴》中云："凡犬死，必吐舌，惟中毒而死，其舌不吐，毒在内也，故食之害人。"

原文 475

食狗鼠余，令人发瘘疮。

【语译】食了狗或老鼠咬过的东西，往往会使人生瘰疬，甚而溃疡。

【注解】

程林云："余，狗鼠之剩食也，其涎毒在食中，人食之则散于筋络，令发瘘疮。"

陆渊雷云："瘘疮，即淋巴腺肿疡之久溃不愈者，亦即《血痹虚劳篇》之马刀侠瘿，今人所谓历串也。"

原文 476

治食犬肉不消，心下坚，或腹胀，口干大渴，心急发热，妄语如狂，或洞下方

杏仁一升（合皮熟研用）

上一味，以沸汤三升和取汁，分三服，利下肉片，大验。

【方义】程林云："犬肉畏杏仁，故能治犬肉不消，近人以之治狂犬咬，皆此意。"

原文 477

妇人妊娠，不可食兔肉、山羊肉，及鳖、鸡、鸭，令子无声音。

原文 478

兔肉不可合白鸡肉食之，令人面发黄。

【语译】兔肉不要和白鸡肉一起食用，吃了易动湿热，容易使人面发黄。

【注解】《医宗金鉴》中云："二物合食，动脾气而发黄，故不可合食。"意思是说"兔"为卯畜，"鸡"为酉畜，"卯"为大肠，"酉"为肾，大肠与脾土相合，肾为水，水土之湿热动，势必发黄。

原文 479

兔肉着干姜食之，成霍乱。

【语译】兔肉和干姜一块吃，酸辛味太厚了，易引起霍乱吐泻病。

【注解】程林云："兔肉味酸，干姜味辛，辛能胜酸，故合食之成霍乱。"

原文 480

凡鸟自死，口不闭，翅不合者，不可食之。

【语译】凡鸟类无故自死，嘴大张着，翅膀亦不收，可能是中毒，这种禽类不要吃。

【注解】程林云："鸟自死，必敛翅闭口，若张翅开口，其死也异，其肉也必毒，不可食之。"

原文481

诸禽肉，肝青者，食之杀人。

【语译】凡是各种禽兽肉类，如肝脏现青黑色，多有中毒的可能，人吃了也会中毒。

【注解】陆渊雷云："凡射猎所获，无论鸟兽，皆谓之禽，禽者，获也，俗加手傍作'擒'。《白虎通》：'禽者何？鸟兽之总名是也。'《尔雅·释鸟》：'二足而羽谓之禽，四足而毛谓之兽'，乃称谓之转移。《医心方》引《养生要集》云：凡禽兽肝脏有光者不可食，杀人。本条之'禽'，即《养生要集》之禽兽矣。肝脏本是动物体中消毒器，色青若有光，皆中毒而消之不尽，因致死者，故不可食。"

原文482

鸡有六翮四距者，不可食之。

【语译】鸡生六个翅膀、四只脚者，这种怪禽，不要吃。

【注解】《尔雅》云："羽谓翮。"《说文》云："羽，茎也。"《医宗金鉴》云："距，鸡脚爪也，形有怪异者有毒，做不可食。"

原文483

乌鸡白首者，不可食之。

【语译】乌鸡而头是白色的，这种怪异之禽，最好也不要吃。

【注解】《医宗金鉴》中云："色有不相合者，有毒，不可食。"

原文484

鸡不可共葫蒜食之，滞气。（一云鸡子）

【语译】鸡肉不要和着大蒜吃，吃了风痰发动，往往会现气滞的症状。

【注解】程林云："鸡能动风，蒜能动痰，风痰发动，则气壅滞。"

"葫蒜"即是大蒜。

原文 485

山鸡不可合鸟兽肉食之。

【语译】山鸡肉有毒，不要和在其他好的鸟兽肉一齐食用。

【注解】程林云："山鸡，鹝鸡也。小于雉而尾长，人多畜之樊中，性食虫蚁，而有毒，非唯不可共鸟兽肉同食，即单食亦在所忌也。"

原文 486

雉肉久食之，令人瘦。

【语译】雉鸡肉多吃了，会使人消瘦。

【注解】程林云："雉肉有小毒，发疮疥，生诸虫，以此则令人瘦。"

"雉"俗呼野鸡。

原文 487

鸭卵不可合鳖肉食之。

【语译】鸭蛋是凉性的，不要再和凉性的鳖鱼肉一起食用。

【注解】程林云："鸭卵性寒，发冷气，鳖鱼性冷，亦发冷气，不可合食。"

原文 488

妇人妊娠，食雀肉，令子淫乱无耻。

原文 489

雀肉不可合李子食之。

【语译】雀肉性温热，不要和着酸涩性的李子吃。

【注解】程林云："雀肉壮阳益气，得李子酸涩，则热性不行，故下可共食。"

原文 490

燕肉勿食，入水为蛟龙所啖。

原文 491

鸟兽有中毒箭死者，其肉有毒，解之方

大豆煮汁，及盐汁服之，解。

【方义】程林云："箭药多为射罔毒，射罔乃乌头所熬，大豆汁，能解乌头毒故也，咸能胜热，故盐亦解其毒。"

原文 492

鱼头正白，如连珠至脊上，食之杀人。

【语译】鱼头上有白色斑点，像珠子般一连串到背脊上，这种怪鱼吃了对人有害。

【注解】《医宗金鉴》中云："以下皆怪异之形色，必有毒也。"（包括第 532 至第 536 五条）

原文 493

鱼头中无腮者，不可食之，杀人。

【语译】头上没有鳃的怪鱼，不要吃，吃了怕有妨害。

原文 494

鱼无肠胆者，不可食之，三年阴不起，女子绝生。

【语译】没有肠管和胆囊的怪鱼，不要吃，吃了可能会引起阴痿，或者无生育。

原文 495

鱼头似有角者，不可食之。

【语译】头上好像长有角似的怪鱼，不要吃。

原文 496

鱼目合者，不可食之。

【语译】不睁眼睛的怪鱼，不要吃。

原文 497

六甲日，勿食鳞甲之物。

原文 498

鱼不可合鸡肉食之。

【语译】鱼不要和鸡肉一块吃多了，免动风热。

【注解】程林云："今人常合食之，亦不见为害，或飞潜之物，合食当所忌耶，或过之不消，则鱼能动火，鸡能动风，能令作病耶。"

原文 499

鱼不得合鸬鹚肉食之。

【语译】鸬鹚是吃鱼的野禽，不要和鱼混合在一起食用。

【注解】程林云："鸬鹚食鱼物，相制而相犯也，不可合食。"

原文 500

鲤鱼鲊，不可合小豆藿食之；其子不可合猪肝食之，害人。

【语译】鲤鱼鲊味咸，不要和着咸味的小豆叶一齐吃；豆子也不要和着猪肝吃，吃了对人体有害。

【注解】《医宗金鉴》中云："小豆藿，即小豆叶也。程林云：鲤鱼鲊，小豆藿，味皆咸，咸能胜血。故陶弘景云，合食成消渴，其子合猪肝食，伤人神。"

原文 501

鲤鱼不可合犬肉食之。

【语译】鲤鱼性热，不要和热性的狗肉一块吃。

【注解】程林云："鲤鱼犬肉，俱令热中，不可合食。"

原文 502

鲫鱼不可合猴雉肉食之，一云不可合猪肝食。

【语译】鲫鱼不要同猴肉、野鸡肉一起食用，吃了易发疮；又有一说，鲫鱼不能同猪肝一起食用。

【注解】程林云："鲫鱼同猴雉猪肝食，生痈疽。"

原文 503

鳀鱼合鹿肉生食，令人筋甲缩。

【语译】鳀鱼和鹿肉一块生吃，易患风湿病，使人筋脉、爪甲都挛缩。

【注解】程林云："鳀鱼，鲇鱼也。鳀鱼鹿肉，皆能治风，生食反伤其筋脉，致令筋甲缩。"

原文 504

青鱼鲊不可合生葫荽及生葵并麦中食之。

【语译】青鱼鲊不要多和生芫荽、生葵菜、麦酱等一齐食用，免动风热。

【注解】程林云："青鱼鲊不益人，胡荽生葵能动风，发痼疾，必与青鱼鲊不相宜，鲊味咸，麦酱亦咸，合食必作消渴。"

原文 505

鳀鳝不可合白犬血食之。

【语译】鳀鱼、鳝鱼不要和白狗的血一起食用，吃了易动风热。

【注解】

程林云："鳀鳝为无鳞鱼，白犬血为地厌，非唯不可合食，抑卫生家所当忌也。又鳀鳝善窜能动风，白犬血性热能动火，是不可合食。"

陆渊雷云："鳀即俗所谓泥鳅，今人不食。白犬血亦鲜有食者。鳝则饕餮家以为美味，程说动风火，则不可凭。地厌者，术家语，谓能禳辟一切邪魅妖术云。"

原文 506

龟肉不可合酒果子食之。

【语译】龟肉不要和酒以及其他水果一起食用。

【注解】程林云"仲景以龟肉忌酒、果子，而苏恭以龟肉酿酒，治大风，陶弘景曰，龟多神灵，人不可轻杀，更不可轻噉也，果子亦不知何果。"

原文507

鳖目凹陷者，及厌下有王字形者，不可食之。其肉不得合鸡、鸭子食之。

【语译】鳖鱼两眼凹陷，和腹厌上的纹呈王字形者，不要吃。又有一说，鳖鱼肉不能和鸡蛋、鸭蛋一起食用。

【注解】程林云："淮南子曰，鳖无耳，以目为听，目凹陷则历年多，而神内守，故名曰神守，若有王字，则物已灵异矣，食之有害。"

"厌"与"厣"字同，称为"腹厣"，也就是现在药用的"鳖甲"。

原文508

龟、鳖肉不可合苋菜食之。

【语译】龟肉、鳖肉，都与苋菜相反，不要一起食用。

【注解】

程林云："龟鳖肉皆反苋菜，食之成鳖瘕。"

陶弘景云："昔有人剉鳖，以赤苋同包，置湿地，经旬皆生鳖。"

原文509

虾无须及腹下通黑，煮之反白者，不可食之。

【语译】虾子没有须，腹下面通是黑色的，经过煮后，又变成白色，这不是一般的菜虾，不要随便食用。

【注解】程林云："无须，失虾之形，腹黑，必虾之毒，色白，反虾之色，物既反常，必不可食。"

原文 510

食脍，饮乳酪，令人腹中生虫，为瘕。

【语译】吃生脍、乳酪等，容易使人感染寄生虫，严重的还可能引发瘕聚。

【注解】

程林云："脍，乃生鱼所作，非胃弱所宜，乳酪之性黏滞合而食之，则停留于胃，为瘕为虫也。"

陆渊雷云："脍者，正字，鲙者或体字（出《论语·乡党篇》释文）。脍，本是细切肉，畜兽及鱼皆可作，后世多用鱼鲙，故《外台》食鲙与食鱼同门，《本草纲目》亦但于鳞部出鱼鲙，兽部无之，而脍字遂专从鱼矣。时珍云：'劊切而成，故谓之鲙。凡诸鱼之鲜活者，薄切、洗净血鲜，沃以蒜韰姜醋五味食之，是也。'本经本条从肉作脍，后二条（指第210、211两方）从鱼作鲙，诸本并同，又前第十八条（本书第474条）云：'食生肉，饱饮乳，变成白虫。'合而观之，明本条指畜兽肉之脍，后二条乃指鱼鲙，撰次者误列于虾鱼类中，程氏乃以为鱼鲙矣。"

原文 511

鲙食之，在心胸间不化，吐复不出，速下除之，久成癥病，治之方

橘皮一两　大黄二两　朴硝二两

上三味，以水一大升，煮至小升；顿服即消。

【方义】程林云："橘皮能解鱼毒，硝黄能下癥瘕。"

原文512

食鲙多，不消，结为癥病，治之方

马鞭草一味，捣汁饮之。或以姜叶汁，饮之一升，亦消。又可服吐药吐之。

【方义】程林云："马鞭草，味苦寒，下癥瘕破血，姜叶亦能解鱼毒。"

原文513

食鱼后食毒，两种烦乱，治之方

橘皮煎浓汁，服之即解。

【方义】程林云："《神农经》曰，橘皮主胸中瘕热逆气，通神明，鱼毒食毒俱可解。"

原文514

食鯸鮧鱼中毒方

芦根煮汁，服之即解。

【方义】《医宗金鉴》中云："鯸鮧，即河豚鱼，味美，其腹腴，呼为西施乳，头无腮，身无鳞，其肝毒血杀人，脂令舌麻，子令腹胀，眼令目花，惟芦根汁能解之。"程林云："河豚畏芦根，故其汁可解其毒。"

原文515

蟹目相向，足斑目赤者，不可食之。

【语译】螃蟹的两眼相对，足上有斑纹，眼睛是红的，这都不是一般的蟹，提防有毒，不要吃。

【注解】程林云："蟹骨眼而相背，相向者，其蟹异，足斑目赤者，其蟹毒，故不可食。

原文 516

食蟹中毒治之方

紫苏，煮汁，饮之三升。紫苏子捣汁饮之，亦良。

又方

冬瓜汁，饮二升，食冬瓜亦可。

【方义】程林云："紫苏冬瓜，并解鱼蟹毒。"

原文 517

凡蟹未遇霜，多毒，其熟者，乃可食之。

【语译】凡是螃蟹没有经过霜打的，多有毒气，不要生吃，如果煮熟了，亦可以吃。

【注解】

程林云："未遇霜者，霜降节前也。节前食水莨菪，故有毒，霜降节后，食稻将蛰，则熟而味美，乃可食也。莨菪，生水滨，有大毒。"

陆渊雷云："推此条之意，盖谓未遇霜之蟹，决不可生食，须煮熟乃勉强可食也，生食如醉蟹之类，今验食蟹者，霜前霜后，毒无重轻，霜后则充实而肥美耳。"

原文 518

蜘蛛落食中，有毒，勿食之。

【语译】蜘蛛是毒虫，如果掉在食物中，谨防食物粘上了毒气，不要吃。

【注解】程林云："蜘蛛有毒，落食中，或有尿有丝粘食上，故不可食。"

原文519

凡蜂、蝇、虫、蚁等，多集食上，食之致瘘。

【语译】凡是经过蜂子、苍蝇、蚂蚁，以及其他虫类停住过的食物，误吃了，轻者也要发疮毒。

【注解】程林云："蜂蝇虫蚁，禀湿热而有毒，集食上而人食之，湿热之毒，传于肌肉，致生瘘疮。"

果实菜谷禁忌并治第二十五

原文内容

原文520

果子生食，生疮。

【语译】果子生吃，如果没有洗干净，会感染病毒，可发疮疖。

【注解】程林云："诸果之实，禀湿热之性，食之生疮。"

最关紧要的，生食感染病毒的机会较多，故食时须注意消毒。

原文521

果子落地经宿，虫蚁食之者，人大忌食之。

【语译】果子已经掉在地下，经过一晚上，又被虫蚁等咬过的，就不能吃了。

【注解】程林云："落地经宿，则果坏；虫蚁食之，则果毒，在人大食之，令人患九漏。"

原文522

生米停留多日，有损处，食之伤人。

【语译】生米停放了多天，如发现有虫鼠咬过的痕迹，这米吃了对人体是有损害的。

【注解】程林云："有损处，谓为虫鼠所食，皆有毒，故伤人。"

原文 523

桃子多食，令人热，仍不得入水浴，令人病淋沥寒热病。

【语译】桃子吃多了，会消化不良，心里纵然烦热，但不要去洗冷水澡，如再遭感冒，便会发寒热，甚至缠绵不愈。

【注解】程林云："桃实酸甘辛，生子春则味酸，成于夏则酸甘，成于秋则酸辛，其性热，故多食令人热也。若多食而入水浴，则酸味不得内泄，多令人癃，水寒之气，因而外客，故令人寒热也。"

"淋沥"，是双声形容词，即是寒热连绵不已的意思。《肘后方》云："尸注，大略人寒热淋沥。"与这条同一解释。吃多了桃子，消化不良，再浴水感冒，易发寒热。程解释为"癃"，"癃"属淋病，这与临床不合。

原文 524

杏酪不熟，伤人。

【语译】杏酪没有酿造成熟的，吃了对人体有损害。

【注解】

程林云："古人杏酪以酒蜜酿成，亦有甘草生姜汁熬成者，以杏仁有毒，半生半熟，皆能害人也。"

"杏酪"又叫"杏酥"。《本草》制杏酪法，苏颂云："捣烂杏仁一石，以好酒二石，研滤取汁一石五斗，入白蜜一斗五升，搅匀封于新瓮中，勿泄气，三十日，看酒上酥出，即掠取纳瓷器中贮之，取其酒滓，团如梨大，置空屋中，作格安之，候成饴脯状，旦服一枚，以前酒下。"

又法，寇宗奭云："用杏仁去皮研细，每一升入水一升半，捣稠汁，入生姜四两，甘草一寸，银石器中慢火熬成稀膏，入酥二两同收，每夜沸汤点服一匙。"

原文 525

梅多食，坏人齿。

【语译】梅子多吃了，最容易损坏人牙齿。

【注解】

陆渊雷云："《千金方》同，今验之，良信，盖其酸能损坏齿面珐琅质故也。"

本草《大明》云："食梅齿齼者，嚼胡桃肉解之。"

原文 526

李不可多食，令人胪胀。

【语译】李子味酸涩，不要多吃，多吃了会使肚腹膨胀。

【注解】

《医宗金鉴》中云："李味酸涩，若多食，则中气不舒，故令人腹胀。"

"胪"，《说文》云："皮也。"《广韵》云："腹前曰胪。""胪胀"，《通雅》云："腹膨胀也。"

原文 527

林檎不可多食，令人百脉弱。

【语译】花红味酸涩，不要多吃，多吃了会使人百脉不通畅。

【注解】程林云："林檎酸涩而闭百脉，故多食，令人百脉弱。"

"林檎"，一般叫"花红"。

原文 528

橘柚多食，令人口爽，不知五味。

【语译】橘子或柚子多吃了，会使人味觉差失，不能辨别其他的滋味了。

【注解】

李时珍云："橘皮下气消痰，其肉生痰聚饮，表里之异如此。"

《尔雅·释言》云："爽，差也，忒也。"《老子》云："五味令人口爽。"也就是味觉差失的意思。

《尚书》注云："小曰橘，大曰柚。"

原文 529

梨不可多食，令人寒中，金疮、产妇，亦不宜食。

【语译】梨子性凉，不宜多吃，多吃了会令人患寒饮证，有创伤的人和产妇，也不宜吃这类寒凉性的东西。

【注解】程林云："梨性大寒，故令人寒中，寒能凝血脉，故金疮产妇不宜食。"

原文 530

樱桃、杏，多食伤筋骨。

【语译】樱桃、杏子，都是寒酸性的水果，多吃了对筋骨是有损伤的。

【注解】《医宗金鉴》中云："樱桃、杏，味酸性寒，若过食则伤筋骨。《内经》云，酸则伤筋，寒则伤骨，故伤筋骨。"

原文 531

安石榴不可多食，损人肺。

【语译】安石榴性酸涩，不宜多吃，吃多了伤肺气。

【注解】《医宗金鉴》中云："安石榴，味酸涩，酸涩则气滞；肺主气，宜利而不宜滞，滞则伤损矣，故不可过食也。"

原文 532

胡桃不可多食，令人动痰饮。

【语译】胡桃性热，不要多吃，多吃了可能动热，引发痰饮。

【注解】程林云："胡桃能润肺消痰，今令人动痰饮何也？以胡桃性热，多食则煎熬津液而为痰饮矣。"

原文 533

生枣多食，令人热渴气胀。寒热羸瘦者，弥不可食，伤人。

【语译】生大枣味甘，气辛热，吃多了会生热、口渴，甚至发生气胀。至于有寒热或肌肉消瘦的病人，往往虚热很重，更不要吃，吃了是有妨害的。

【注解】程林云："生枣，味甘辛气热，以辛热则令人渴，甘则令人气胀也。羸瘦者，内热必盛，而脾胃必虚，故弥不可食。

原文 534

食诸果中毒治之方

猪骨（烧灰）

上一味，末之，水服方寸匕。亦治马肝漏脯等毒。

【方义】《医宗金鉴》中云："以猪骨治果子毒，物性相制使然，治马肝毒者，以猪畜属水，马畜属火，此水克火之义也，治漏脯毒者，亦骨肉相感之义耳。"

原文 535

木耳赤色，及仰生者，勿食。

【语译】木耳如为红色，或者是仰生的，谨防有毒，不要吃。

【注解】程林云："木耳诸菌皆复卷，仰卷则变异，色赤有毒，故不可食。"

原文 536

菌仰卷及赤色者，不可食。

【语译】菌子如果是仰生或者呈红色的，谨防有毒，不要吃。

同前第 535 条注。

原文 537

食诸菌中毒，闷乱欲死，治之方

人粪汁饮一升　土浆饮一二升　大豆　浓煮汁饮之，服诸吐利药，并解。

【方义】《医宗金鉴》中云："李彣曰，闷乱欲死，毒在胃也。服吐利药并解，使毒气上下分消也。"

"人粪"有解热毒作用，亦可以引起恶心而催吐。"土浆"即地浆，是清暑解毒良品。"大豆汁"能消肿毒。

原文 538

食枫柱菌而哭不止，治之以前方。

【方义】

程林云："弘景曰，枫木上生者，令人笑不止，以地浆解之。"

是"哭"字可能是"笑"字之讹。《医宗金鉴》云："李彣曰，心主笑，笑不止，是毒气入心也。"

原文 539

误食野芋，烦毒欲死，治之以前方。（其野芋根，山东人名魁芋，人种芋三年不收，亦成野芋，并杀人）

【方义】程林云："野芋三年不收，又名栢芋，味辛冷有毒，只有敷摩疮肿。人若食之，中其毒，土浆、豆汁、粪汁，俱可解也。"

原文 540

蜀椒闭口者有毒，误食之，戟人咽喉，气病欲绝，或吐下白沫，身体痹冷，急治之方

肉桂煎汁饮之，饮冷水一二升，或食蒜，或饮地浆，或浓煮豉汁饮之，并解。

【方义】

程林云："蜀椒，气大热有毒，味辛麻，闭口者毒更甚，辛则戟人喉咽，麻则令人吐下白沫，身体痹冷也。冷水、地浆、豉汁，寒凉能解热毒，其桂蒜大热，而肘后诸方亦云解椒毒，不知其义，岂因其气欲绝，身体冷痹而用耶。"

《医宗金鉴》云："如桂与蒜，皆大辛大热之物，通血脉，辟邪秽，以热治热，是从治之法也。"

原文 541

正月勿食生葱，令人面生游风。

【语译】正月间风气发动，不要多吃生葱，会使面上生粉刺等游风病。

【注解】程林云："正月甲木始生，人气始发，葱能走头面而通阳气，反引风邪，而病头面，故令生游风。"

凡是鼻皰、面皯、粉刺等，都属于游风病。

原文542

二月勿食蓼，伤人肾。

【语译】二月间是肝木正旺的时候，不要多吃水蓼，易伤肾气，肾气受伤，便影响肝木的繁荣。

【注解】程林云："扁鹊云，食蓼，损髓少气减精。二月木正旺，若食蓼以伤肾水，则木不生，故二月勿食。"

"蓼"有水蓼、马蓼、毛蓼等多种，一般多用其蓼茎。

原文543

三月勿食小蒜，伤人志性。

【语译】三月间，正是人体脏气长养的时候，不要多吃辛热性的小蒜，损伤人的情志。

【注解】程林云："小蒜辛热有毒，三月为阳气长养之时，不可食此夺气伤神之物。"

原文544

四月、八月勿食胡荽，伤人神。

【语译】四月和八月是心气和肺气主旺的时候，不要多吃辛芳气味的胡荽，以免耗散人的神志。

【注解】程林云："胡荽，荤菜也，辛芳之气。损人精神。四月心火正旺，八月肺将敛。以心藏神，而肺藏魄，食此走散之物，必能伤神也。"

原文 545

五月，勿食韭，令人乏气力。

【语译】五月间韭菜的臭味很大，最好不要吃，免得臭气伤脾，使气力疲乏。

【注解】程林云："韭菜，春食则香，夏食则臭，脾恶臭而主四肢，是以令人乏气力。"

原文 546

五月五日，勿食一切生菜，发百病。

【语译】五月五日端午节，是阳盛的节令，最好不要吃生菜，损伤阳和，发生百病。

【注解】程林云："五月五日为天中节，为纯阳日，人当养阳以顺令节，若食生菜，则伐天和，故生百病。"

原文 547

六月、七月，勿食茱萸，伤神气。

【语译】六七月间，正是亢阳天气，不要吃辛热性的吴茱萸，以免损伤神气。

【注解】程林云："六月七月，阳气尽发，吴茱萸辛热，辛能走气，故伤神气。"

原文 548

八月、九月，勿食姜，伤人神。

【语译】八九月是秋季，为清肃的节令，不要吃辛热性的姜，以免损害人的神气。

【注解】程林云："八九月人气收敛，姜味辛发，食之则伤神也。《云笈七签》曰，九月食生姜，成痼疾。孙真人曰，八九月食姜，至春多患眼，损筋力，减寿。朱晦庵有秋姜夭人天年之语，谓其辛走气泻肺也。"

原文 549

十月勿食椒，损人心，伤心脉。

【语译】十月间，正是心阳主持卫气的时候，不要吃辛热性的蜀椒，易损心阳和卫气。

【注解】程林云："《内经》曰，九月十月，人气在心，椒能走气伤心，故伤心脉。""人气"即是指"卫气"，《素问·生气通天论》中说："平旦人气生。"

原文 550

十一月、十二月，勿食薤，令人多涕唾。

【语译】十一、十二两个月的天气寒冷，不要吃冷滑性的薤白，使人鼻涕口唾增多。

【注解】程林云："薤白气味冷滑，能引涕睡，非独十一月十二月也。"

原文 551

四季勿食生葵，令人饮食不化，发百病，非但食中，药中皆不可用，深宜慎之。

【语译】一年四季都不要吃生葵子，吃了大伤脾阳，不仅影响消化，还会发生其他的疾病；不仅在饮食里不宜吃，就是作为药用，也要审慎。

【注解】程林云："脾旺四季，生葵冷滑，非脾所宜，发病之物，药饵中皆不宜也。"

原文 552

时病差未健，食生菜，手足必肿。

【语译】患时行热病才愈，体力还没有康复，便食用许多生菜，生冷会损伤脾阳，脾阳不运，势必手足会发生浮肿。

【注解】程林云："时病，热病也，热病新差，而脾胃尚弱，食生菜则伤脾，故令手足浮肿。"

原文 553

夜食生菜，不利人。

【语译】晚上多吃了生菜，难于消化，不利于健康。

【注解】程林云："夜食生菜，则易停留而难化转，不利于人也。"

原文 554

十月勿食被霜生菜，令人面无光，目涩，心痛，腰疼，或发心疟，疟发时，手足十指爪皆青，困委。

【语译】十月间是初冬气候，是心阳主持卫气的时候，不要吃被寒霜打过的生菜，以免心阳受损，而使颜面血色不荣，没有光彩，两目干涩，心胸和腰部疼痛。甚至还会发生"心疟"，表现为手指、足趾和爪甲都呈郁血性的青紫色，精神极为困顿。

【注解】

程林云："《道藏》云：六阴之月，万物至此归根复命，以待来复，不可食寒冷以伐天和，生菜性冷，经霜则寒，寒冷之物，能伤阳气，食之能发上证。"

《素问·刺疟论》中云："心疟者，令人烦心甚，欲得清水，反寒多，不甚热，刺手少阴。"又《三因方》云："病者心烦，欲饮清水，反寒多，不甚热，乍来乍去，以喜伤心，心气耗散所致，名曰心疟。"

是"心疟"为寒多热少的疟疾，又叫"牝疟"。

原文 555

葱韭初生芽者，食之伤人心气。

【语译】葱和韭菜在发芽的时候，还没有长成熟，吃了易损伤人的心气。

【注解】程林云："萌芽含抑郁之气未伸，食之能伤心气。"

原文 556

饮白酒，食生韭，令人病增。

【语译】白酒生湿，韭菜动热，白酒和生韭同食，容易使人增加湿热病。

【注解】《医宗金鉴》中云："酒多湿，韭性热，湿热相合，令人病增。"

原文 557

生葱不可共蜜食之，杀人。独颗蒜，弥忌。

【语译】生葱不要和蜂蜜不要一起食用，可能会有妨害。独头蒜应该忌与蜂蜜一起食用。

【注解】程林云："孙真人曰，葱同蜜食，令人利下。独蒜气味辛臭，与蜜更不宜也。"

原文 558

枣合生葱食之，令人病。

【语译】大枣和着生葱一起食用，大有妨碍。

【注解】程林云："枣与葱食，令人五脏不和。"

原文 559

生葱和雄鸡、雉、白犬肉食之，令人七窍经年流血。

【语译】生葱和雄鸡、雉鸟、白狗等肉，都是大温大热性的，混合起来食用，易动风热，可能使人七窍经常出血。

【注解】《医宗金鉴》中云："李延曰，此皆生风发火之物，若合食则血气更淖溢不和，故七窍流血。"

原文 560

食糖、蜜后，四日内食生葱、蒜，令人心痛。

【语译】糖、蜜和葱、蒜是相反的，所以吃了糖或蜂蜜以后的四天内，如果吃了生葱、蒜，可能使人心腹疼痛。

【注解】程林云："蜜与葱韭蒜，皆相反，虽食蜜后四日内，尤忌之，相犯乃令人心痛。"

原文 561

夜食诸姜、蒜、葱等，伤人心。

【语译】晚上多吃了生姜、大蒜、生葱等辛热性的东西，最容易损伤心阳，使人不寐。

【注解】

程林云："人之气昼行于阳而夜行于阴，夜食辛物以扰乎阳，则伤上焦心膈之阳气也。"

陆渊雷云："《医心方》引《七卷食经》云：'夜食不用噉蒜及熏辛菜，辛气归目，不利人。'案诸辛皆刺激兴奋，夜食之，盖不能安寐耳。"

原文 562

芜菁根，多食令人气胀。

【语译】芜菁根最易动气，吃多了往往使人气胀。

【注解】程林云："芜菁，即蔓青也，多食动气。"

原文 563

薤不可共牛肉作羹，食之成瘕病，韭亦然。

【语译】薤白不要和牛肉一块做肉羹吃，吃了难于消化，往往会引起瘕积之症，韭菜也是同样。

【注解】程林云："薤韭牛肉皆难克化之物，积而不消，则为癥瘕。"

原文 564

莼多病，动痔疾。

【语译】"莼菜"性滞腻，吃多了容易发生痔疮。

【注解】"病"，《千金》作"食"。

程林云："李廷飞曰，莼性滑，故发痔疾。"《医宗金鉴》云："滑而易下，故发痔疾。"

莼菜性极滞腻，多吃了使人气壅，甚至败胃动气，生痔疾可能是壅滞的关系，不在其滑。

原文 565

野苣不可同蜜食之，作内痔。

【语译】野苣不要同蜂蜜一块吃，吃了容易发生内痔。

【注解】程林云："野苣，苦荬也，性苦寒，能治痔，与蜜同食，复生内痔，物性相忌，则易其性也。"

原文 566

白苣不可共酪同食，作䘌虫。

【语译】白苣不要和着乳酪吃，吃了容易生虫。

【注解】

程林云："白苣苦寒，乳酪甘寒，合食停于胃中，则生蚀䘌。"

李时珍云："白苣，处处有之，似莴苣而叶色白，折之有白汁，四月开黄花，如苦荬结子。"

原文 567

黄瓜食之，发热病。

【语译】黄瓜吃多了，使人热病复发。

【注解】程林云："黄瓜动寒热，虚热，天行热病后，皆不可食。"

原文 568

葵心不可食，伤人，叶尤冷，黄背赤茎者，勿食之。

【语译】冬葵叶的嫩心有毒，不要吃，吃了对人体有损伤；生葵叶更冷，叶背黄而茎呈赤色的，有毒，不宜吃。

【注解】程林云："葵心有毒；其叶黄背赤者，亦有毒，不可食。"

"葵"即"冬葵"。"葵心",指葵叶的嫩心而言。《千金方》云："冬葵其心伤人,百药忌食心,心有毒。"

原文569

胡荽久食之,令人多忘。

【语译】胡荽辛窜散气,吃多了使人的记忆力减退。

【注解】程林云："胡荽开心窍,伤神,久食之,令人多忘。"

原文570

病人不可食胡荽及黄花菜。

【语译】病人气血虚弱,不要吃胡荽、黄花菜等破气耗血的食品。

【注解】《医宗金鉴》中云："胡荽耗气,黄花菜破气耗血,皆病人忌食。"《本草纲目》云："黄瓜菜,一名黄花菜。"

原文571

芋不可多食,动病。

【语译】芋头滞气,不要多吃,多吃了,容易害胃肠病。

【注解】程林云："芋难克化,滞气困脾。"

原文572

妊妇食姜,令子余指。

原文573

蓼多食,发心痛。

【语译】蓼子辛温,吃多了,使人发心气痛。

【注解】程林云："孙真人曰,黄帝云,食蓼过多,有毒,发心痛，以气味辛温故也。"

原文 574

蓼和生鱼食之，令人夺气，阴咳疼痛。

【语译】蓼子和生鱼鲊一块多吃了，使人肺气夺失，发生阴咳疼痛。

【注解】程林云："生鱼鲊之属，合食则相犯，令人脱气阴咳痛。"

气壅逆为"阳咳"，气夺失为"阴咳"。"蓼子"降气，"生鱼"寒冷，故发阴咳疼痛。

原文 575

芥菜不可共兔肉食之，成恶邪病。

【语译】芥菜辛温，兔肉性亦辛温，一起食用易引发疾病。

【注解】程林云："芥菜昏人眼目，兔肉伤人神气，合食必为恶邪之病。"

原文 576

小蒜多食，伤人心力。

【语译】小蒜辛温散气，多吃了，损害人的心气。

【注解】程林云："小蒜，辛温有小毒，发瘤疾，多食气散，则伤心力。"

原文 577

食躁式躁方

豉，浓煮汁饮之。

【方义】"式"字，徐镕俞桥诸本都作"或"字。"式"字亦可作"制"字解，"式躁"即是"止烦躁"的意思。

《医宗金鉴》中云："食躁或躁者，即令之食后时作恶心，欲吐不吐之病，故以豉汤吐之。"饮豉汤一般不会引起呕吐，程林以豉汁能解毒，所说较近。

原文 578

钩吻与芹菜相似，误食之杀人，解之方（《肘后》云：与茱萸食芥相似）

荠苨八两

上一味，水六升，煮取二升，分温二服。（钩吻生地傍无他草，其茎有毛者，以此别之）

【方义】第一个括弧里的注文，即《肘后方》"钩吻叶与芥叶相似，误食之杀人"的改写。第二个括弧里的注文，即《外台秘要》"钩吻与食芹相似，而其所生之地，傍无他草，茎有毛"的改写。

"钩吻"一名"野葛"，又叫作"胡蔓草"，又叫作"断肠草"，乃蔓生植物，多产在岭南，有毒。

"荠苨"为山野多年生草，《本草》称其疗疮毒、疗肿、蛇蛊咬伤，解蛊毒、箭毒、钩吻毒、百药毒、五石毒，可见"荠苨"是解毒药。

原文 579

菜中有水莨菪，叶圆而光，有毒，误食之，令人狂乱，状如中风，或吐血，治之方

甘草煎汁，服之即解。

【方义】

苏敬《唐本草》云："毛莨，是有毛石龙芮也。"《百一方》云："菜中有水莨，叶圆而光，生水旁，有毒，蟹多食之。"

此草是生在水边的，它的毒性很像莨菪，所以叫作"水莨菪"。苏氏既以为是"毛莨"，又引《百一方》的"水莨"，可能脱了一个"菪"字。《外台秘要》引《肘后方》云："食蟹中毒，或云是水莨所为。"与苏氏有同样的脱失。李时珍《本草纲目》，把"莨""莨"两字混为一谈，写成"水莨"，附录在"释名"中，殊不知"莨"与"浪"同音，"莨"与"艮"同音。既云"叶圆而光"，则为"水莨菪"，便是"石龙芮"，"毛莨"叶有毛而无光。现在植物学里的"毛莨科"，字从"良"，也读"浪"，这是个错误，应该是"毛莨科"，读成"艮"音。

程林云："甘草解百药毒。"所以这里用"甘草"来解毒。

原文 580

春秋二时，龙带精入芹菜中，人偶食之为病，发肘手足青、腹满、痛不可忍，名蛟龙病，治之方

硬糖二三升

上一味，日两度服之，吐出如蜥蜴三五枚，差。

【方义】

程林云："芹菜生江湖陂泽之涯，蛟龙虽云变化莫测，其精哪能入此！大抵是蜥蜴虺蛇之类，春夏之交，遗精于此故耳，且蛇嗜芹，尤可为证。"

刘熙《释名》云："糖之清者曰饴，形怡怡然也。稠者曰餳，强硬如糖也。"李时珍云："古人寒食多食糖，故医方亦收用之。"

可见"硬糖"即是"糖"，锡味纯甘，甘能解毒，所以用以解毒。

原文 581

食苦瓠中毒治之方

黎穰煮汁，数服之，解。

【方义】"黎穰"应作"黍穰"。苏敬云"服苦瓠过分，吐利不止者，以黍穰灰汁解之"便是明证。"穰"，《广韵》云："禾茎也。""黎"便没有穰了。

程林云："苦瓠，匏也。《诗》云，匏有苦叶。《国语》云，苦匏不材，于人共济而已，此苦匏也。黍穰能解苦匏毒者，风俗通云，烧穰可以杀匏。或云，种匏之家不烧穰，种瓜之家不烧漆，物性相畏也。人食苦匏，过分吐利不止者，以黍穰汁解之，本诸此。"

原文 582

扁豆，寒热者不可食之。

【语译】扁豆性滞，有发热、恶寒表证的人不宜吃。

【注解】《医宗金鉴》中云："扁豆性滞而补，故患寒热者忌之。"

原文 583

久食小豆，令人枯燥。

【语译】多吃了赤小豆，过分利水，损伤津液，可能使人皮肤枯燥。

【注解】

《千金方》云："赤小豆不可久服，令人枯燥。"可见"小豆"即是"赤小豆"。

程林云："小豆逐津液利小便，津液消减，故令肌肤枯燥。"

原文 584

食大豆等，忌噉猪肉。

【语译】大豆吃了壅气，切忌同时食用滞膈的猪肉。

【注解】

孟诜云："小儿以炒豆猪肉同食，必壅气致死。"

程林云："大豆壅气，猪肉滞膈，故忌之，小儿十岁以下尤忌。"

原文 585

大麦久食，令人作癣。

【语译】长久吃大麦，易引起疥疮复发。

【注解】

《医宗金鉴》中云："李彣曰，癣、疥同。盖麦久心，久食则心气盛而内热，《内经》曰，诸疮疡皆属心火，故作癣。"

但是一般食大麦并不生疥疮，所以程林云："大麦下气，久食令手足痿弱而懈惰。"可是"懈"不通"癣"，可能是先有疥疮，吃大麦又复发，中医认为麦面属发物之一。

原文 586

白黍米不可同饴蜜食，亦不可合葵食之。

【语译】体内有热之人，不宜把白米和饴糖、蜂蜜一起食用，免动热邪；有痼疾者，更不要把白米和葵一块吃，以免这痼疾更难治疗。

【注解】程林云："黍米令人烦热，饴蜜令人中满，不可同食。

黍米合葵食成痼疾，亦不可合食。"就是说，必须是先有烦热和痼疾，才能作如此谈，否则仍非事实。

原文587

莜麦面多食之令人发落。

【语译】荞麦面多吃了易动风热，有风热病者食之可能会掉头发。

【注解】"莜"，音"乔"。"莜麦"即是"荞麦"。

《千金方》中云："荞麦作面，和猪羊肉热食之，不过八九顿，作热风，令人眉发落，又还生，仍稀少，泾邠已北，多患此疾。"可见"荞麦"和"猪羊肉"同食才会落发，落发的原因为患热风病，这里文字可能有丢失。

原文588

盐多食，伤人肺。

【语译】盐吃多了易伤肺气，使人哮喘肿满。

【注解】

程林云："盐味咸，能伤肾，又伤肺，多食发哮喘，为终身痼疾也。"

陆渊雷云："食盐能改血，能催吐利，《本经》主喘逆，然不利于哮喘证，此所以谓为伤肺欤，水肿消渴亦忌之。"

原文589

食冷物，冰人齿。

【语译】吃过分冷的东西如冰之类，最容易损坏人的牙齿。

【注解】陆渊雷云："食冰结涟者，齿面骤冷而收缩，最易损坏珐琅质。"

原文 590

食热物，勿饮冷水。

【语译】才吃了热烫的食物，不要紧接着又喝冷水。

【注解】

《医宗金鉴》中云："寒热相搏，脾胃乃伤。"

《养生要集》中云："食热腻物，勿饮冷酢浆，喜失声嘶咽。"

原文 591

饮酒，食生苍耳，令人心痛。

【语译】喝了酒，又吃生苍耳，酒能引苍耳毒性危害心脏，使人发心痛。

【注解】"苍耳"即是胡菜。

《养生要集》中云："颍川韩元长曰，饮酒不用食生胡菜，令人心疾。"

《医宗金鉴》中云："酒性纯阳真，苍耳味苦有毒，苦先入心，饮酒以行其毒，故心痛。"

原文 592

夏月大醉汗流，不得冷水洗着身，及使扇，即成病。

【语译】夏季天热，喝了酒，一身大汗，不要用冷水来洗澡，或者扇风取凉，谨防患"黄汗"和"漏风"病。

【注解】

程林云："夏月大醉，汗流，浴冷水，即成黄汗，扇取凉，即成漏风。"

本书第251条云："黄汗之为病，身体肿，发热汗出而渴，状如风水，汗沾衣，色正黄如柏汁……以汗出入水中浴，水从汗孔入得之。"《素问·风论》中云："饮酒中风，则为漏风。……漏风之状，或多汗，常不可单衣，食则汗出，甚则身汗，息恶风，衣常濡，口干善渴，不能劳事。"

以上就是程氏的根据，前者宜"芪芍桂酒汤"，后者宜"白术散"，或"葛花解酲汤"（葛花、白豆蔻、缩砂仁各五钱，青皮、莲花各三钱，木香五分，橘红、人参、猪苓、白茯苓各一钱五分，干姜、神曲、泽泻、白术各二钱）。

原文 593

饮酒，大忌灸腹背，令人肠结。

【语译】吃酒后血热气盛，不要用艾灸腹部和背部的经穴，以免热邪结塞在肠胃之中。

【注解】

《资生经》中云："灸时不得伤饱、大饥、饮酒。"

程林云："毋灸大醉人，此灸家所必避忌也。"

"艾"味苦辛气温，能通十二经，利气血。惟血热之人，万不能灸。饮酒后，体内血热，所以忌灸。腹部多募穴，背部多俞穴，募穴是经气多结聚的地方，俞穴是经气转输的地方，尤其是脏病多在俞，所以醉后热盛出时候，总不宜妄灸腹、背的经穴。

《灵枢·刺节真邪论》中云："有所结，气归之，卫气留之，不得反，津液久留，合而为肠溜。""肠溜"即热湿邪气留结在肠里的意思。

原文 594

醉后勿饱食，发寒热。

【语译】醉后，已大伤肝气，再不要吃得太饱又伤脾胃之气，以致发热、恶寒等症发作。

【注解】《医宗金鉴》中云："醉则肝胆之气肆行，木来侮土，故曰勿饱食，发寒热。"

原文 595

饮酒食猪肉，卧秫稻穰中，则发黄。

【语译】饮酒食肉，吃得一饱二醉的，倒在稻草里面就睡了，最容易感受湿热，以致引发黄疸。

【注解】

"秫"，《尔雅·释草疏》云："黏粟也，北人用之酿酒，其茎秆似禾而粗大者是也。"《周礼·冬官考工记》云："染羽以朱湛丹秫。注，丹秫，赤粟也。"一般便以"膏粱"来代"秫米"。

程林云："饮酒而食肉，则腠理开，卧稻穰中，则湿热入，是以发黄也。""稻穰"，一般叫作"谷草"。

原文 596

食饴，多饮酒，大忌。

【语译】吃饴糖，多饮酒，这是吃酒人之大忌。

【注解】《医宗金鉴》云："谚云，酒家忌甘，此义未详。"

原文 597

凡水及酒，照见人影动者，不可饮之。

【语译】无论是"水"还是"酒"，如能照见人影，人没有动而影自摇动的，是这人已经有病而发生错觉，不要再给他喝了。

【注解】

《千金方》中云："湿食及酒浆，临上看之，不见人物影者，勿食之。"《养生要集》中云："酒水浆不见影者，不可饮，饮之煞人。"所云均与此条少有出入。

程林云："此涉怪异，宜不可饮。"这和"杯弓蛇影"的故事同性质，可能是人的错觉。

原文 598

醋合酪食之，令人血瘕。

【语译】醋和乳酪一块吃，既黏滞又伤肝，可能引发血瘕。

【注解】

《千金方》中云："食甜酪竟，即食大酢者，变作血瘕及尿血。"

程林云："醋酸敛而酪黏滞，令作血瘕。"

《素问·阴阳类论》中云："阴阳并绝，浮为血瘕，沉为脓胕。"

"瘕"的特点是或聚或散，没有常准的症状，属于积聚的气分病，甚至属虚证。以《千金方》还有"尿血"句来参看，主要还是血分的气分病，是由于过酸伤肝而血溢所致，未可认为是"酸敛"。

醋，是酬酢的本字；酢，才是酒酢的本字。这里颠倒用了，一般习惯亦颠倒用。

原文 599

食白米粥，勿食生苍耳，成走疰。

【语译】吃了白米稀粥，尿多失液，同时又吃搜风的苍耳子，造成经络虚损，可使周身疼痛。

【注解】

程林云："白米粥能利小便，苍耳子能搜风，小便利而食搜风之物，虚其经络，反致走注疼痛。"

《医宗金鉴》中云："同食成走注病，然必性味不合也。"

《诸病源候论·走注候》中云："注者，住也，言其病连滞停住，死又注易旁人也。人体虚，受邪气，邪气随血而行，或淫奕皮肤，去来击痛，游走无有常所，故名为走注。"

原文 600

食甜粥已，食盐即吐。

【语译】 才吃了甜稀粥，跟即又吃许多盐，可能会引发呕吐。

【注解】 程林云："甘者令人中满，食甜物，必泥于膈上，随食以盐，得咸则涌泄也。"

原文 601

犀角筋搅饮食，沫出，及浇地坟起者，食之杀人。

【语译】 如用犀角筷子搅绞饮食物，便发生白色泡沫，或者把饮食物倒在土地上，便像煮沸似地喷起很高，说明这饮食里有毒质，吃了会中毒。

【注解】

《抱朴子》中云："犀食百草及众木之棘，故知饮食之毒。"

《医宗金鉴》中云："若搅饮食沫出者，必有毒也。"

《抱朴子》又云："蛊之乡有饮食，以此角搅之，有毒则生白沫，无毒则否。"

《国语》云："置鸩于酒，置堇于肉，公祭之地，地坟，与犬，犬毙。"韦昭注云："坟，起也。"又范宁注《谷梁》云："地贲，贲，沸起也。"陆渊雷云："地贲，是毒质与土化合生气之故。"

原文 602

饮食中毒，烦满，治之方

苦参三两　苦酒一升半

上二味，煮三沸，三上三下，服之，吐食出，即差，或以水煮亦得。

又方

犀角汤亦佳。

【方义】

程林云："酸苦涌泄为阴，苦参之苦，苦酒之酸，所以涌泄烦满，而除食毒。"

《医宗金鉴》中云："中毒烦满，毒在胃中，犀角解胃中毒。"

"满"即"懑"字，并与"闷"字同义。

原文 603

贪食，食多不消，心腹坚满痛，治之方

盐一升　水三升

上二味，煮令盐消，分三服，当吐出食，便差。

【方义】程林云："咸味涌泄，盐水以越心腹坚满。"

原文 604

矾石，生入腹，破人心肝，亦禁水。

【语译】生明矾多吃了，大伤心肝脏气，同时还不能多饮水下去，矾溶化了，中毒会更严重。

【注解】

《本草》吴普云："矾石久服伤人骨。"

寇宗奭云："矾石不可多服，损心肺，却水故也。水化书纸上，干则水不能濡，故知其性却水也。"

程林云："矾石伤骨蚀肉，内用必伤心肝也，矾石得水则化，故亦禁水。"

"破人心肝"，即损伤心气、肝气的意思。"禁水"，即吃矾后不能喝水。

原文 605

商陆，以水服，杀人。

【语译】商陆煎水服用，对人体有害。

【注解】程林云："商陆有大毒，能行水而忌水服，物性相恶而然也。"

原文 606

葶苈子，傅头疮，药成入脑，杀人。

【语译】"葶苈子"固然可以敷疮，但其性下走，如头上生疮敷葶苈子，待药性达到时，疮毒亦会随之进入脑里，危及生命。

【注解】《医宗金鉴》中云："葶苈大寒，虽能傅疮杀虫，然药气善能下行，则疮毒亦攻入脑矣，故杀人。"

原文 607

水银入人耳，及六畜等，皆死。以金银着耳边，水银则吐。

【语译】水银进入耳中，或者被六畜吃了，都可能致其死亡，如及时把金银首饰放在耳边，可以把水银吸引出来。

【注解】《医宗金鉴》中云："水银大毒，入耳则沉经坠络，皆能死人，以金银着耳门，引之则吐出，此物性感召之理，犹磁石之引针也。"

原文608

苦练无子者，杀人。

【语译】苦楝不结子实的，毒性大，危害性亦很大。

【注解】程林云："苦练有雌雄两种，雄者无子，根赤有毒，服之使人吐不能止，时有至死者，雌者有子，根白微毒，可入药用。"

"苦练"即"苦楝"，其子名"金铃子"。程说系据《苏恭本草》。

原文609

凡诸毒，多是假毒以投，无知时宜煮甘草、荠苨汁饮之，通除诸毒药。

【语译】一般饮食，都不会中毒，如果中毒，都是人为的多。假使发现中毒，尚不了解究竟中的是何毒时，便用甘草、荠苨煮水来吃，这样可以消解一切中毒。

【注解】

《外台》引《肘后》云："诸馔食，直尔何容有毒，皆是以毒投之耳。既不知是何处毒，便应煎甘草荠苨汤疗之。汉质帝食饼，魏任城王啖枣，皆致死，即其事也。"（今本《肘后方》中无此条文）

《证类本草》中云："《金匮玉函》，治误饮馔中毒者，未审中何毒，卒急无药可解，只煎甘草荠苨汤服之，入口便活。"

陆渊雷云："《金匮》原文，义不了。今以《肘后》及《证类》

479

所引考之，此条乃通治饮食中毒，以总结两篇食治也。其意若曰：寻常饮食，无由中毒，其中毒者，皆是怨家乘食者不知，投毒于食物中耳。食者才觉受毒，又不知所受何毒，即宜服甘草荠苨汤解之，以二物能解百药毒也。"

总复习提要

　　《金匮要略》全书共 25 篇，609 条，226 方，附方 28 首。第一篇属绪论性质内容，第二十三篇全系列方，第二十四、二十五两篇叙述各种饮食禁忌以及中毒解毒，其余的二十一篇，分别列述了四十四种病证，计为痉病、湿病、中暍、百合病、狐惑、疟疾、中风、历节、血痹、虚劳、肺痿、肺痈、咳嗽上气、奔豚、胸痹心痛短气、腹满、寒疝、宿食、五脏风寒证、积聚、痰饮、消渴、小便不利、淋病、水气病、黄疸、惊悸、衄血、吐血、下血、瘀血、呕证、吐证、哕证、疮痈、肠痈、浸淫疮、趺蹶、手指臂肿、转筋、蛕虫病、妇人妊娠伴有症、妇人产后病、妇人杂病等。全书内容的要点如下。

　　第一篇的主要精神，应该是在"诊断"。如第 3、4、5、6、7、9、12 各条，都是具体的论述如何在临床上掌握望诊、闻诊、切脉等方法，以此来认识疾病、理解疾病，抓住疾病的发展规律，从而在分析的基础上确定治疗方案。在具体条文中，虽多是列举式的，但确是很好的示例，很有临床意义，所以我认为这部分在篇中是最有价值的内容之一。

　　第二篇论述痉、湿、暍三大病。首先，要理解"痉病"的关键在"伤津"，如"太阳病发汗太多因致痉（第 21 条）"，"风病下之则痉（第22条）"，"痉病若发其汗，其表益虚（第24条）"。其次，辨认湿病，总在抓住其性质是属寒、属热，才能确定治疗方案。湿证虽属外邪，病人却多属表虚，所以第37条说"慎不可以火攻"，第35条说："但微微似欲出汗者，风湿俱去也。"如从麻黄杏仁薏苡甘草汤（第38条）、防己黄芪汤（第39条）、桂枝附子汤（第40条）、去桂加白术汤（第40条）、甘草附子汤（第41条）各证来看，一方面要除湿，一方面要温里或者固表，由此都可以体会出这个道理。第三，喝病往往是阴虚而有热邪，如第42条的"脉弦细芤迟"，第43条的"脉微弱"等，都反映了这个病机，这是治中喝病的关键。

第三篇讨论了百合病，此病为阴阳两虚证。第45条虽提出判断和治疗百合病的大原则，但从百合地黄汤证（第49条）、百合鸡子汤证（第48条）、百合知母汤证（第46条）来看，总是偏于阴虚的多。"狐惑"和"阴阳毒"病，重点在"脱毒"。

第四篇讨论了疟疾，应该了解疟母（第61条）、瘅疟（第62条）、温疟（第63条）、牝疟（第64条）等的基本性质，其重点是要审察到偏寒、偏热的问题。

第五篇讨论了中风病，基本上属于虚证。第66条指出中风病的原因、病机，最是要紧之处。掌握了辨认中风的方法，再了解侯氏黑散（第67条）、引风汤（第69条）、防己地黄汤（第70条）几个方剂的不同功用。中风病是先虚而后中风，历节病是先虚而后伤风湿，第71、73、75三条，都是谈历节病病变的关键。

第六篇讨论了血痹和虚劳病。血痹多为阳虚证，虚劳病则阴阳偏盛变化极大了，如第85条的潜阳、第90条的培中、第91条的补脾、第 92 条的扶肾、第 94 条的养阴、第 93 条的扶正祛邪、第 95 条的缓中补虚等法，都是临床上最切实用的，值得进一步的研究。

第七篇讨论了肺痿、肺痈、咳嗽上气病。肺痿是由于津液先伤，主要叙述在第 96 条，肺痈是由于热结，主要叙述在第 97 条。至于咳嗽上气病，第 98 条是虚证，第 99 条是实证，第 101、102 条是痰证，第 103 条是气逆证，第 104 条是水饮证，第 108、109 两条都有饮有热，前条饮轻热重，后条饮重热轻。

第八篇讨论了奔豚气病。略分作肝气、肾气、寒郁三种不同性质的证候，第 111 条是肝气证，第 113 条是肾气证，第 112 条是寒郁证。

第九篇讨论了胸痹心痛短气病，简称为"胸痹"。胸痹主要在于阳虚，如第 114 条说："阳微阴弦，胸痹而痛。"全篇把本病分作八种类型：第 116 条阳虚气滞；第 117 条气滞痰盛；第 118 条痰兼水气；第 119 条饮盛痰轻；第 120 条为寒湿证；第 121 条湿邪盛；第 122 条为阳衰；第 123 条为寒盛气结。在这八个证候当中，"阳虚"是根本问题，认识到这一点，治疗便有着眼点了。

第十篇讨论了腹满、寒疝、宿食三种疾病。第 125、126、127、131 四条，都是分析腹满病的条文，何种为虚证，何种为实证，何种为虚寒，何种为寒实，何种为兼有表证，都朗若列眉。寒疝病主要是阴寒证，如第 140 条说："弦则卫气不行，即恶寒，紧则不欲食，邪正相搏，即为寒疝。"阳虚阴寒病机虽一致，而证候还各有所区别，"大建中汤"主治的是虚寒证（第 171 条），"大黄附子汤"主治的是郁积证（第 138 条），"赤丸"主治的是寒饮证

（第139条），"当归生姜羊肉汤"主治的是血虚证（第141条），"乌头桂枝汤"主治的是表里俱寒证（第142条）。宿食病多是里实证，病在下焦者用"大承气汤"（第144、145、146各条），病在上焦者用"瓜蒂散"（第147条）。

第十一篇讨论了五脏风寒和积聚病。"五脏风寒"意思在说明五脏都有中风、中寒之证，所谓"中风"属阳证，所谓"中寒"属阴证，强调的是从原则上去体会，这些不一定是独立的病证。所谓"积聚"，"积"为阴病、脏病，"聚"为阳病、腑病，参见第169条，可从中多加玩索。

第十二篇讨论了痰饮病。对痰饮病应从纵横两方面来体会。纵的方面：着重理解痰饮病的几个不同病变的性质，如第180条为痰饮的阳虚证，第181条是痰饮的里寒证，第189条是痰饮的寒热夹杂证，总之饮证多见阳虚，这是要注意的。横的方面：要了解四种痰饮病的不同特点，除第171条已经做了基本的分析外，第184条提出治疗痰饮的原则，第190、191两条提出辨识悬饮证治，第179、199两条提出辨识溢饮证治，第178、183、203三条提出辨识支饮证治。全篇重点，略止乎此，其他方治，仅足供临床时参考。

第十三篇讨论了消渴、小便不利、淋病等。第211、212、213三条，涵盖了消渴病的病因、症状、病机、治疗等内容。小便不利分作胃热、停水两证，第218条为胃热证，第220条为停水证。淋病太略，仅有第217、219两条。

第十四篇讨论了水气病。首先要认识到水气病主要是由于阳虚，如第232、243、244、253四条，着重阐明了这个道理。其次是辨证：第224、226、227、246等四条，是风水病；第224、

227、247、251 等四条，是皮水病；第 228、248、224 等三条，是里水病；第 224、225、227、251、252 等五条，是黄汗病；其他五脏水可作参考。

第十五篇讨论了黄疸病。本病基本病因是由于湿热为患，如第 256 条说："脾色必黄，瘀热以行。"第 275、271 两条提出治疗黄疸病的两大原则，最应留意。至于黄疸病，分作谷疸、女劳疸、酒疸三种。第 257、268 两条是谷疸热证，第 258 条是谷疸寒证，第 257、269 两条为女劳疸，第 257、259、260、270 四条为酒疸。他如第 263、274 两条的里热证，第 264、273 两条湿热证，都是疗黄疸的正治法，值得留意。

第十六篇讨论了惊悸、吐衄、下血、胸满瘀血病。本篇着重讨论了三大出血症，如第 281、282、294 三条的衄血，第 282、284、291、294 四条的吐血，第 285、292、293 三条的下血，在临床上都有很大的价值。

第十七篇讨论了呕、吐、哕、下利等病。对"呕吐"应该抓住六个方治：如吴茱萸汤、半夏泻心汤，治阳衰阴盛证（第 302、303、315 三条）；半夏泻心汤、橘皮竹茹汤，治水阻气滞证（第 304、316 两条）；黄芩加半夏生姜汤，治热湿证（第 305 条）；四逆汤，治里虚证（第 308 条）；半夏干姜散，治虚寒证（第 314 条）；小柴胡汤，治少阳证（第 309 条）。这些都是最切合适用的。"吐"症分四证：第 297、298、299 三条为虚寒证；第 306、307、312、313 四条为停饮证；第 310 条为胃弱证；第 311 条为胃热证。"哕"症分三种：第 301 条为里实证；第 316 条为气滞证；第 317 条为虚热证。"下利"分七种：第 325、341 两条为气利证；第 327 条为阳虚证；第 330 条为兼有表证；第 331、332、333、334、335 等五条为里实证；第 337、338、340 三条为里热证；第 336 条为寒湿证；第 339 条为里寒证。

第十八篇讨论了疮痈、肠痈、浸淫病。本篇有两个重点：第一，掌握薏苡附子败酱散（第 344 条）、大黄牡丹汤（第 343 条）对肠痈的使用；第二，第 348 条对浸淫疮顺逆的观察，在临床是具有普遍意义的。

第十九篇讨论了趺蹶、手指臂肿、转筋、阴狐疝、蚘虫病等。本篇的乌梅丸（第 356 条）、甘草粉蜜汤（第 354 条），对蚘虫病的治疗都有一定的疗效。

第二十篇讨论了妇人妊娠病。妊娠病分作五个症候：第 363、357 两条为妊娠恶阻；第 358、359、361 三条为妊娠漏下；第 360 条为妊娠胎寒；第 362 条为妊娠腹痛；第 364、365、368 三条为妊娠尿秘。本篇提供了两个养胎方，当归散（第 366 条）、白术散（第 367 条），这确是两个有良效的养胎方。

第二十一篇讨论了妇人产后病。如产后痉病（第 369 条），产后郁冒（第 369 条），产后大便难（第 369、370 两条），产后腹痛（第 371、372、373、374 四条），产后中风（第 375、376 两条），产后呕逆（第 377 条），产后下利（第 378 条）等，此七个病症的证治，均切合临床实用。

第二十二篇讨论了妇人杂病。全篇计分热入血室等十一证，最切合应用的为：甘麦大枣汤，治脏躁（第 394 条）；温经汤，调经（第 387 条）；矾石丸，治干血（第 393 条）；红蓝花酒，治血气刺痛（第 394 条）；当归芍药散，治湿滞腹痛（第 395 条）；小建中汤，治阴虚腹痛（第 396 条）；蛇床子散，治阴中寒（第 798 条）。

这些方子的疗效都非常好。

第二十三、二十四、二十五各篇，多作道家语，不一定都有实用价值，但其中的一部分，亦确有实践意义，把古代的这些经验方药继承下来，供我们研究，总是一件好事，不能因其有个别不可理解的，便一概加以否定了。

整理参校书目

[1] 成无己.注解伤寒论.影印本.北京：人民卫生出版社，
    1956

[2] 金·张从正.儒门事亲.北京：中国医药科技出版社，2011

[3] 清·徐彬.金匮要略论注.邓明仲，点校.北京：人民卫生
    出版社，1993

[4] 程林.金匮要略直解：三卷//续修四库全书：医家类.上海：
    上海古籍出版社，2011

[5] 沈明宗.金匮要略编注：二十四卷//续修四库全书：医家类.
    上海：上海古籍出版社，2011

[6] 清·魏荔彤.金匮要略方论本义.杜雨茂，点校.北京：人民
    卫生出版社，1997

[7] 清·尤怡.金匮要略心典.雷风，晓雪，点校.北京：中国
    中医药出版社，1992

[8] 张璐.张璐医学全书.北京：中国中医药出版社，1998

[9] 汪琥.伤寒论辨证广注.上海：上海卫生出版社，1958

[10] 周仲瑛.伤寒溯源集：伤寒金匮卷//中医古籍珍本集成.
    长沙：湖南科学技术出版社，2013

[11] 郑林.金匮要略注//张志聪医学全书.北京：中国中医药
    出版社，1998

[12] 曹颖甫 . 曹氏金匮伤寒发微合刊 . 上海：千顷堂书局，
1956

[13] 陆渊雷 . 金匮要略今释 . 北京：人民卫生出版社，1955

[14] 清·吴谦 . 御纂医宗金鉴 . 太原：山西科学技术出版社，
2011

方剂索引